U0249751

心 理 治 疗 译 丛

钱铭怡　主编

家庭与家庭治疗

〔美〕萨尔瓦多·米纽庆　著

谢晓健　译

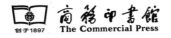

商务印书馆
The Commercial Press
创于1897

一缕书香

当心理治疗丛书的第一本付梓的消息传来时，我仿佛已经感受到了丛书带来的那一缕书香。

现代心理治疗源于西方，对西方心理治疗专业书籍的学习成为我国心理治疗实践与研究发展中必不可少的基础。有感于此，我们组织翻译这套译丛，持续介绍西方现代心理治疗各流派的主要著作。

无论对于心理治疗领域的工作者，还是普通读者，这套丛书都值得研读。社会的发展，使个体越来越关注自己的心理健康，中国的民众对心理治疗与咨询的需求也在日益增长。近几年来通过短时间培训进入心理咨询和治疗领域的人已达十万之多。由于培训不足，在心理咨询和治疗过程中遇到困难是可以想见的。读一读这套丛书，学习心理治疗大家的智慧，将有助于咨询和治疗师了解来访者的防御机制，澄清治疗中遇到的阻抗，学习如何运用治疗的理论观点指导自己的临床实践，搞清不同技术使用中的适应证。进一步，可以了解这些心理治疗大家们对心理障碍的理解，学习他们遇到问题时的思维方式。更重要的是，对这些经典著作的研读，对读者理解他人，理解自己，理解人生，定会有所启迪。

这套丛书，在选题方面，不求新，不求异，追求的是经典和久经考验。目前所选择的书籍，出版年限均在 10 年以上，有些甚至达到 20 至 30 年以上，许多是多次再版，广受欢迎的经典名著。这些大家名作，经历了时间的检验，令人想到陈年佳酿，年代愈久远，香气愈醇厚。这套丛书，在翻译方面，不求快，不求廉，追求的是质量和忠实于原文。我们要求译者都是临床心理学和医学的硕士和博士，他们接受过比较系统的心理治疗培训,英语水平也比较高,而且都为其他出版社翻译过相关专业书籍,具有一定的经验。

在现代社会,每个人都忙忙碌碌,人们被各种事务缠绕着,被各种不同的成就指标牵制着,被各种信息、媒体、网络文化裹挟着,行色匆匆,追求着效率与成功。在这种情况下,物质生活丰富了,却常常滋生出对精神生活的不满。当你手捧一本高质量的图书,徜徉在心理治疗大家们的思想之中,沉浸在心理治疗知识的海洋之中时,你会体验到身心的澄静,心智的愉悦,智慧的提升。这正是我在听到这套丛书即将付梓时想象到的情形。我相信阅读这套丛书,将带给读者一缕沁人心脾的书香……

钱 铭 怡

于 2007 年 6 月 21 日,北京

目　　录

献给我的父亲与母亲，
他们教给我家庭的意义；
也献给我的妻子与孩子，
他们扩展了我的经验。

致 谢

本书极大地受惠于杰伊·黑利、布劳里欧·蒙塔尔沃和我于两年多的时间中，在每天往返于费城儿童指导诊所（Philadelphia Child Guidance Clinic）的途中 30 至 40 分钟的时间内所进行的每天两次的非正式讨论。本书中的许多想法都来自我们的讨论，对此我致以深深的谢意。我尤其要感谢布劳里欧·蒙塔尔沃，我认为他是影响我最深的老师。他有着罕见的才能，能够把领会到的想法加以详尽的阐释。在我们一起工作的十年间，他曾许多次重新指导我的思考方向，并总是对我的思考加以充实。我也受益于弗朗西丝·希契科克的帮助，他在过去的七年时间中一直帮我澄清一些想法，并使它们变得平实易懂。

我在费城儿童指导诊所的许多同事也对本书作出了贡献，他们与我反复切磋种种想法。我尤其要提到家庭咨询研究所（Institute of Family Counseling）的研究人员，尤其是杰罗姆·福特、卡特·昂巴格、玛丽安娜·沃尔特斯以及雷·韦纳。

本书始于作者在美国、瑞典与荷兰所作的一系列讲演。我要感谢我在荷兰群体心理治疗协会（Group Psychotherapy Association in Holland）的学生，他们贡献了案例并分享了观点。医学博士莫迪凯·卡夫曼特地为本书热心地与以色列家庭作了会谈。最后，我要感谢莱曼·温在校对本书草稿时所提出的有益建议，还要感谢弗吉尼亚·拉普兰特编辑本书所做的工作。

对治疗记录的说明

　　本书中的治疗记录都已经过编辑修改,以保护接受治疗会谈家庭的隐私。在必要时,重新详细阐明了谈话的意义。

　　在陈述这些治疗记录之前,我有时会提到这里所涉及的这些家庭,把它们作为各种不同论点的案例。通过这种预习方法,读者就能熟悉这些案例;这样,当他接触到每场治疗会谈的全部内容时,他就需要更少地注意内容,更多地去关注治疗过程。

　　与史密斯一家、多兹一家以及戈登一家的治疗会谈都已拍成影片,并伴有布劳里欧·蒙塔尔沃所提供的分析。这些影片的名字是:《我认为是我——作为情境事件的差异显现》(第九章)、《亲密关系》(第十章)、《有小火苗的家庭》(第十一章)。要获得关于这些影片的信息,敬请联系如下地址:宾夕法尼亚州,费城,班布里奇大街1700号,费城儿童指导诊所,邮编为 19146(Philadelphia Child Guidance Clinic, 1700 Bainbridge Street, Philadelphia, Pennsylvania 19146)。

萨尔瓦多·米纽庆博士

第 一 章

结构家庭治疗

罗伯特·史密斯、他的妻子、他十二岁的儿子、他的岳父，都正坐在我旁边，准备接受一位家庭治疗师的第一次诊疗。史密斯先生是"被认定的患者"（Identified Patient），由于激越性抑郁症（Agitated Depression），他在过去七年中曾两次住院治疗。最近，他又要求再次入院治疗。

  米纽庆：问题出在哪里？……谁愿意起个头呢？

  史密斯先生：我想是我的问题，我是那个有问题的人……

  米纽庆：别那么确定，永远不要那么确定。

  史密斯先生：哦……我曾经进过医院，并且所有事情都因我而起。

  米纽庆：哦，但这还不能说明是你有问题。好，继续吧，你有什么问题呢？

  史密斯先生：就是紧张、总是心神不宁……仿佛从来都不会放松……我感到情况不妙，就要求他们把我送进医院……

  米纽庆：你认为你自己有问题吗？

  史密斯先生：嗯，我是这么认为的。我不知道我的紧张是不是源自别人，但我确是个有问题的人。

  米纽庆：……让我们顺着你的思路走。如果你的紧张是由其他人或其他事物引起的话，那你又会怎样看待你的问题呢？

  史密斯先生：你知道，我会非常惊讶。

　　米纽庆：让我们想想家庭内部，谁让你烦心啦？ 2

　　史密斯先生：我想家里没谁让我烦心。

　　米纽庆：让我问问你的妻子，好吧？

　　以这场交流为开头的咨询，开启了一种新的方式来处理史密斯先生的问题。治疗师不再关注个体，而是关注处于家庭中的成员。治疗师所说的"别那么确定"，对史密斯先生自身有问题或者他就是问题所在这种确定性提出了质疑——这种确定性被史密斯先生及其家庭以及他所遇到过的许多心理健康专职人员共同认可。

　　治疗师的框架是结构家庭治疗，这是一套在个体的社会情景中处理个体的理论与技术。基于这种框架的治疗，其目标是改变家庭的组织结构。当家庭群体的结构被改变，处于此群体中的诸成员的地位也相应地被改变。结果就是，每个个体的经验会发生改变。

　　家庭治疗的理论基于这样一个事实：人们不是一个个孤岛，每个人都是社会群体中行动着与反应着的成员。他所体验为真实的，既取决于内部，也取决于外部。这种人类现实感的矛盾二重性被奥尔特加·伊·加塞特（Ortega y Gasset）①以一则寓言解释如下："皮尔里②说，在他的北极旅行中，他驾着拉雪橇的狗迅速地奔跑，向着北方行进了一整天。在晚上，他查看他的方位以确定所处的纬度，结果却极为诧异地发现，他比在早上时更靠南了，原来他是在一座被洋流带

---

　　①　José Ortega y Gasset（1883—1955），西班牙著名思想家，他的思想和政治理念影响了西班牙的知识分子。有人将他誉为西班牙的陀思妥耶夫斯基，而法国存在主义作家加缪则称他为继尼采之后欧洲最伟大的作家。加塞特还是现象学传播史上至关重要的人物；他还是现代大众社会理论的先驱。加塞特1883年诞生于西班牙马德里，1904年取得文学暨哲学博士学位，1908年成为马德里大学的形而上学教授。他创建了著名的西班牙报纸《太阳报》（*El Sol*）和文学月刊《西方评论》（*Revista de Occidente*）。加塞特的主要作品有：《无骨气的西班牙》、《大众的反叛》、《大学的使命》、《面对历史的哲学》等。——译注

　　②　Peary, Robert Edwin（1856—1920），美国极地探险家。1877年毕业于鲍登学院。先后任美国海军工程师、尼加拉瓜运河勘测处总工程师首席助理。1891年到格陵兰北部的独立湾，证明格陵兰为一大岛。1893—1894年和1905年曾两次试图到北极，1909年3月1日，从爱尔斯米尔岛的哥伦比亚角乘雪橇出发，4月6日到达北极。著有《北行在巨冰上》、《北极》和《极地旅行的秘密》。——译注

着往南的巨大冰山上整天辛苦地往北跋涉。"¹ 人类的处境就如同冰山上的皮尔里队长一样,他们的经验由他们与环境的相互作用来决定。

说人们在影响着社会环境的同时也受社会环境所影响,这看起来是显然的。当然,这个观念并不是新的:荷马就熟悉这一观念。但把心理健康的技术建基于这个观念之上,却是一种新的方法。

传统的心理健康技术是从对个体动力学(individual dynamics)的魅惑中发展起来的。这样一种成见主导着整个领域,并使得治疗师们集中精力于探索心灵内部。这样,由此产生的治疗技术就必然会过分专注于个体,而把其周围环境排除在外,由此便在个体与其社会环境之间划下了一道人为的"界线"。虽然在理论上,这道界线被认为是人为的;但在实践中,它由治疗过程所维系。由于患者被孤立地对待,治疗师所收集到的资料就不可避免地局限于患者对于发生于自己身上的事情的私下感觉与想法;这样的个体性的素材更加强化了脱离其所处环境来处理个体的方法,并且减弱了提供矫正性反馈(Corrective Feedback)的可能性。恰是在某一方面可获得的资料的丰富性阻碍了其他治疗方式的发展,结果就是,个体被看成了病理点(Site of Pathology)。

个体治疗取向的治疗师仍然倾向于把个体看做是病理点,并且只收集能从个体获得的资料或关于个体的资料。比如,一个青春期男孩由于害羞并在课堂上做白日梦而被送交治疗。他是个孤僻的人,难以与其同伴们交往。在个体治疗范围内操作的治疗师会探询这个男孩对目前生活,以及对在其生活中的人们的想法与感觉,他和父母及兄弟姐妹间的冲突发展史,以及这种冲突对家庭之外、看似无关情况的强制性干扰。治疗师会与男孩的家庭与学校取得联系,但在理解这个男孩及男孩与其家庭间的关系方面,他却会主要依靠于这个男孩所说的内容与移情现象。治疗师为改善患者所出现的问题,会把对患者内在的认知—情感的重整看成是一个必经步骤。

在这种框架下工作的治疗师可比作使用放大镜的技师,这个领域的细节是清楚的,但这个领域的范围却被严格限定了。而在结构家庭治疗框架下工作的治疗师,可比作使用变焦透镜的技师,当他想要研究心灵内部的领域时,他就能对之放大以进行更精细的观察,但他也能以一个更宽广的视角来观察。

如果这个男孩被送到家庭治疗师那儿,这个治疗师会探究此男孩与他重要生活环境间的相互作用。在家庭会谈中,治疗师会观察这个男孩和他母亲之间的混杂着亲密与对抗的关系。他可能会看到,当这个男孩在他父母面前谈话时,他很少与他父亲交谈,或者当他确实要跟他父亲说话时,他总是通过他的母亲来跟他父亲谈话,让他母亲把他的意思翻译并解释给他父亲。治疗师可能会注意到,其他的兄弟姐妹看上去更为随意地打断双亲的谈话,跟父亲与母亲同样地交谈。这样,治疗师就不必依赖于这个男孩对他父亲、他母亲以及他兄弟姐妹的描述而去推断他对家庭成员的看法。家庭成员们都在场,直接展示出与这个男孩的互动行为,而治疗师则可对之加以操作性的描述。向治疗师敞开的更宽广的视角与更大的自由度加强了治疗干涉的可能性。治疗师并不局限于男孩对家庭内部相互作用的看法,而是能亲自体验到这个家庭成员相互支持与相互限制的方式,他于是发展起一个相互影响的理论来解释他所观察到的这种现象。既然男孩所呈现出来的问题与其在学校里的表现有关,治疗师也就可以跟男孩的学校接触;而且,家庭治疗的理论与技术也使得他们很容易地去处理处于社会环境中的个体,而不仅仅局限于家庭中的个体。

因此,家庭治疗师并不去设想一种不随种种不同环境的交替而改变的"基本的"人格。他把男孩看成是诸多不同的社会环境中的一员,并在这些环境中行动着、反应着。家庭治疗师的病理点概念要更为宽泛,干涉的可能性也大得多。

处于其环境中的人

把人放到其社会环境中加以处理的结构家庭治疗,是在 20 世纪下半叶发展起来的。这是对 20 世纪早期开始流行起来的把人看成是其环境的一部分的观念的诸多回应中的一种。个体的心理动力学思想援引的是一个不同的观念，即把人看成是英雄，不管环境怎样，他始终保持自己的本色。《失乐园》中有这种观念的一个例子，当撒旦反叛上帝遭到失败后被打入地狱时，他向环境作抗争：

> 心灵是其自身之所在，并且它在自身中
> 能令地狱化成天堂，天堂变为地狱[2]

这种对个体的看法可以存在于一个人类资源看似无限的世界之中。但现代技术已经改变了这种看法，地球不再表现为一个任其索取者予取予求的无限的疆域，而是表现为一艘其资源正在逐渐缩减的宇宙飞船。这些改变反映在当前人们对他们自身及存在方式的看法中。

早在 1914 年，奥尔特加·伊·加塞特就写道："我，是我自己加上我的环境，如果我不去拯救环境，我就不能拯救我自己。环境实在这一部分形成了我个人的另一半；只有通过它，我才能整合我自己并完全成为自己。根据最新的生物学研究，有生命的有机体被看成是一个由身体与其特定环境组成的统一体，因此生命过程不仅仅由身体对其环境的适应组成，而且也由环境对身体的适应组成。手试图根据物体而调整自身以牢固地抓住它；但在同时，每个物体也都隐含着注定适宜某个特定的手抓握的特性。"[3] 20 世纪初的这种诗意的观察与更现代的解释之间有一种惊人的相似性，这种解释是格雷戈里·贝特森①以控制论语言（Cibernetic Language）来表达的，消除了内在与外部空间之间的界限，来建立起他自己关于心灵的隐喻："设

----

① Gregory Bateson(1904—1980)，英国人类学家，具有多种学科的兴趣，他在控制论的基础上，对关系传播进行了理论阐述。作为帕洛阿尔托(Palo Alto)小组的领导人，贝特森论述了诸如反论、双重约束、传播语义学，以及与传播行为的内容范围相对的关系等等概念。——译注

想一个人用把斧子来砍树,根据上一次砍击对树所留下来的切割面形状,斧子的每一次砍击都被修改矫正。这种自我矫正的……过程是由一个整体系统——树—眼睛—脑—肌肉—斧子—砍击—树——所带来的,正是这个整体系统具有……心灵的特征。"[4] 个体影响其环境的这个古老观念在这里变成了个体与其环境相互作用的观念。奥尔特加的意思是,一个人若脱离其环境,就不是他自己了。

　　贝特森对心灵的隐喻与奥尔特加对人及其环境的诗意的意象已被一些实验确证,这些实验表明,环境直接影响心灵的内在过程。例如,神经学家何塞·德尔加多①做了在动物的脑中植入电极的实验,最后结果表明:当动物对电刺激的触发作用起反应时,随之被触发的行为就会被动物所在的社会环境所影响。他在对猴子实验的报告中写道:"众所周知,猴群组成的是专制社会,在这种社会中,一只猴子自封为猴群的首领,宣称拥有大部分领土,最先享用食物,让其他……表示臣服的猴子规避……我们在几个猴群中观察了无线电刺激……在头猴身上增加了它的攻击性,并引发了它对猴群中其他成员有目的的攻击,它四下追赶它们,有时还咬它们……显然,它的敌意是有目的地得到引导的……因为它常常攻击那些对它权威地位形成挑战的其他公猴,它也时常饶恕那些作为其心爱伴侣的小母猴。"[5] 换句话说,这种内在的、电流触发的行为常常被其所处的社会环境所修改。电流刺激能产生攻击,但那种攻击的表现形式却与社会群体相关。

　　德尔加多对脑的电流刺激与被刺激动物的社会环境间关系的兴趣,导致他做了改变动物社会环境的实验,即通过改变群体组成,来改变一只母猴的社会地位。这只母猴在第一组群体中是四只猴子中地位最低的,在第二组群体中它排在第三,而在第三组群体中它排在第二。在这三组群体中,实验者都给予这只母猴以电流刺激,使得它

---

　　① José Delgado(1915—),西班牙著名神经生理学家,是以电子或化学的方式来控制大脑的先驱。——译注

穿过猴笼、爬在其他猴子身上、拍打它们、呼喝它们、攻击它们。在第一组群体中，它只有一次试图攻击另一只猴子；在第二组群体中，它变得更有攻击性，共进行了 24 次攻击；在第三组群体中，这只受刺激的猴子攻击了其他猴子 79 次。德尔加多总结说："……对几种大脑结构的电流刺激……唤起了群体内的攻击，攻击的表达形式则取决于社会场景……根据被刺激对象的社会地位，被人为唤起的攻击行为可能直接针对某个群内成员，或被完全抑制。"[6]

德尔加多也发现，如果一只社会地位较低的猴子的大脑的发怒中心被轻微刺激，它可能根本不会显露其怒火。这一发现或许可以用压抑作用（Repression）来加以解释。但猴子的这种缺乏反应现象用两种不同强度的输入来解释也是可能的。如果那只社会地位较低的猴子的社会环境的输入要比对它大脑的电流刺激更强，那么，它也有可能感觉不到怒火。如果刺激加重，这只猴子在其社会环境中的行为就会改变，就像如果其社会环境改变它的行为也会改变一样。

德尔加多将他的观察进一步应用于社会领域对人类个体的影响："我们是不能没有父母、老师以及社会的，"他写道，"因为他们是我们心灵的脑外资源。"[7] 德尔加多的脑内与脑外的概念正好相当于贝特森与奥尔特加的概念。[8] 人类心灵的发展就如同大脑处理并存储多重触发输入，这些输入是既有内部的又有外部的。信息、态度和知觉方式被同化、被存储，由此变成个体与他所与之相互作用的当前社会环境打交道方式的一部分。

在这个过程中，家庭是一个极为重要的因素。家庭是一个自然的社会群体，它控制着家庭成员对内部输入与外部输入的反应。它的组织与结构屏蔽并限制着家庭成员的体验。在许多案例中，它可以被看成是心灵的脑外部分。

家庭对其成员的影响已由笔者自己、莱斯特·贝克和我们小组所进行的一个研究儿童心身疾病的实验所证实。研究结果给家庭治疗的基本原则提供了实验基础，也即，孩子对作用于家庭的压力有反应。我们发展起了一种方法，来测量个体对家庭压力所起的生理反应。在为这个目的而设计的结构家庭会谈过程中，尽量以不干扰交流进行的方式来抽取每个家庭成员的血样。血样中的血浆游离脂肪酸(Plasma-Free Fatty Acids)含量随后会得到分析。游离脂肪酸(FFA)是一种测量情绪激发程度的生物化学指示剂——其浓度在持续 5 分钟到 15 分钟的情绪压力下会上升。通过比较家庭成员们在结构会谈过程中不同时刻的 FFA 含量，就可以从生理记录上来察看个体对家庭压力的反应。

柯林斯家庭的 FFA 测量结果是一个很好的例子(图 1)。家庭中两个孩子都是糖尿病患者。迪德，十七岁，已有三年的糖尿病病史；

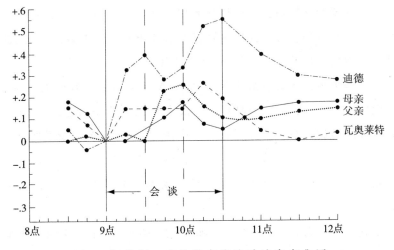

图 1　柯林斯一家的游离脂肪酸浓度变化图

她的妹妹瓦奥莱特，十二岁，从婴儿时就患上了糖尿病。对孩子的"生理不稳定性"(Physiological Lability)的研究表明，在他们对压力的个人反应方面并无明显不同。然而这两个有着同样代谢缺陷的孩子，有着大量相同的遗传资质，与同样的父母生活在同一个家庭里，却表现出极为不同的临床问题。迪德是一个"超变型糖尿病患者"(Superlabile Diabetic)，也就是说，她的糖尿病是受心身问题所影响的。她曾多次遭受酮酸中毒，在家里注射胰岛素也并无多大效果。在三年之中，她曾有 23 次被送进医院急诊。而瓦奥莱特尽管有一些她父母所批评的行为问题，但她的糖尿病能被药物很好地控制。

在上午 9 点至 10 点之间、为测量孩子们对压力的反应而设计的会谈过程中，父母经受了两种不同的压力条件，与此同时，孩子们则通过单面镜观察他们。尽管孩子们不能加入到冲突之中，但当他们观察处于压力下的父母时，他们的 FFA 含量就会上升。甚至在孩子们并没有直接加入冲突时，当前心理压力所累积起来的冲击已强到足以导致生理上的显著变化。在 10 点时，孩子们被带进房间与父母待在一起。这时候，很明显地，他们在家庭中扮演着截然不同的角色。迪德挣扎在她父母之间：她父母的每一方都企图在他们的斗争中获得迪德的支持，这样，迪德只要回应父母中任何一方的要求，就被视为在对抗另一方。瓦奥莱特没有被要求对某一方效忠，因此她能够回应她父母的冲突，而没有被牵涉其中。

这两个角色所造成的结果可从 FFA 含量结果中看出来。在 9 点至 10 点之间的会谈过程中，两个孩子的 FFA 含量有显著增加；当她们在 10 点至 10 点半之间跟父母待在一起时，FFA 含量增加得更高；然而，当会谈于 10 点半结束后，瓦奥莱特的 FFA 含量很快回复到正常值，而迪德的 FFA 含量在接下来的一个半小时内仍保持高位。

就这对夫妻而言，从 9 点半到 10 点，两人的 FFA 含量都增加了，这表明这对夫妻间的交流存在压力。然而，在孩子进入治疗室后，夫妻开始执行父母的功能时，两人的 FFA 含量又都降低了。因此在这个家庭中，当这对夫妻执行父母的功能时，夫妻间的冲突就会被降低或被转移开来；而孩子们则行使着冲突转移机制的功能，他们所付出的代价体现在他们两人 FFA 含量的增加以及迪德的 FFA 含量不能回到正常水平上。个体及其家庭的相互依赖——"内在"与"外在"之间的相互流动——在实验情景中深刻地显现了出来，在实验中，家庭成员间的行为事件可以通过其他家庭成员的血液来加以测量。

病 理 点

如果把心灵既看成是脑内(intracerebral)的又看成是脑外(extracerebral)的,那么,要在个体的心灵中去找出病理所在,则不能表明病理位置是在个体之内还是在个体之外。病理位置可能在患者之内,也可能在他的社会环境之中,或者是在这两者的反馈过程之中。人为划定的界线变得模糊不清,因此处理病理的方式必须改变。根据这种观点来设计的治疗基于如下三个原则,其中每个原则都强调了一个与相应的个体理论的原则截然不同的重点。首先,个体的心理生活并不完全是内在过程。在持续发生的一系列相互作用中,个体影响着环境,并被环境所影响。一个生活在家庭中的个体就是一个社会系统中的一员,他必须要去适应这个社会系统。他的行为受这个系统的特征支配,而这些特征则包括他自己过去行为所造成的结果。这个个体会对系统中其他部分的压力有所反应,对此他必须去适应;而他则可能是系统中其他成员所遭受压力的重要来源。这个个体可以被当作一个子系统或系统的一个部分来加以处理,但同时必须顾及这个系统整体。作为这种治疗之基础的第二个原则是,家庭结构的改变会导致这个系统中成员的行为及内在心理过程的改变。第三个原则是,当一个治疗师治疗一个患者或一个生病的家庭时,他的行为就变成了整个环境的一部分。治疗师与家庭结合到了一起,形成了一个新的、治疗性的系统,而这个系统则进一步支配着其成员们的行为。

这三个假设——即环境影响内心过程,环境中的改变会导致个体的改变,以及治疗师的行为在改变过程中具有重要意义——一直是治疗的常识基础的一部分。当内在过程呈现在前的时候,这三个假设就成了心理治疗文献的背景;然而,它们却并未成为心理治疗实践的中心,因为在个体及其社会环境间仍然存在着人为的划分。

我们可以用妄想型思维(Paranoid Thinking)概念的例子来加以
说明,因为在这个领域,对患者环境加以了解是十分重要的。从心灵
10 内部而言,妄想症是被作为一种形式思维的疾病来加以处理的,患者
对事件的知觉由内在过程决定。就如亚伦·贝克①所述的:"在正常
人那里,知觉—认知—情绪的顺序大体上是受刺激情景的需求特征
所决定的……(不过)妄想症患者可能会选择性地抽取那些与其受迫
害的先入之见相一致的某些方面的经验,等等。妄想症患者也可能
会做出没有事实根据的武断的判断,这些判断常常是由妄想症患者
从事件中读解出隐藏的意义及含义而变得明显的。妄想症患者也可
能会对一些侵扰或歧视性的孤立事件加以过度推广,等等。"9 由此
看来,妄想症是一种与现实无关的内在现象。

我们把对妄想症的这种看法同一种对妄想症的涉及环境的看法
作比较。在对有妄想症症状的精神病患者的一项研究中,埃尔温·
戈夫曼②指出,在疾病的早期阶段,社会环境会与患者产生一种互补
性,这就促成了患者的疾病。10 由于妄想症患者的症状有破坏作用,
因此重要的社会群体,比如工作上的伙伴,会试图去抑制患者。他们
会尽可能避开他,并把他排除在决策之外;他们会以一种迁就的、息
事宁人的、暧昧的态度与其相处,尽可能阻止患者的参与。他们甚至
可能会暗中监视他,或是布下一个谋划好的陷阱诱骗他去接受心理

---

① Aaron Beck(1921—),美国著名心理学家。在 20 世纪 50 年代后期通过对心理
治疗、精神病理学、自杀、心理测验学的研究,创建了认知理论。他编写的贝克抑郁量表是
使用最广的测量抑郁程度的工具,此外他还编制了贝克抑郁和焦虑量表,并由于开创了
"认知疗法"这种新的心理治疗策略而获得美国 2006 年 Albert Lasker 医学研究奖中的
"临床医学奖"。——译注

② Erving Goffman(1922—1982),美国社会学家。符号互动论的代表人物,拟剧论
的倡导人。生于加拿大曼维尔。1945 年毕业于多伦多大学,1953 年在芝加哥大学获博士
学位。1962—1968 年任加利福尼亚大学伯克利分校社会学教授。1968 年在宾夕法尼亚
大学任本杰明·富兰克林人类学和社会学教授。1981—1982 年任美国社会学协会主席。
1945—1951 年间曾在设得兰群岛进行实地调查,并据此写出他的第一部重要著作《日常
生活中的自我表现》。戈夫曼深受 H.G.布鲁默等符号互动论者的影响。他以个人经验
观察的结果为主要资料来源,对社会互动、邂逅、聚集、小群体和异常行为进行了大量研
究。——译注

治疗。他们善意的把戏及掩掩藏藏的方式剥夺了患者得到矫正性反馈的机会,最终的后果就是在妄想症患者周围构建起一个真正的妄想型共同体。

通过群体性实验,例如塔维斯托克诊所领导力研究中心(Leadership Institutes of the Tavistock Clinic)所设计的那些群体性实验,在正常的受过高等教育的职业人群中也可制造出妄想型思维及行为。在"大队群体训练(Large-Group Exercise)"中,三十至五十名参与者坐成三至五个同心圆。工作人员则分散在这些圆圈中,他们穿着职业服装,脸无表情,并且保持沉默。这个群体被赋予一项模糊的任务:研究这个群体自身的行为。

在这个没有领导的训练的结构中,参与者们都不是向着某个特定的人而作陈述的;由于座位的安排,一半的参与者都背对着别人,看不到谁在说话。对话不会逐渐展开;在一段讲话之后,可能会是一段不同领域的不同陈述。因此交流就不能通过赞同或不赞同的反馈而得以生效。对于正在经验着的现实状况的性质,以及想要找到目标的企图,人们会一再地看到怀疑及混淆情形的快速出现。到最后,这个群体中会出现替罪羊,或者人们会将工作人员描述成无所不能 11 的迫害者。在这种场景中,不可避免地会出现"妄想型思维",并且这种"妄想型思维"会出现在生活环境和发展史与此截然不同的参与者身上。[11]由此便可清楚看出,个体经验是由这个个体在其当前生活场景中的独特性格所决定的。

案例研究

在《爱丽丝梦游仙境》(*Wonderland*)中,爱丽丝忽然长成一个巨人。她的体验是:她变得更大了,而屋子变得更小了。如果爱丽丝所在的那间屋子,也随着爱丽丝的长大而以同样的比例变大,那么她就可能会体验为,所有事物都跟以往一样。只有当爱丽丝或屋子单独改变了,爱丽丝的体验才会改变。如果把心灵内部的治疗说成是集中于改变爱丽丝,是简单化了,但并非不准确。结构家庭治疗师则会致力于改变处于屋子里面的爱丽丝。

对一位患有妄想型思维障碍的患者所进行的治疗,则有益于说明这些不同的观点。一位年近七旬的意大利寡妇,在同一所公寓中已住了二十五年。有一天,她回到家中,发现家里已遭到偷窃。于是她决定搬家,并打电话叫了一个搬家公司来帮忙。如她所描述的那样,这是梦魇的开始。这些来帮她搬东西的工人试图监控她的行踪。当他们搬她东西的时候,故意把贵重物品放错地方,还弄丢了;他们在她的家具上留下了一些邪恶的标记——密码;当她外出的时候,人们就跟踪她,并且相互发暗号。她去看了一位精神病医师,这位医师给了她一些镇静剂,但她的这些体验并没有得到改善。后来,她被转到一个住院部门,在那里,另一位精神病医师跟她会谈。这位医师故意把一些瓶子留在桌上,尽管她不知道这些瓶子中装的是什么,但她觉得它们显然对她有危险。这位精神病医师建议她住院,但她拒绝了。

然后她去看另一位治疗师,这位治疗师的干预方式是建立在对独居老年人的社会生态学的理解的基础上的。他向这位老年妇女解释说,她已失去了她的壳——即先前的家,她在那里熟悉每一件东西,熟悉周围的街区,以及街区里的邻居。根据这种看法,她像任何失去壳的甲壳类动物一样,变得容易受到伤害。现实具有一种不同的实验效果。治疗师向她保证,当她长出一个新壳后,这些问题都会12 消失。他们在一起讨论怎样去缩短长出一个新壳要花费的时间。她应当打开所有包裹,把装饰她先前公寓的画挂起来,把书放到书架上,并且整理房间,使它变成更熟悉的样子。她所有的活动也应当变得规律起来,如准时起床,准时去买东西,去同样一些商店,以及同样一些收款台,等等。她不要打算在两星期内在这个新的地方交新朋友,而应当回去拜访她的老朋友。但为了不给她的朋友和家人造成负担,她应当不叙说她的任何遭遇。如果有任何人打听她的问题,她应当解释说,这些只是糊涂且容易害怕的老年人的问题。

治疗师的这种干预方式帮助患者建立起了一套生活习惯,并增加了她对新地方的熟悉感,这也是动物在探索并检查一个陌生区域时常用的方式。对新环境的不熟悉而导致的恐惧经验,被这位孤独的老人解释成一场针对她的阴谋。她试着把她的经验表达出来,但她的环境的反馈也正是这样放大了她对不正常与精神病的体验。她的亲戚与朋友变得对她害怕起来,而这又让她认为他们有秘密的阴谋而使她害怕。这样,在她周围就形成了一个妄想型共同体。这两位精神病医师都把她的情况诊断为一种妄想型精神病,并且根据这种解释,建议隔离治疗。

然而,一位与环境相联系的治疗师则会把搬到新家一事解释为一种社会生态危机。他会顺着爱丽丝在她屋子里的隐喻,认为这位老年妇女跟不上她的世界的变化。他的干预方式就在于:通过给予这位年老妇女对她世界的控制权,一直到这个世界变得为她所熟悉,由此来改变她在自己世界中的地位。他通过接管整个情形来介入其中,以保护这位老年妇女,在她"长新壳"的时候对她进行指导。同时,治疗师阻断了会使患者病情加重的反馈过程。由于他的干预改变了患者对其环境的经验,这位妇女的症状就很快消失了。她继续以她所渴望的独立的方式住在她的新公寓里面。在这个例子中,就像在皮尔里队长的寓言中一样,所改变的不是患者的内在或外在,而是患者与其环境发生关系的方式。

结构家庭治疗处理的是环境及相关个体间的反馈过程——个体 13 使其环境发生了改变,而环境对这些改变的反馈又影响了个体的下一步行动。个体相对于其环境的地位改变会造成他的经验也发生改变。家庭治疗通过使用技术改变人们的情境,以改变人们的地位。通过个体与他在其中活动并为他所熟悉的环境之间的关系发生改变,这个人的主观经验也会发生改变。

比如,一个二十岁的女孩患了心身性的哮喘症,她接受了大剂量的药物治疗,经常旷课,并且在上一年不得不三次被送到急诊室。后来她被转到一位儿童精神病医师那里,这位医师坚持要看看她的整个家庭——父母两人以及"被认定的患者"的两位哥哥姐姐。在第一次会谈过程中,治疗师把这个家庭的注意力引向大女儿的肥胖上去。这个家庭所关心的事情发生转变,也包括了对这个新的"被认定的患者"的担忧。于是,这个哮喘症孩子的症状就得到缓解,她的哮喘症可以用更少量的药物加以控制了,并且她也不再旷课。

这一家庭的结构发生了改变。从父母两人保护性地关心一个孩子的哮喘症,变成了父母两人关心一个孩子的哮喘症与另一个孩子的肥胖。先前这个"被认定的患者"在家庭中的地位发生了改变,同时相伴随着的,这个孩子的经验也发生了改变。她开始把姐姐看成是也遭到困难的人。她的父母在与她交流中所采用的关心程度与过度保护程度,由于增添了另一个关心的对象而得到减弱。治疗师改变了家庭结构的一部分,以这样一种方式使得整个家庭的运转得以可能发生。他以一种为他们所熟悉的形式——关心——加入他们,但扩大了他们所关心的对象。这个新的视角改变了家庭成员们的经验。

这是家庭治疗的基础,治疗师带着改变家庭结构的目标来加入家庭,并以这样一种方式使得家庭成员们的经验发生了改变。通过促成家庭成员间的交流使用其他替代形式,治疗师在家庭复原的过程中利用了家庭母体(Family Matrix)。改变了的家庭会提供给其成员们以新的环境及他们在新环境中看待自己的新视角;改变了的结构会使得改变了的经验得以持续增强成为可能,而改变了的经验又使得改变了的自我感得以生效。

在这个理论性的结构中,个体并没有被忽略掉。个体的现在是他的过去加上他的当前环境。他过去的一部分将会一直存在下去,会被当前与环境的相互作用所牵制并修正。他的过去与他独有的气质都是他社会环境的一部分,这些影响着他的社会环境,正如环境也影响着他一样。从像德尔加多那样的研究中得出的是,对个体在其环境中的重视,以及不仅仅对个体先天禀赋及后天养成的性格的关注,而且还有对个体在当前与其环境相互作用的关注。人是有记忆的,是其过去经验的产物。而在同时,人在其当前环境中所发生的活动,也支持、限制、修正着他的经验。

结构家庭治疗使用这种框架来概念化地解释处于其环境中的人。干预的对象可以是个体生态系统中看起来能够对引起改变的策略产生有效反应的任何其他部分。

治疗师的活动范围

治疗师的活动范围与他用来达到目标的技术是由其理论框架所决定的。结构家庭治疗是一种行为治疗。这种治疗的工具是修改现状,而不是探索并解释过去。既然过去是创造家庭当前结构与功能的工具,它就会呈现于现在,并且也可以被改变现在的干涉方式所改变。

当前干预的对象是家庭系统,治疗师会加入这种系统,然后使用他自己来使之发生转变。通过改变家庭系统中成员们的地位,治疗师会使他们的主观经验发生改变。

为了达到这个目标,治疗师要借助于家庭系统的某些特征。首先,系统结构中的转变至少会产生出一种进一步改变的可能性。其次,家庭系统是围绕着对其成员的支持、调节、养育与社会化而组织起来的。因此,治疗师加入家庭,不是去进行教育或使之社会化,而是去修复或修正家庭自身的功能,以使得它能够更好地执行这些任务。第三,家庭系统具有自我延续的性质(Self-Perpetuating Properties),因此,家庭中由治疗师所肇始的过程,即使在他离开之后,仍会通过系统自我调节机制(Self-Regulating Mechanisms)维持下去。也就是说,一旦发生了某种改变,家庭就会使这种改变保持下去,它会提供一个不同的母体并改变反馈过程,而这就会对家庭成员们的 15 经验加以持续的限制或确证。

这些结构的观念是家庭治疗的基础。然而,结构家庭治疗必须在一开始就有一个常态模式,并以此作为参照来衡量偏离部分。与来自不同文化的、有效地行使其功能的家庭进行会谈,就可以清楚地说明家庭生活中通常的麻烦所在,而这些通常的麻烦则是超越文化差异的。

第 二 章

一个形成中的家庭：瓦格纳一家与萨尔瓦多·米纽庆

家庭是要面对一系列发展任务的社会单元,这些发展任务随文化特征的不同而有差异,但它们有着共同的根源。家庭环境的这种共同的方面可以用乔瓦尼·加尔西的话表述如下:

> 为什么我一直在不停地谈论我自己、谈论玛格丽塔、谈论艾伯蒂诺、谈论帕西翁纳里亚? 事实上,我们都并无什么"例外之处"……玛格丽塔不是一个"不寻常的"女人;而艾伯蒂诺与帕西翁纳里亚也不是什么"异常"的孩子。
>
> 有上百种葡萄——从白的到黑的,从甜的到酸的,从小的到大的。但如果你把这上百种不同的葡萄放到一起压榨,这些葡萄汁都会成为葡萄酒。如果你压榨葡萄,你永不会得到汽油、牛奶或柠檬汁。
>
> 关键在于汁液——不论是什么东西。
>
> 我的家庭的汁液与无数个"普通"家庭的汁液一样,因为我的家庭中的基本问题与这无数个"普通"家庭的问题一样:这些问题都源自一种家庭状况——这种家庭状况建立在必须遵守作为所有"普通"家庭基础的原则的基础之上。[1]

以下会谈中的瓦格纳一家是一个普通的家庭;也就是说,瓦格纳夫妇也有许多的问题:抚养孩子、与各自姻亲的相处、与外部世界打交道等等。像所有普通家庭一样,他们不停地勉力应对这些问题并求得妥协,以使生活尽可能与所有家庭都一样。

与他们的会谈旨在揭示家庭发展的阶段与过程。由于瓦格纳一家是个年轻的家庭,因此会谈被引向探索家庭的形成与第一个孩子的出生所带来的家庭中的变化。

在结婚之初,年轻夫妇面临着很多任务,得在大量的日常琐事上互相适应。比如,他们必须形成作息的规律,在大致相同的时间就寝、上床;必须形成一起吃饭以及布置和清理餐桌的习惯;必须定下来,怎样脱衣服和过性生活,怎样使用浴室、阅读周报,怎样看电视和选节目,以及怎样一起到两人都喜欢的地方去玩。

在这一互相适应的过程中,夫妇会发展出一套模式化的交流方式——一方通过这套方式来引发并观察对方的行为,反过来也受到先前行为序列的影响。这些交往模式形成了一张规定许多家庭情景的不可见的互补性需求之网。

夫妇还遇到的一个任务就是与各自原先所在的家庭分离,并尝试着与父母、兄弟姐妹、姻亲发展出一种不同的关系。忠诚必须转移,对于新婚夫妇来说,他们首要的义务是对他们婚姻的忠诚,而他们各自原先所在的家庭必须接受并支持这种断裂。

同样地,对家庭外部事务——工作、职责与娱乐——的处理,必须重新组织与规划。新家庭必须决定,家庭外世界对家庭的要求怎样才被容许介入新家庭的生活。夫妇双方都必然会认识对方的朋友,并选择那些会成为夫妇共同朋友的人继续交往;每一方都会增加一些新朋友并失去一些老朋友。

孩子的出生标志着家庭组织的一种根本改变。夫妻双方的功能必须区分开,以满足看护与抚养婴儿的需要,应付夫妻时间受到的限制。对孩子在生理与情感方面的义务通常会要求夫妇间的交往模式作出改变。家庭组织中会出现一套新的子系统,孩子与双亲在其中具有不同的功能。这一时期也要求对新家庭与大家庭(Extended Family)以及与家庭外世界的边界加以重新划定。祖父祖母、叔父舅父与姑妈姨妈会进入家庭来支持、指导或组织起家庭的新功能；或者，围绕这个核心家庭的边界将会得到加强。

孩子们逐渐成长为青少年以至成年人；新的弟弟妹妹出现在家庭里；或者父母变成了祖父母。在不同的发展时期，家庭都需要重新适应并重新调整结构。亲戚的增多、家庭成员的出生，这些变化都要求家庭不断地去适应；同样，孩子们对父母的依赖转变为父母对孩子们的依赖时，这种常见的变化也要求家庭去适应。当孩子们长大后离开家庭，家庭中只剩下丈夫与妻子，这一原初的组合方式再次出现，但却处于截然不同的社会情景之中。在维持其持续性的同时，家庭必须面对来自家庭内部变化与外部变化两方面的挑战；并且在适应社会变化的同时，必须支持并鼓励其所有成员的成长：这些都不是容易完成的任务。

参加这次会谈的夫妇讲述了一些困难。埃米莉与马克·瓦格纳是在四年前结的婚。他们有一个儿子，他叫汤米，今年三岁。一年前，他们曾接受过一个为期四次的婚姻咨询。如今，他们认为自己是一个已从困难中走出的正常家庭。他们为已达到一个能相互支持与成长的发展水平而自豪。

他们是在一张本地报纸上看到一则广告而来的，该广告征求一个正常的家庭有偿参与一次会谈。该会谈在一大群家庭治疗师面前进行，他们在同一个房间里坐着，会随着会谈的进展给出反馈。汤米也在这个房间，跟临时照看孩子的人一起玩。

这次会谈不是一次治疗式会谈，而是一次发展式会谈（Developmental Interview），目的在于收集家庭的历史资料并探知参与者对他们家庭的功能的理解。在对一个正常家庭进行的会谈中，应该有一种默契。也就是说，在会谈开始时这个家庭自认为是正常的，这种观念应在会谈中被治疗师们加以肯定并支持，并当这个家庭于会谈结束离开后，仍能继续认为自己是一个正常的家庭。

米纽庆：首先，我想知道你们为什么要来到这里？你们是怎样做出这个决定的？具体过程是怎样的呢？

瓦格纳先生：就我本人而言，星期六可以说是我们的休息日；无论她想要做什么事情，那么，我们就去做；我也会乐意陪她去做。而星期天，则或多或少地属于我。

19   米纽庆：真是一件有趣的事情！这就意味着你们决定把周末分成你做主的日子与你太太做主的日子？

瓦格纳先生：不全是这样，它是一种……

米纽庆：差不多就这样吧。它是怎样形成的？形成过程肯定很有趣；你们怎么会作出这样的一种决定？你们还记得吗？

瓦格纳先生：我给出一种大胆的猜想吧。以前我在医院的时候，经常从星期一工作到星期六；这样我太太在星期六就很无聊。就我自己而言，我把星期天当作是自己的休息日。因此，一旦我不用在星期六去工作，我太太可以说是高兴得跳了起来。但我不会让她在星期天也使用优先权，因为星期天是我的日子。

米纽庆：因此，你们就形成了这条隐含规则，只是从来没有说出来这是你们相处的方式。

瓦格纳太太：作为一条规则，他在星期天就去钓鱼或去做其他事情，而我就做我自己的事情。总是这样的，是的，这个样子大概已经有一年了。

米纽庆：他在星期天去钓鱼。星期六是你们在一起做事情的日子，而你可以在那天决定做什么。

瓦格纳先生：不是这样的，真的并没有那么僵化和刻板。我是说在星期六，我们更可能依照我太太的决定去做什么事情。

瓦格纳太太：你知道，我通常会有计划地去安排一些事情，我要去做的一些事情，我们通常就会去做。

瓦格纳夫妇正在讨论一种在他们婚姻生活过程中形成的交往模式，尽管他们能够推想出这种模式的发展过程，并且认为这种模式并不是"僵化和刻板"的，但它无论如何已经成为安排他们共同生活的规则之一。在星期六,埃米莉·瓦格纳"通常会有计划地去安排一些事情",并且他们"通常就会去做";在星期日,夫妇双方都去做各自的事情。他们双方都把对这种模式不必要的违反视为一种个人的不忠。道德与情感成分与这种契约式的交往模式共存,即使这种契约的起源与原因已不为人所知。

米纽庆:这次你们要到这里来,这个决定又是怎么做出的?

瓦格纳太太:到这里来? 我在报纸上看到一个广告,就打了个电话,是我妈妈在报纸上看到这个广告的。

米纽庆:你妈妈? 你家是怎样的? 他们住在你们附近吗?

瓦格纳太太:他们跟我们住在同一个社区里。

瓦格纳先生:我们打算明天去我父母的家。

米纽庆:你父母住在你们附近吗?

瓦格纳先生:离我们八分之一英里。

米纽庆:那瓦格纳太太你的父母呢?

瓦格纳太太:哦,大约有三四英里左右。

米纽庆:你们觉得你们的父亲与母亲有多重要?

瓦格纳先生:我觉得……

瓦格纳太太:不是很重要,说实话。

瓦格纳先生:不是的,我父母亲没有像她父母亲那么重要。

瓦格纳太太:他父母亲都有工作,因此在他们工作的时候,我们总是不能经常看到他们,而星期日则是他们去做些必需事务的唯一一天,这样,我们不能像看我父母那样经常去看他们;但话又说回来,我们也不是经常去看我的父母,他很少去,在工作日内我会去得比他稍勤一些。

米纽庆:这似乎意味着埃米莉的父母要比马克的父母与你们家的关系更为亲近一些,在一开始汤米出生前就是这样的吗?

瓦格纳先生:我觉得就是这样。

瓦格纳太太:我们刚结婚时,在汤米出生前,我们跟我的父母住在一起。

米纽庆：你们在婚后搬到你父母家住？

瓦格纳太太：当时他还在大学读书，一个学期后才能毕业。这样，我们就住在我父母家了，我们在那儿从四月住到八月，这是段可怕的日子。

米纽庆：你的家庭不接受他？

瓦格纳太太：他们接受他，但他们认为——是这样，我们十六岁的时候开始约会，我当时十六岁，他十七岁，因此当我们第一次开始约会的时候他们并没有说什么，直到——哦，我觉得是直到我们确定关系之后他们才开始对我们有意见的。

米纽庆：你结婚的时候有多大？

瓦格纳太太：十九岁。

米纽庆：是你父母让你们回去跟他们一起住吗？

瓦格纳太太：他们只是说，回去跟他们一起住吧，直到我们去堪萨斯。

21　米纽庆：你认为这是你们所拥有的唯一办法吗？当时你有没有其他的选择方案？

瓦格纳先生：哦，当时我们可以住在外面，但由于我仍在学校读书，我不想放弃学业，我想把全部时间放在学业上，因此我们所能承受的唯一办法就是尽可能减少我们的住房费用，这样我们就接受了跟她父母一起住的建议。我们本来可以搬到外面去住，但在这种情况下，我们只有接受他们的帮助，我们才可能省钱——才不至于真的窘迫；因此住到她父母家，并没有任何强迫因素，只是由于经济原因。我们只是当时决定住下去，直到我们能够在经济上缓和过来为止。

米纽庆：当时出现了什么样的情况？你们看，你们俩来自两个不同的家庭，结合到了一起，并且想要创建起你们自己的家庭，但却又回去跟父母住在一起——那又怎么能行呢？你说你们在那住了多久？六个月吗？

瓦格纳太太：四个月。我觉得我多少总有些怨恨还没拥有自己的房子等家产，我只是仿佛觉得我没本事，真的不能成为一个妻子。

米纽庆：为什么说你不能成为一个妻子？

瓦格纳太太：哦，我解释不了，这只是我作为女人所拥有的一种直觉吧。

瓦格纳先生：哦，我想或许我能对此说上来一点儿，这是对她父亲的怨恨。她父亲是那种喜欢在任何事情的做法上把建议强加给你的人。我发现我可以轻易地接受或拒绝他的建议，他也不会对此有什么不愉快，因此就我自己来说，这件事情不会使我不安。但我太太由于这种年深日久累积下来的对他父亲的情绪，对于她父亲给出的任何建议，她一概拒绝，并怨恨她父亲总是处处干涉。

米纽庆：哦，让我来看看我是否能以另一种方式来理解马克所说的。在我看来，似乎是在你们结婚后，你（向着瓦格纳太太）想要从原先的家庭中分离出去。你想要设立一条新家庭的边界，而你丈夫应当协助你设立这条边界。现在你生活在自己的家中，而马克也与你父母相处得还可以，他是否支持——是否帮助增加你作为妻子的边界？或他是否已变成了你父母的儿子？

瓦格纳太太：我不知道我是否能回答这个问题。

米纽庆：当你对你父亲生气时，若你先生偏袒你父亲，你是否会生你先生的气？当你对你母亲生气时，若你先生偏袒你母亲，你是否会生你先生的气？

瓦格纳太太：不，他从不会站在哪一边，只要——

米纽庆：这不可能。

22

瓦格纳先生：我确实并不会站在哪一边。

米纽庆：这是不可能的。

瓦格纳太太：他不会的——他从不会站出来说："是你错了。"反倒通常——是我这么干，因此问题在于我，而不在我的家庭。

米纽庆:看,如果他不会站到哪一边去,他事实上就是站在了某一边。

瓦格纳太太:但他没说什么。

米纽庆:这就是在偏袒了,因为,你知道的,难道你不希望他站在你这边吗?

瓦格纳太太:当然希望了,但——

米纽庆:因此,如果他没有明确跟你站在一起,他其实就是站到了你的对立面。

瓦格纳太太:但他若开口说话,那会有更多的麻烦。

米纽庆:如果当你攻击你母亲时他并没有同样地攻击,那他就是站在你母亲那一边,即使他什么事情也不做。

瓦格纳先生:嗯。

当两个伴侣在一起想要组建一个家庭时,这是一个新的家庭单元的正式开端。但是,从一个家庭开始正式创建到形成一个能哺育孩子的统一体期间,还有许多步骤。一对新婚夫妇所要面临的任务之一就是协调与各自原有家庭的关系,此外,每个原有的家庭也必须调整以适应其成员的离开与不完全离开、新成员的加入以及夫妻子系统向原有家庭系统功能的同化。如果原有家庭中长期建成的结构并不改变,就会对新家庭单元的形成过程产生威胁。

米纽庆:实际情况是怎样的呢?你跟谁发生过争吵呢?跟你父亲还是跟你母亲?

瓦格纳太太:我母亲——哦不! 我不知道,我记不起了。

瓦格纳先生:通过你母亲和你父亲争吵。

瓦格纳太太:是这样的吗? 我记不起了,很久以前的事了。

米纽庆:你先生说:"通过你母亲和你父亲争吵。"说得好。是这样的吗?

瓦格纳先生:这并不完全跟她父亲与母亲有关,问题的一部分出在我身上。我原先总是觉得我岳母跟我是处于他们父女之间的缓冲地带,我原先总是觉得如果我认为我太太错了,我会告诉她;如果她完全错了,我会跟她说:"是你错了";但如果我认为她并没有完全错,我——我可能会觉得她错在所做的事上,而对 23 于这些事情,至少对于她,本来还可能存在某些理由来解释的。

米纽庆:马克总会这么理性吗?

瓦格纳太太:嗯。

米纽庆:哦,那一定会非常痛苦啊。

瓦格纳太太:有时会。他是个非常理性的人,而我完全是个非理性的人,我们的不同,就像黑夜与白天。

米纽庆:因此在那段日子里,你想要成为一个妻子,却仍是一个女儿。

瓦格纳太太:是啊。

米纽庆:他们并没有成长,你的父母并没有成长。

瓦格纳太太:不是我的——不,我不是说我的父母,我想说的是我自己,我自己没有成长。

米纽庆:不,他们也没有成长。

瓦格纳太太:哦,我想我不同意你的观点。

米纽庆:当你成为一个妻子的时候,他们还在把你当作女儿来看待。

瓦格纳太太:他们可能是这样的吧,哦,我想是这样的吧。

米纽庆:你知道吗?这就意味着他们并没有成长,对你自己而言,根据这种新的情况,当你已是一个跟以往不同的人时,他们还继续把你当成女儿来看。你是一个女儿,但你也是一个妻子。

瓦格纳太太的父母亲不能够改变自己,以适应变化了的环境。他们没有学着把瓦格纳太太看成是一位妻子,并参与到一个新的社会单元的形成过程中去,而是继续把她作为自己的女儿来对待,使她的新婚丈夫处在他妻子与他岳母之间作出选择的困难处境中。瓦格纳夫妇正在描述的情况是一个"边界"问题——一个调整适当规则以形成新的子系统的问题,也是一个以不适当方式维持交往模式的问题。

米纽庆:你的名字是什么?

瓦格纳太太:埃米莉。

米纽庆:埃米莉。哦,我的名字是萨尔。你娘家是什么样的呢?你或许能向我们描述一下你的家庭,马克也能帮助你,但只在你需要帮助的时候,好吗?你先开始吧。马克,或许如果她需要你时,她会喊你的。

瓦格纳太太:哦,我有一个弟弟,我跟他从三年前就不说话了,因为我们以前像猫跟狗那样吵架;我跟我母亲的关系很亲密;至于我的父亲,我一直都无法忍受他,直到我结婚为止:这是我以前在娘家时的情况。

米纽庆:你家人之间似乎不是很亲密啊。

瓦格纳太太:是这样的,但那时它是一个整体,在某种程度上还是亲密的,在某种程度上来说也是稳定的。

米纽庆:他们很有支配欲吗?他们非常在乎你的动向吗?

瓦格纳太太:哦,我父亲是这样的;不过我母亲不是这样的。我母亲心地很慈和,我犯了错,她常帮我掩饰过去。

米纽庆:哦,因此在你、你父亲以及你母亲之间有某种东西存在,你可以利用这种东西来使一方对抗另一方。

瓦格纳太太:哦,不过我——我十三岁时就开始抽烟,这在十六岁之前都没能得到我父亲允许;但在母亲面前我倒是可以抽烟。因此当我父亲外出时,我会抽得满屋是烟,像把房子烧着了一样。

米纽庆:这事实上就是一种三角关系。

瓦格纳太太:你知道,我以前经常装病,待在家里逃学。我妈妈知道我大约会在 8 点一刻之后就会没病了,她还是会替我掩饰,让我在家待完整天。

瓦格纳先生：哦,有点远了——

米纽庆：等等,她正在描述她的家庭,到时她应该会请你帮忙的。

瓦格纳太太：他是想说说他的看法吧。

瓦格纳先生：我知道一个例子,在后来,在我们认识之后,如果我们出去直到晚上两三点才回去,这件事如果让她爸爸知道,唷,那整幢房子都会震得隆隆响,但他从来都不知道。

瓦格纳太太：你的父母亲也从来都不知道。

瓦格纳先生：是的,但他们不在乎这个,这是你父母跟我父母之间的不同。

米纽庆：在你的家里,你父亲与你母亲之间有某些事情存在,而你站在你母亲这边。

瓦格纳太太：我记得有一件事,但我不记得这是件什么事了,我父亲对某事狂怒；而我,你知道我当时还年轻,口无遮拦,让他别再唠唠叨叨,没觉得有什么大不了。那时我应该是十五岁吧,我甚至不知道我是做了什么事让他如此生气,但我知道他不跟我说话是因为我做了某件让他狂怒的事情,我妈妈让我到外头去,因为她并不同意他的看法,而我父亲就整整一天没跟我母亲说过话,他很恼火。我的意思是这就是事情经过,这只是一件事情——

米纽庆：因此你的母亲通过你来跟你父亲争吵？

瓦格纳太太：可能是吧。哦,我记得大约在十五岁之前我父亲都没有打过我,后来他就打我了。我想他那时打过我一次,后来又打过我几次,是这样,后来我就不跟他说话。他还告诉我的叔叔,说我非常傲慢,不把他放在眼里。

米纽庆：我所感兴趣的是让你们审视家庭发展的方式,因此我们先从你的家庭开始,我认为其中有一种三角关系存在,你母亲通过这种三角关系来煽起你对你父亲的愤怒。马克,让我们开始谈论你的家庭好吗?你的家庭是什么样的呢?我想要让你理解我正在试图去做的事情,我想要知道,为了与你原来的家分开,你需要去做一些什么事情。

瓦格纳先生:好吧,我首先从我们两家的差别谈起吧。与她家相比,我家非常亲密。我有一个哥哥与一个妹妹,我们之间也非常亲密。这或许可归于我父母确实非常和睦这样一个事实吧。

米纽庆:你兄妹有几个?

瓦格纳先生:一个哥哥与一个妹妹。我们总是在一起做事情,在家里很少有什么争执或吵架这类性质的事情。

瓦格纳太太:我认为你错了,你知道你母亲——

米纽庆:等一等,你愿意让你太太加进讨论吗?

瓦格纳先生:可以的。

瓦格纳太太:你和你母亲表现得似乎很亲密,但你父亲好像是个外人——

瓦格纳先生:是的,在某种意义上他是一个生人,我母亲是家中的领头火把。

米纽庆:大火把还是小火把?

瓦格纳先生:小火把——像这么大(笑声)。

米纽庆:但是,他的父亲是个外人?

瓦格纳太太:他父亲仿佛与这个家一点关系也没有,真的。他的母亲是家里的领路人,我的意思是她做决定;她为孩子们打理所有的事情。

瓦格纳先生:她照管我的衣物、社交,以及其他所有事情,这是真的,或者不如说在过去是真的。不用深究大量细节,或许家里唯一不跟大家那么亲密的人是我父亲,他是唯一一个或许有点儿不同的人,仿佛他不是家中一员似的。尽管如今整个状况已经改变,但在当时,他就是个外人。那时并无太多冲突,因为在某种意义上,我们只是在试图回避对方。

米纽庆:你和你父亲?

瓦格纳先生:对,我只是——只是想避着他,事实上,我跟她父亲有什么意见不合时,我也会这么做。

米纽庆:在意见不合时,你避开他们?

瓦格纳先生:如果我不同意他的看法,我会避开他,可以这么说。如果我认为他的想法不妥当,我只是会不去考虑他的意愿;如果我认为他的想法是妥当的,我会照着去做;而至于我母亲,她无论如何总是站在他那边。

米纽庆:你母亲会支持你父亲?

瓦格纳先生:对,我要说的是她对我父亲许多坏的决定也加以支持——她真的是曲意这么做的。然而,如果实在太出格了,她也总是为他文过饰非,并试着让我们理解为什么这么做。

现在夫妇双方都已描述了在每个原先家庭中父母子系统(Parental Subsystem)所行使的功能,父母子系统是承载着教导与抚养孩子的主要职责的单位。

在埃米莉·瓦格纳的原先家庭中,其父母子系统是一种中产阶级的模型,即一夫一妻制。但夫妇双方的争吵侵入到他们教养孩子的领域,因此父母的权威就分裂了,他们的每一方都通过他们的女儿来攻击对方:母亲鼓励女儿去反抗父亲;而父亲在对他妻子生气时就会攻击女儿。而在马克·瓦格纳的原先家庭中,父母亲在功能分配方面达成了一致:母亲承担大部分的养育任务,而父亲则相当边缘化;不过孩子们则都把母亲看成是父亲权威的代表。

米纽庆:这样,你们俩在开始组建起了一个家庭,你们每个人都有一套交往模式。你们知道,马克学到了一些规则,而埃米莉也学到了一些规则,这两套规则似乎不太一样。

瓦格纳先生:是这样的。

> 米纽庆：好,现在你们俩到一起生活了,事情会怎样呢? 你们需要创立你们自己的规则,进展如何?

当夫妇结婚时,每一方都希望他们间的交流采用自己熟悉的模
27 式,每一方都会试图以其熟悉或偏好的方式来组织起夫妻统一体,都会要求对方适应这种方式,可能会有一些不同的安排与组织方式。双方都有一些领域,在这些领域内不容变通;而在其他领域内,可选择其他相关的替代方法,来迎合对方的喜好。双方都会在某些方面赞同对方而在另一些方面不同意对方,因此,当夫妇之间互相适应并同化对方的喜好时,某些行为被强化而另一些行为则被放弃。通过这样一种方式,一个新的家庭系统就形成了。

> 米纽庆：新婚之后的头几年过得怎么样? 结婚的第一年发生了什么事情?
>
> 瓦格纳太太：很糟。
>
> 米纽庆：他是让你说说感情方面的事情,你知道是吧? 然后你说很糟。马克,你觉得如何?
>
> 瓦格纳先生：哦,非常失望,因为——在某种意义上说,与我真正期望的截然不同。
>
> 米纽庆：哦,看来有很多事情并不如意。
>
> 瓦格纳先生：对,就是这样。因为我知道,当我们结婚时,我们没有能力去买套房子。
>
> 米纽庆：哦,但这不是问题的答案,这不是你所体会到的东西——
>
> 瓦格纳先生：我觉得婚姻生活是有一些浪漫成分在里面,我坚信这个问题比较容易解决。
>
> 米纽庆：他经常这样对一些事情故意轻描淡写吗? 你说很糟,而他则以他的理性来说——
>
> 瓦格纳太太：他在每件事情上都非常理性,我跟你说的每件

事,他都会为它们找借口,即使他可能并不真的这样觉得——

米纽庆:你说的可能是同一件事情,这只是对同一件事情的不同表述方式。如果我用你的语言把他所说的东西说出来,你知道我会说什么吗?

瓦格纳太太:什么呢?

米纽庆:事情很糟。你愿意讲讲怎么个糟法吗?或者你愿意让马克讲讲吗?

瓦格纳太太:不,我们都知道事情糟到一个什么样的地步(笑声)。把两个不成熟的人放到一间屋子里,事情自然会变得很糟。

米纽庆:用另一种方式说说看吧。

瓦格纳太太:好吧,他当时是个学生,因此当事情变得糟糕时,马克就会去看他的书,而他也真的能看得进去;就我而言,当事情变得糟糕时,我会坐在那里对他唠叨,并小题大做——发脾气真的有点过分。我想,如果不是有了汤米,我很有可能就在问题出现的第一个月就离开他了。 28

米纽庆:谁?

瓦格纳太太:汤米,我儿子。要不是有了他,我很可能就在跟他单独相处的第一个月后就收拾行李回到我妈妈身边了;我要说的应该是第二个月吧,第一个月相安无事,我们还未完全放开——

米纽庆:不对,你说过前四个月你们——

瓦格纳太太:哦,这已是在我们搬出去之后。

米纽庆:好,这意味着是这样的——前四个月是一种糟糕方式,然后是另一种糟糕的方式。

瓦格纳太太:对,这种情形持续了两年半。

米纽庆:情况越来越糟——

瓦格纳太太:越来越糟,很少有起色。

米纽庆:很可能你认为在你的经历中这种情况很独特。

瓦格纳太太:独特? 我觉得这太可怕了。

米纽庆:好吧,那么这种情况怎么解决的呢? 他——你学什么的?

瓦格纳先生:生物学与商学——一开始是生物学。

米纽庆:在哪个学校?

瓦格纳太太:堪萨斯城市学院。

米纽庆:好,那么当时发生了什么呢? 马克退缩到他的书中去。

瓦格纳太太:对。

米纽庆:你也没什么可做的。

瓦格纳太太:我只是坐在那儿,不停地说他。

米纽庆:你当时能把他从书中拽出来吗? 能让他听你说话吗?

瓦格纳太太:如果我激他动了怒,他会回击我,但他为人平和,总是在容忍到相当的程度之后才会发脾气。

瓦格纳先生:埃米莉,我觉得你误解了他的意思了。(朝向米纽庆)我认为你是在谈论我们交流的能力吧。

米纽庆:我在谈论事情是怎么糟糕。

瓦格纳先生:这实质上是交流的问题。

瓦格纳太太:我们当时并没有交流。

瓦格纳先生:当时在很多事情上我们的看法就有很大的不同(笑声),其中之一就是选择在堪萨斯生活,嗯——最初你对此十分讨厌——

瓦格纳太太:我觉得无论我们住在什么地方,最初的两年半都会跟住在堪萨斯一个样。

瓦格纳先生:好吧,可能这是你表述问题的方式,只是因为堪萨斯。她不喜欢我们生活的方式;她不喜欢我当时还要上学这样一个事实;我觉得在最初,她的要求是多了点儿。

瓦格纳太太:我们当时根本没有交流,我们之间有两年根本没有任何交流。你知道,在争吵之后,"我恨你"与"我也恨你"——就是我们交流的全部内容;经过一段时间之后,我们最后就变成了相互怨恨。

瓦格纳先生:或者说是我们自己认为是这样的。

瓦格纳太太:你知道这究竟是怎么回事吗? 他可以选择逃避,但我无处可逃,因此我只有坐在那里说他。

米纽庆:当然,其实他的生活方式没有什么大的改变,他结婚前是一个学生,结婚后仍然是一个学生。对你来说,生活方式前后有什么改变吗?

瓦格纳太太:没什么改变,除了不得不等着有个孩子,然后就有个孩子,并且照料他。

米纽庆:在你结婚之前你是做什么的?

瓦格纳太太:我是学生,然后工作了一段时间。

米纽庆:这样看来,马克的生活模式没有被结婚中断,而你的生活模式却被中断了。

瓦格纳太太:不好意思,对不起,我没能明白你说的话。

米纽庆:你的生活模式被婚姻严重破坏了,但你丈夫的却并没有被破坏。

瓦格纳太太:对,我也这么认为,我觉得你说得很对。

米纽庆:所以你对他有更多的要求。

瓦格纳太太:对呀,因为他还是保持着他结婚之前的生活习惯。

米纽庆:他没有意识到他已经结婚了。

瓦格纳太太:我认为他是意识到的——嗯,在某种程度上他是意识到的。他每次回到家中时,到处都打扫得干干净净,还有吃的东西也准备好了——我想在汤米出生之后,他的生活习惯有点儿被破坏掉(笑声)。

米纽庆:好,我们先别把汤米带进讨论吧。在度过了可怕的四个月——当时你既是一个女儿,同时也是一个妻子——之后,你们搬出去了；然后你们搬到了堪萨斯。在堪萨斯，你不再是一个女儿，因为你的父母不在那里；你也不再是一个学生；你没有工作；而且在某些意义上，你也不是一个妻子。

瓦格纳太太：嗯，我想你说得对。

婚姻必须替换掉为了形成一个新的统一体而被抛弃的某些社会组合，创建这样一个新的社会系统就意味着创建或加强夫妻周围的一条界线，他们得从某些以前的联系与活动中分离出去，对婚姻的投入是以牺牲掉一些其他的关系作为代价的。

对婚姻的投入程度取决于放弃了多少东西。当马克·瓦格纳与埃米莉去堪萨斯的时候，他还仍有原来的工作、学业，而她则与以前的生活一刀两断；因此，她对两人关系的要求要比马克更多。

米纽庆：现在，你做了些什么来改变这种状况呢？

瓦格纳太太：你是指现在吗？

米纽庆：哦不，是那时候。因为对于马克来说，婚后不需要对他以前所从事的事情真正作出太大改变，因此婚后生活对他来说很容易；但对你来说则截然不同。因此，试图改变这种状况则取决于你，因为他很舒适了。你当时做了些什么呢？

瓦格纳太太：我当时做了些什么呢？

米纽庆：是呀，你是怎样去做的——你是怎样把他摇醒的？你看，他当时仿佛睡着了。

瓦格纳太太：哦，我不知道，我不能——

米纽庆：她是怎样把你摇醒的？（长久的停顿）

瓦格纳先生：你只看到了故事的一面（笑声）。哦，不，就像我看到的那样，她并不想把我摇醒，真的。她所做的就是完全停止与我交流。

瓦格纳太太：嗯。

瓦格纳先生：看吧，我甚至不能跟她说话，她只是不愿意跟我讨论任何事情。

瓦格纳太太:我在自己周围筑起了一道高墙。

米纽庆:这也是一种交流的方式,你当时是在告诉他——

瓦格纳太太:要么走开——

米纽庆:对,要么作出改变。

瓦格纳太太:尽管如此,但我认为需要作出改变的是我,我认为自己须得或多或少地作出改变,我不成熟,带着错误的想法 31 走进婚姻——

米纽庆:他也不成熟!

瓦格纳太太:对! 他——

米纽庆:他当时仿佛没结婚一样,对吧?

瓦格纳太太:不过,你看,我当时没有,没有意识到这一点。我只是把所有的事情都揽到自己身上,并为这些事情责备自己——

米纽庆:为什么呢?

瓦格纳太太:因为通常是我把事情给挑起来的——我指的是,他总是非常安静,总是在写着学期报告或什么的——

米纽庆:那是他的风格——他的风格是有意轻描淡写——如果你想要接近他,你就需要激发起什么,但他使你感到内疚。

瓦格纳太太:在我看来,这是一半对一半吧。我会自己感到内疚,然后他会跟着我说:"你这个婊子!"你看看,他就是这样支持我的!

米纽庆:马克,你什么时候才意识到自己结婚了? 埃米莉,我认为是这样的,因为你们从你娘家搬了出去,因此在开始的时候,你比他对婚姻投入更多,也比他更需要对方。

瓦格纳太太:对。

米纽庆:那么,马克,你什么时候才意识到自己结婚了?

瓦格纳先生:大约一年前吧(笑声)。

米纽庆:好,让我们继续讨论下去。你们知道,我想告诉你们的是,你们所说的事情非常普遍,你们知道。我的意思是这很可能不符合概率原理。你们知道,每对夫妇的情况都不一样,但每对夫妇都是这样经历过来的。你们知道,其中有些人,从来都不会意识到自己已经结婚了。因此从通过法官公证或任何仪式结婚到意识到自己结婚的那个时刻,这段过程确实需要一段很长很长的时间。有些人甚至直到离婚时,都没有真正意识到自己结婚过。

瓦格纳太太:哦,我们也考虑过这个问题,我的意思是——

瓦格纳先生:甚至在那时,我就意识到,必须得改变某些事情,但然后我就试着为自己找借口:"那问题出在哪里呢?"(笑声。)"好,我们要追根溯源——问题的根源在哪里呢?"显而易见,夫妇双方都需要作出调整。对我来说,这是一种非常简单的调整,因为对于所有的意图和目标,都相差无几,因此我根本没作出任何改变。而对她来说,我知道这是一个根本性的改变,你明白,我的过错就在这里。你也明白,我太过注重自己的生活方式和生活节奏了;我必须坚持不懈,像以往一样勤奋。障碍就在那儿,但我真的并没有想去克服它;我曾试着去作出努力,但根本没有能真正改变什么,我仍回到自己的轨道上来,一边跟自己说,我迟早会解决这件事情的,或在情况改变之后,我会解决这件事情的——当我们从她娘家搬出去之后——当我自己毕业之后,等等。但是,当这些情况都真正改变了之后,我又认为并不是为了那种原因而改变的,而认为是由于自己成熟了的缘故,并且意识到,比起我以前所做的努力,现在要有更多的事情牵涉进来了。

32

瓦格纳家庭的创建工作耗费了相当长一段时间,这部分是因为这对夫妇陷入了一些阻碍夫妻正常统一体形成的社会情境之中。起初,他们与埃米莉的父母生活在一起,而埃米莉过去在她父母的沟通不良的婚姻关系中,也是这种沟通模式的一部分;当她结婚后,他父母还不能放弃她,他们甚至把她丈夫也拉进他们的习惯模式之中。那时,马克与埃米莉两人不能相互支持以强化他们与埃米莉父母之间的分界线。当他们从埃米莉娘家搬出去之后,马克需要一边忙于学业一边忙于养家,这使他不太能够兼顾妻子显著的情感需要。这样,他们之间相互支持的模式就被沟通不良的模式所取代。

米纽庆:让我们想想,那个时候发生了什么事情? 你们知道,那个时候有重要事情发生了。汤米出生于什么时候?

瓦格纳太太:在我们去了堪萨斯之后。

米纽庆:怎么样呢?

瓦格纳太太:情况并没任何好转,变得更坏。

米纽庆:哦,是怎样的呢? 你有汤米了呀?

瓦格纳太太:对,因此我不需要马克了。你知道,我只是跟他完全断绝了交流。

米纽庆:你成了一个母亲。

瓦格纳太太:对。

米纽庆:那么,你当时发生了什么事呢?

瓦格纳先生:我可能改变不够多吧。在某种程度上,我有所改变,但后来,我又一次躲到我的壳里去。

米纽庆:汤米对你而言重要吗?

瓦格纳先生:哦,当然。

瓦格纳太太:我俩一度非常亲密——在汤米出生那段时间非常亲密,我指的是,在生产时,他都跟我待在一起。

米纽庆:你是,你是自然生产的吗?

瓦格纳先生:并不完全是,在她进产房时我并没有跟她在一起,我在她生产时都跟她待在一起,直到她进了产房。

米纽庆:现在,她有了汤米,不需要你了,那时你是怎么办的呢?

瓦格纳太太:没什么,他继续学习。

33

瓦格纳先生:事实上并没什么改变。在某种意义上,对我来说——

瓦格纳太太:孩子早上出世,当天晚上他还跑去上课;尽管他整晚没睡,他还是去上课了。

米纽庆:哦,后来怎么样呢? 你看,现在出现了新情况:她有了自己的孩子,她成了母亲;而你,你知道吗? 你可以是一个父亲,也可以不是,你可以作出选择。

当孩子出生后,家庭必须有新的功能。夫妻统一体的功能必须修正,以满足养育孩子的需要。一般来说,这个夫妻统一体的系统必须作出复杂的改变,以从二人系统转变成三人系统。

通常,女人对这种三人系统的投入——包括对婚姻的更深的投入——开始于怀孕时。孩子的存在作为一个事实对她来说要远远早于其丈夫;丈夫们只是在孩子出生时才开始感觉到自己成了一个父亲,有时甚至比这更晚。当女人们已经适应了一种新的家庭形式时,丈夫们可能还没投入到其中。

瓦格纳太太:他一直是个父亲。

瓦格纳先生:我真的不知道该怎么说,现在我不能认为——而且我不能说我发生了根本的改变,或说重要改变吧。当然,我很高兴有了个儿子。就像她所说的那样,或许埃米莉与我之间的关系根本没得到改善,甚至可能变得更糟。

米纽庆:为什么?

瓦格纳先生:无论如何我们确实有了维系的纽带,并且我们两个都爱我们的孩子。我想我得说,在一种传统的意义上,我很开心,也很兴奋,家里多了那么点东西。

米纽庆:但她——她与你的关系改变了呀。

瓦格纳先生:她说过在汤米出生之后情况变糟了。家里多的那么点东西是这样的——我意识到我们之间经常有争吵和不开心的感觉,但我不知道这是从什么时间开始的——是变得恶化了呢还是变多变少了? 我很好奇你会对此说些什么。

瓦格纳太太:要我说,是变糟了。(马克笑了。)

米纽庆:为什么是变得更糟了? 事实上在那时,你有了个孩子,你成了母亲,怎么变糟了呢? 我能理解为什么对他来说是更糟了,但为什么你也会感到更糟了呢?

瓦格纳太太:他没有改变,他可能需要我,但他从来不会表现出对我的需要。他一次也没有说过"我需要你",你知道吗,他一次也没有这样说过"有个家庭是多么美好啊"诸如此类的话。哦,我不能顺着我的思路想下去了。

米纽庆:当你有了汤米之后,那时你对他的态度是否有了改变? 你是否变得——当然你给他的时间肯定会变少了。

瓦格纳太太:哦,对,我的意思是,我认为并没有任何改变。我觉得我可能——嗯,我觉得我对他的态度变得越来越不好了。我仿佛感到,你让我陷入老一套,现在我摆脱不掉了。

米纽庆:当时事实上是你处于束缚之中,而不是他:他能摆脱,而你则不可以这样做。你跟他这样说了吗?

瓦格纳太太:我跟他说,离开吧,但他不想离开。

米纽庆:在那时,你并不需要他。

瓦格纳太太:哦,我觉得我——嗯,是这样——我已经受够了。但我觉得,我们的关系时好时坏,我们会一连三个星期相处得很糟,然后一个星期相处得很好。非常好,你知道,这个星期内一切都会过得像本来应该的那样,然后我们又会回到同样的恶性循环之中。不过,我必须得指出,总体上来说我们相处得很好,我的意思是,即使在今天,每个人都会有其情绪起伏,但我们从未有任何一次是为了什么重要事情而争吵的,我们所为之争吵的都是一些像谁去倒垃圾那样的小事情,我们争吵的事情中从来都没有一件是我们生活中的重要事情。

米纽庆:你们谁去倒垃圾呢?

瓦格纳太太:我会说:"马克,去倒垃圾。"你知道,我们家有老鼠。

米纽庆:然后呢?

瓦格纳太太:"等我有时间我就去倒。"

瓦格纳先生:"是呀,我自己有时间我就会去把它倒了。"(笑声)

瓦格纳太太:这时,垃圾桶就会满了,你知道吧,我们就会为此大吵一架。垃圾桶要满了,就像这些小事;我们从来没有在重要事情上吵过。

米纽庆:你不认为这只是一个垃圾的问题,你把它弄成了一个支配权的问题。

瓦格纳太太:就是这样的。

瓦格纳先生:你要我去做的事情,我是很愿意去做的;如果你不期望我,你知道,按照你希望的方式去做——

35 瓦格纳太太:或说要准时去做。

米纽庆:垃圾是怎么倒掉的——

瓦格纳先生:这只是小事,她提到的所有事情都是小事——唉——

米纽庆:生活就是由一些小事构成的。

瓦格纳先生:这只是我的一种行为方式,表示抵抗或——什么?

米纽庆:我觉得你总是在说:"我是单身的",你明白吗?

瓦格纳太太:他以前是这样的。

米纽庆:仿佛你在跟他说:"你已经结婚了,去倒垃圾吧,这是婚内的义务"(笑声);而他则说:"我还是单身。"

瓦格纳太太:他不怎么帮我忙的,我指的是,直到汤米六个月了,他都从来没换过一块尿布——从一开始就是这样,我那时跟他说:"马克,你要学着怎么换尿布——因为如果我生病了或发生什么事情了,你就不得不换尿布了。"这样倒好,除非我把孩子带上，否则我就不能外出，因为孩子会妨碍他学习，而且——正是这件事——带来了冲突。

孩子的抚养，为个体的成长与家庭系统的加强提供了许多机会，但同时，这也是一个发生许多激烈争吵的领域。夫妻之间经常由于不能把作为父母的功能同作为夫妻的功能区分开，而把夫妻之间没有解决的冲突带进抚养孩子的领域中去。

米纽庆：让我问一些主题之外的问题吧。我敢说马克的母亲是个很能干的人，她为马克做很多事情。

瓦格纳先生：对，对，她在这个意义上是这样的人，但她可能不是能干的家庭主妇。

米纽庆：我讨论的是其他事情。

瓦格纳先生：对，她是那种你可让她去做事情的人——

瓦格纳太太：她是帮你做事情。

瓦格纳先生：如果你有个决定，去解决一个问题，她就是那个会帮你去解决这个问题的人；一般来说，她的方法通常是正确的，或者通常显得是正确的。

米纽庆：你知道——我正在谈论的是你对埃米莉有什么样的期望。

瓦格纳先生：哦，但我母亲总是出现在我们需要她的地方——

瓦格纳太太：我必须得说，他从未——他从来都没有跟我说过他期望我成为一个什么样的妻子。我倒跟他说过，我以前经常告诉他我期望他成为一个什么样的丈夫，但他从来都没有说过："我希望你成为如此这般的妻子。"我们从来都不曾坐下来谈谈相互之间对对方的期望，你知道吧，我们从一开始就错了，我们从没有坐下来谈过——我们只是——你知道吗——我们直接走进婚姻，"喂，这很有趣，"你知道吧，我们从来都不知道对方期望自己的是什么。

瓦格纳先生：有可能我曾试着去改变她，而她只是说："算了吧。"

瓦格纳太太：对，他对我有过期待，就像，哦，我从我们以前约会的时候开始说起吧，我不应该在公共场合抽烟，不应该去漂白头发，也不应该去——

米纽庆：你漂白了头发吗？

瓦格纳太太：现在是漂白的。

米纽庆：但这意味着他对此表示接受了呀。

瓦格纳太太：举个例子吧——以前我们在——我们在堪萨斯的时候，大约有一个月时间，我们可以住在大学校园里，这里所有的女孩都染白了头发，这只是一个小小的例子，因此我说："我想去染白头发。"他就说："好啊，你去染你的头发，我也打算去剃个尤伯连纳那样的光头。"就是这一点，你知道吗，我如要违背他的意愿，他就会跟我吵——我就说："你不是在跟我吵，你只是在打算跟你自己吵，因为你会把自己搞得很可笑。"就像这样的一些事情，都会引发一场五个月之久的较量，你知道吗，就是因为我违背了他的意愿。

米纽庆：你知道，你所描述的这样一件事情是很常见的，它可能发生在我身上，也可能发生在我们周围所有人的身上。那么后来又发生了什么呢？汤米在长大，现在你们是三个人而不是两个人了。现在，你从你父母的家庭学到了一种模式：爸爸和妈妈通过我来吵架。你描述了自己家里有这种模式。

瓦格纳太太：但我从没有意识到这一点，直到你刚才说起。

米纽庆：好吧，只是让我们——让我们谈谈汤米，看看是否这种模式——

瓦格纳太太：我要说我们确实是这样的，对，以前我们确实利用汤米来吵架。我会生马克的气，把他锁在外面；他就会站在外面用力拍着门；我会抱着汤米走到窗户那儿——这太可怕了——我指着马克——跟汤米说:"看,汤米,看看这个滑稽的男人。"我们就站在那儿,冲着马克做鬼脸。

瓦格纳先生:哦。(笑声)

瓦格纳太太:他会站在那儿,要气死了,好像要把我们杀死的样子——他要杀掉我,你知道,因为我教唆汤米——

米纽庆:你把一种从自己父母家庭中学到的家庭模式带到自己新家庭中来了。

瓦格纳太太:是的,我觉得我一开始时就是这么做的。

米纽庆:你是怎么打破这一局面的? 因为这是一种非常有害的东西,你是怎么打破它的呢?

瓦格纳先生:哦,如果你要说的是一个真正的转折点的话,那时我们之间确实到了紧要关头,或说关键时期吧,这时,呃,我对她说:"我们要么去找个婚姻咨询师看看,要么你把所有事情都忘掉。我觉得我们至少得找到问题出在哪儿,如果只把事情忘掉,是非常可笑的;若是我们无法交流,或许有人能帮助我们正常交流。或许情况并没有像我们认为的那样严重,或许这种状况是由许多小事累积起来的。"这样,我们确实去看了一位婚姻咨询师,大约在一年前吧。

米纽庆:好,那么,你说紧要关头是在那时,当你们离开堪萨斯的时候吗?

瓦格纳太太:是的是的,大约是在四五个月之后——

米纽庆:是在你们来到这里之后。好吧,但你们现在也看到,一系列变化发生了:你那时不再是一个学生了,这也是你们第一次真的没能找到一条可以通行无阻的道路,那时你们怎么办了呢?

瓦格纳先生:在这里,我换了一份新的工作;我们完全从原来的地方搬了出来,开始一种完全不同的生活。在我的心底里,我为自己找借口,觉得在我们搬离那里之后——摆脱这种状况之后——情况会好转一些。但是,情况并没有好转;如果说发生了什么转变的话,只是变得更糟了。

米纽庆:是以一种什么样的方式?

瓦格纳先生:你知道,就我本人而言,情况变得更糟,因为我控制不了局面,以我的方式——我觉得我自己能控制——在这样一种不同的气氛中——在这样一所小小的学院里——我——

米纽庆:你在堪萨斯时是怎么养家的?

瓦格纳先生:我有一份暑期工作,因此我在夏天也见不到她,甚至在我们——结婚之后。

米纽庆:这份工作——它能维持你们的生活吗?

瓦格纳先生:能维持一大部分。我借了些钱;并且我在学校工作,在暑期也干这份活。

38   米纽庆:你们的父母帮助过你们吗? 或者你们——

瓦格纳太太:我的父母帮过我们,他的父母也帮过。

米纽庆:因此,你们的家庭仍然在很大程度上没有成为现实的家庭,你们知道,有时候,这使得界定新的婚姻关系有点困难。

瓦格纳先生:我要说,尽管这样,他们还是给了我们很大的帮助,他们给了我们一些支持。

米纽庆:我是说,这造成另外一种维度。你来到这里的时候,发生了些什么事情呢? 当时你打算做些什么?

瓦格纳先生:我啊——对,我打算过,一旦我把全部时间用于专职工作——

米纽庆:做什么? 你毕业于——

瓦格纳先生:我以商学与生物学双学位毕业。

米纽庆:所以你到这里来了。你现在做什么工作?

瓦格纳先生:在城里做一份办公室经理的工作。

米纽庆:这份工作能使你学有所用吗?

瓦格纳先生:是的,大体上来说是的。

瓦格纳太太:不。

米纽庆:你说"不",但他说"是"。

瓦格纳先生:是的,大体上来说是这样的。

瓦格纳太太:我要说,他不是特别喜欢这份工作。

瓦格纳先生:对,我首先选择的,也最感兴趣的是生物学,但对我来说靠它糊口不太实际,因为我不愿意去教书、去做研究,我也没钱进医学院,因此,这就是为什么我在二年级的时候又读了商学专业。因为我意识到,生物学只能当作业余爱好,因此我就去读了商学专业,这是我的第二选择。

米纽庆:这样,现在你有份工作并养家糊口,你能完全负担家中开销吗?

瓦格纳先生:不能。

瓦格纳太太:我也有工作。

瓦格纳先生:她才刚开始工作没多长时间,这并不完全必要,不过——

瓦格纳太太:这出于我的选择,做这份工作是我自己的决定。

米纽庆:因此这意味着这是你生活中的一个重大改变,现在你不再是一个学生了,并且全家也不再围着你转了。

瓦格纳先生:不仅如此,而且每当我下班之后,我就不再工作;我直接回到家里;我现在没有什么学习或其他任何任务要去完成,这样,我把全身心都放到这个家上来。如果我——如果这 39 样仍然不能让家人满意,我就会意识到我最好去努力,因为这是我的生活,你看,尽管在以前我可能把它挡在外面。在这里,我没有退路了:或者我就这么忍受下去,或者我得付出些努力。

米纽庆:所以啊,这好像是你第一次真正投入进去。

瓦格纳先生:是啊是啊,在某种意义上来说——

米纽庆:现在你也陷进去了。

与瓦格纳一家生活环境的变化相伴随的,是家庭的变化。马克不再是一个学生,他从学校转移到外界一个更为独立的位置上,在这个位置上拥有自主权,同时也担负责任。现在,在家庭与家庭外部之间有了一个更清晰的划分,当他回到家里,他就属于家庭,而不再把家庭以外的任务随自己一起带回家中。

对于埃米莉来说,也发生了补偿性的变化。她现在有一份工作,这给她以一种在外部世界中有效率或说有能力的感觉。她贡献给家里的时间更少了,但这更少的时间却使她对自己作为妻子和母亲更满意了。

> 米纽庆:埃米莉你看,到目前为止,你陷入尴尬,而他还是一个学生。因此,你(对马克说)来到这儿,投入到这个家中来:在这点上,情况很糟糕。
>
> 瓦格纳先生:嗯,嗯。
>
> 米纽庆:好,所以在那时你们决定去看——
>
> 瓦格纳先生:对,我做出决定,我们必须去看看婚姻治疗师,然后我们就去了。由于状况有所好转,因此只去看了四次,后来我们两个都有了根本性的好转。从那时起,我们一直都相处得很好。
>
> 瓦格纳太太:你知道吗,我们仍然有争执的——
>
> 瓦格纳先生:是呀,但不会再持续很长时间了——
>
> 米纽庆:你们真幸运啊,有些婚姻咨询师会抓住前来治疗的家庭,他们不会让这些家庭离开的。
>
> 瓦格纳太太:当我们进去的时候,我说:"如果不能挽回的话,我们也可能会打算——"我遇到了这位治疗师——我们都对他很满意,你知道,他真的很不错,他对我们说:"大致说来,你们的婚姻很和美,如果你们两个都闭上嘴,开始倾听对方,并且停止彼此较量的话",这样——
>
> 米纽庆:这样就帮助了你们?
>
> 瓦格纳先生:不,并不真的是这样。是整个气氛,还有这样一个事实,就是他很聪明,能知道我们什么时候在说谎。

40

瓦格纳太太:我有三次治疗说了谎(笑声)。

瓦格纳先生:如果你没说实话,你真的很傻。

瓦格纳太太:我只是坐在那儿,嗯,然后他就对我说:"这不是我想要听到的。"你知道——如果有什么事情困扰我,我就把它放在心里,你知道,这跟别人无关。而他就坐在那里,对我说:"埃米莉,你没跟我说实话。"你知道,他真的让我挖掘出自己心底里的想法,让我在说之前先停下来想一想。

米纽庆:他对你做了些什么呢?

瓦格纳先生:哦,首先,他可能意识到我并没有完全做到对自己真实;其次,这是我第一次有真正的机会来听听她说的是什么。

米纽庆:你知道,我不同意这种看法。我认为你对自己是真实的,但你对婚姻不真实,你知道,你是在做自己的事情。

此刻,如果在他们的婚姻关系中把关注的焦点放在马克与埃米莉的个人状况上,而不是放到他们的互补关系上,他们的婚姻就可能会破裂。

瓦格纳先生:嗯,但我没有——我身上有许多自己没注意到的缺点,或许我从主观上看不到,而在客观上——

瓦格纳太太:我一直有负罪感,觉得他是对的,都是我的错。你知道吗,我已退败下来,就是这样。我们得让它停下,克服它,越快越好。

米纽庆:他就帮你达成这个目标。

瓦格纳太太:对。

瓦格纳先生:嗯。

米纽庆:好吧,我们先到这儿。听众有什么问题吗?

提问:我有一个问题,与人们由于受到创伤而前来就医的治疗型会谈相对比,你在这种类型的会谈中对他们哪些问题感兴趣？与他们讨论哪方面的事情？

41　　米纽庆：我们的同事以前曾私下问起，是否这种类型的会谈不够紧张？我没有去触及有压力的区域。我跟他说：我认为你有一个正常的家庭，这意味着你和他一样烦乱，像许多其他家庭一样。你走过的路我们中许多人都走过。你所经历的，在我看来，正是人们在建立家庭时都会遇到的数不清的困难。他们有着不同的观念，来自不同的文化，他们相遇到一起，都是陌生人；他们要在自己周围划出界线，奋力挣扎；他们挣扎着、跌跌撞撞，撞得鼻青眼肿，对吗？我们所有人都是这样的。你也知道，有些婚姻挺过来了，而有些却没有。我们都会经历这些事情，尽管方式不同。

　　提问：我不明白为什么他们只进行了四次婚姻咨询，怎么决定停止咨询的？

　　瓦格纳先生：可以说他打破了我们的壳，或说是打破了障碍，然后我们自己就能够相互交流了；既然我们在咨询过程中能相互坦诚地交流，你明白，那就没有什么事情被隐瞒或怎么样了，我们都认识到，两人都有错。

　　提问：我推想，当你准备付出时，那是你生命中特别的时刻。

　　瓦格纳先生：以前我不能。

　　提问：对呀——你能作出妥协——

　　瓦格纳先生：或许与其他事情一样，都需要时机。

　　提问：我有几个问题。一开始在那种情形下，你是否曾离开过他？

　　瓦格纳太太：是的。有一次我们去野营旅行，这是一次可怕的经历。当时他在森林里上一门田野生物学的课程。我在那儿可能待了三个星期，好惨：他整天不在家，也没有邻居——我在森林的中部，离镇上有九英里远，周围没有人。一开始就很可怕，除了汤米没有任何人，马克晚上有课，好像是一门实验讨论班之类的课程，真的，他真的晚上还要去上课的。有一天，我只

好打电话回家说："给我寄些钱吧，我受不了了。"然后我就回到
了家里。我当时只打算在家待一个星期——结果待了两星期，
才回去，我们回到堪萨斯逗留了一段时间。我把汤米带在身边，
这样我才有个伴，你知道。

提问：当你离开他时，你非常害怕吗？

瓦格纳太太：当我回到家，我非常想他，我怕离开他；但当我
回到他身边，我原以为我们可能会相处得好一些，我觉得第一天 42
还可以，谁知道第二天就回到了老样子。我觉得自己回去不值
得。

提问：我觉得，即使人们之间存在隔阂，若是还相互接触，就
仍然以其他的方式在交流。这是我对今天讨论的部分感受，就
是你们仍然有很多接触，真的。就像你们所说的，你们在很多事
情上确实都有交流。你们可能彼此妨碍，但你妨碍他要比他妨
碍你更多——

瓦格纳太太：哦，一定是的——

提问：就像诸如此类的事情。但在某些事情上，你们用身体
与眼睛来观察对方并与对方配合，进行大量的交流；我认为这种
交流在各个家庭中都广泛存在，但我们谈论交流的时候并不经
常强调它。当你可能为垃圾和规则发怒时，这种关注可能还是
存在的，还有其他的东西。我觉得这些东西在你与汤米的关系
以及你们之间的关系中都能看到。生气是没有恶意的，生气事
实上不是——尽管它令人痛苦，但我并不把它理解为"恨不得杀
了他"。

瓦格纳先生：那更——更不真实了。

瓦格纳太太：不，这比任何事情都更伤害人。当我离开他回
娘家的时候，我并不对他生气；我只是难过，感到伤心；我无比孤
独，因为他不在身边。我指的是，我母亲的电话费在那两周就达
40 美元，仅仅两周。你知道，我们的电话不停地打过来打过去。
我们只是又回到了老样子：我走的时候气氛不太好，我回来的时

候仍是老样子。那两周里,我们两个都没作出什么改变。

提问:你们提到,你们不能互相依赖对方,就像倒垃圾那件事情;那么我想知道,你们现在主要依赖对方什么?

米纽庆:你们以哪些方式相互支持?

瓦格纳太太:现在吗?我认为是——就丈夫而言,我已有一个最好的丈夫,他是最好的养家的人;他乐意帮我;没有什么事情是他不愿意替我做的,至于效率——

瓦格纳先生:这个是我们两人之间必须要解决的——

瓦格纳太太:以前他从来不主动做任何事情,但现在我却不能让他停下来。他帮我——总是帮着我。当然,我觉得这是因为他更适应婚姻生活了;只要他乐意,他就会很高兴把我们家收拾得很好,诸如此类,你知道。

瓦格纳先生:看,我以前在大学读书的时候从来不会去做这些事情,因为你总是为我做了,因此根本没碰过这些事情。我只会说:"等会我就做。"这样你很可能就去把它做了。

伴随着丈夫行为的转变,是妻子与他的相互作用发生了补偿性转变。或许这里还有其他的方式?

提问:这里,还有显著而吸引人的一点,米纽庆博士刚才也指出了,即,瓦格纳太太的反应就像一支情感的气压计,而瓦格纳先生总是以一种非常理性的解释来让它平衡;因此,瓦格纳太太将她的活力注入了理性的解释,同样地,也会出现极大的缓和。配合得好才能这样成功,我们也看到,很多人都有这样的角色分工:一方思考,另一方感受,但他们却无法配合……所以,应该还有另外一种特质:一旦有了这种特质,两个人就会很融洽,就像你已经指出的那样。事实看起来并不像我描述的那样分裂,因为我认为,两人都尽力了;在某种程度上,他们可能比我们所认为的有更多的重合之处。

米纽庆：哦，但有好几年它并不起作用啊。我认为，很可能其中一个原因就是马克对婚姻并不够投入，嗯？你"单身"的时间要比她长。

瓦格纳先生：哦，长得多了——这是真的。你知道，在她眼里，我是个"无所不知"的人；每当她说我无所不知时，这引起我本性上的反感，我甚至都不愿意带头讨论任何事情。我指的是，如果她说我无所不知，就讨论不下去了；这就是为什么我们讨论不出任何结果。我会带着一点点专横来跟她说话或提出什么建议，她就会说："好吧，总之你什么都知道。"讨论就这样结束。我得学着给她留些余地，保留些自己的观点，学着让步。你会注意到刚才有人评论说，她打断我比我打断她的次数多，嗯——这种情况与一两年前刚好截然相反。

瓦格纳太太：事实上，如果我们进行交谈，马克会滔滔不绝地讲下去，我——我只好打断他，来插些话。他说话的时候，我真的插不进去什么话。在这个意义上，他仍活在他自己的世界中。你要说什么话——即使你跟他有同样的兴趣，你也插不进去话。

提问：我想知道，今天的讨论是否对你们两个有意义，特别的意义？

瓦格纳先生：很有意义。米纽庆博士指出了某些看起来可能并不重要的事情。他指出，在家庭关系中，我倾向于轻描淡写，而她则倾向于走另一个极端。我对此真的没有觉察，至少没有意识到这一事实，我总是对她所说的话加以限制修饰。

瓦格纳太太：保护我以免受到自己的攻击。

瓦格纳先生：我觉得她有时候会说错话。

瓦格纳太太：是的。

瓦格纳先生：你们看，她扯得太远。她只是作一个夸张的概括，嗬——而我回家后却会说："嗯，好，不过——"，我天性如此，无论它好还是坏。

提问：当你对婚姻更投入时，有什么显著的改变吗？

瓦格纳先生：哦，我认为这个改变并没那么显著——我认为我们的关系并没有表面上看起来那么糟糕。只是固执与倔强之类的小事情——常有这类总是不能相互妥协的事情，在表面上相互对抗，阻断了我们之间本可存在的大量交流——但我们之间仍然有沟通，就像你说的那样，是一种不同方式的交流。

瓦格纳太太：即使我们相互怨恨，还是有很多好的时候，这很正常。

瓦格纳先生：至于汤米，他与我们的关系则没有任何真正的改变，我指的是，他是我们的婚姻中可能存在的一个居间调停的角色。我们在涉及孩子抚养方面能互相迁就，是有一些改变，但这只是由于我们通常已经能够互相迁就，很多事情也与这有关系。

提问：你能跟我们讲讲是哪些事情吗？

瓦格纳先生：确切地说，在汤米的抚养方面，我可能更宽和一些。当孩子对我说"不"，我不会气得发抖；我会试图让他知道："你知道，你不可以说'不'。"而她的处理方式有一点不同：如果你说"不"，那好，就有你受的了；你是不可以对她说"不"的，这里有一些看法上的区别。不过，我认为她的方法可能跟我的同样正确，只要说得通孩子，她就会接受我的方式，我也认可她的办法。而在以前，这是造成争吵的一个根源，我们谁也不肯让步——要么这样，要么那样。现在，我们会妥协，采用对方的方式，至少比以前更经常了。我所能想到的大概就是这么一些。换句话说——两个人决定做出改变，与其中一个想改变而另一个不想改变有点不同。我们一致同意改变。我觉得，在我决定做出改变之前很久，她就已经在等着这个改变了；她一直在盼望着，在某种意义上说是一直在等待着。这样，当我决定要改变，并且投身于其中的时候，她就很容易坚持到底。你明白我的意思，她已经准备好了迎接这一改变。

第 三 章

家庭的模型

人类是以群居方式生存的，群居是人类的固有特征。有一位母亲那样的人来喂食、保护与教养，是婴儿最基本的需要。除此之外，在任何社会中，人们都有归属于社会聚合体的需要。在不同的文化中，这些聚合体的组织与分工水平各不相同。原始社会依赖于具有稳定分配功能的大规模群体；随着社会的发展，需要更复杂和更新的技术，社会结构也随之分化。现代都市工业文明对人类提出了两个相互冲突的要求：发展高度专业技巧的能力，以及快速适应持续变化的经济社会环境的能力。家庭所经历的改变总是并行于社会的改变：为了回应文化的需求，家庭有时会接管对其成员进行保护与社会化的功能，有时也会放弃这些功能。在这个意义上，家庭的功能服务于两个不同的目标：一个是内部的——对其成员进行心理保护；另一个是外部的——对文化的顺迎与传承。

都市化工业社会强行侵入了家庭，接管了许多一度被人们当作家庭职能的功能。老人们现在同年轻人分开，住到老人自己的房子里，或是住到老年社区中去，社会通过社会保险或福利来提供经济支持；而年轻人则通过学校、大众传媒和伙伴们来得到教育。以前通常是妇女们的工作所提供的价值，如今已彻底被现代技术所剥夺，这就把家庭统一体为存活而必须完成的任务变成了机器能做得更好的无趣工作。夫妇双方都可以外出工作或都必须外出工作的一些情形会导致这样的情况出现：家庭外的网络可能会加强并激化夫妇间的冲突。

面对所有的这些变化,现代人仍然坚持着一些不属于当今社会的价值观,其中一个就是,家庭内外的界线是被清楚地划出了的。对过时模式的坚持,会导致将许多明显是过渡时期的情况看成是病态的和致病的;因为这些人对家庭生活的标准仍然是传说中的"就这样,他们结婚了,从此以后过着幸福快乐的日子"。不足为奇,哪个家庭都不是这种理想化的模式。

西方世界正处于转型期,作为必须始终顺迎社会变化的家庭,也在随之发生变化。但由于转型期的困难,家庭主要的社会心理任务——对其成员给予支持——比以前变得更为重要了。只有作为社会最小单位的家庭,能够在变化的同时保持足够的连续性以抚育孩子,孩子们才不会成为"陌生国度中的陌生人",才能有足够坚实的根基去成长和适应。

认同的母体

在所有文化中,都是由家庭来给其成员打上自我性(Selfhood)的印记。人类的认同(Identity)体验具有两种要素:归属感与分离感。这两种要素混合与配伍的场所是家庭,即认同的母体。

在社会化过程的早期阶段,家庭塑造并规划孩子的行为与认同感。孩子的归属感来自孩子这一方对家庭群体的顺迎,也来自孩子在贯穿不同生活事件的稳定的家庭结构中一直采用的交往模式。汤米·瓦格纳是瓦格纳家庭的一员,他一辈子都将是埃米莉与马克的儿子,这是他生命中的一个重要因素;作为汤米的父亲,这也是马克生命中的一个重要因素,作为埃米莉的丈夫这个事实也是。每位成员的认同感都会受到其对属于一个特定家庭的感觉的影响。

通过参与不同家庭的不同的家庭子系统及家庭外群体,个体会形成分离感,并获得个体化。由于孩子与家庭一起成长,家庭对孩子需求的顺迎,就把孩子体验为分离的自主区域划上了界线。家庭会划给每个孩子以特定的心理领域与交流领域,作为汤米自己和作为瓦格纳家庭中的一员,这两者是截然不同的。

但每个个体的认同感都会受到他属于不同群体的感觉的影响。马克·瓦格纳的认同感有一部分是这样一个事实:他是汤米的父亲,也是埃米莉的丈夫,同时也是他父母的孩子。个体认同感的组成要素虽有变化,但保持其连续性。就像罗吉尔·巴克尔①所说:"一个能写文章、记分数、穿过街道的心理个体,就是一个介于不稳定的内在成分与外界环境之间的可辨认的实体,他与这两个部分相连接,但他是在根本上与这两个部分相分离的。"[1] 作为一个独立实体,心理个体是与外界环境相连接的。

尽管家庭是其成员心理发展的母体,它也必须顺迎社会并确保与其所处文化的衔接。家庭的这个社会功能是现代美国家庭受到攻击的根源。美国社会正在变化之中,这个社会中的许多群体想要加快这一变化。这些群体非常正确地把家庭看成是保守的部分与停滞的根源。对家庭的攻击是革命时期的典型现象:基督让他的弟子们离开他们的父母与家庭去跟随他;法国的、俄国的与中国的革命也都在那些国家破坏传统的家庭结构,试图向着一种新的社会秩序加速前进;以色列的基布兹②是同样的社会进程的另一个例子。

俄国在革命时期与革命之后颁布的有关家庭的法律昭示了这一进程。在 1920 年代,调节婚姻、离婚与堕胎的一些法律都倾向于解散家庭;但在 1930 年代,当俄国新建立起的社会规范逐步成型并稳定之时,法律又变成支持家庭持续存在的了。[2] 同样地,以色列的基布兹如今也倾向于加强基布兹内核心家庭的功能:现在基布兹内的许多家庭都把婴儿放在父母的房间;并且孩子们在进入儿童之家前,与他们的父母一起生活的时间比以前更长了。

---

① Roger Barker(1903—1990),生态心理学创始人。——译注
② Kibbutz,意为集体农场。——译注

任何对家庭的研究必须包括家庭对社会补偿作用的研究。核心
49 家庭，至少在理论上是美国中产阶级的规范，它是到了近代才产生
的。即使在今天，核心家庭仍在很大程度上局限于都市化工业社会
之中。家庭功能的概念也随着社会的变化而变化：直到 400 年前，家
庭还没有被当作是抚养孩子的单位；而直到比这晚得更多的时候，孩
子们才被认为是拥有他们自己权利的个体。3

今天的美国家庭跟美国社会一样，都处于转型时期；并且家庭跟
它所表达出的社会一样，也受到了攻击。举个例子，一档为期 12 小
时的公众教育电视节目"一个美国家庭"，记录劳德一家的日常生活、
他们的工作与学习，以及与姻亲和朋友的关系。一些人欢呼这种电
视表现方式是大众媒体传播的一个突破，具有重大的人类学价值；另
一些人则批评这种对家庭生活的展示是沉闷无趣的。一个重要的批
评群体是劳德一家，他们在另一个独立的电视节目中，试图向亿万观
众说明，他们并不喜欢被这样拍摄出来的自己。他们指出，与展现出
来的相比，他们的真实生活要远为丰富。美国观众所看到的事实上
是制片人的观点，制片人受到流行的关于家庭的观点的影响，选择并
突出了一些能作为其例证的片段。摄影师与剧务人员也会同样地产
生歪曲，他们按照自己所认为的美国家庭的有关方面来调整画面、选
择特写以及细节刻画。美国人看到的这个美国家庭，是通过当今流
行的关于家庭的文化观点而表现出来的家庭。

家庭受到很多方面的攻击，其中有反文化运动的知识分子领导
者，以及采用公社形式来进行组织家庭与养育孩子实验的年轻人群
体；在心理健康领域，R. D. 莱恩①与他的追随者们在如下方面影响
甚大：把家庭描述成这样的操纵者——恶意制造出精神错乱，更坏的
是，恶意制造出充斥着我们这个世界的"正常"成年人。4 新的女权主
义运动也攻击家庭，把它描述成男性沙文主义的大本营。他们把核
心家庭看成是这样一种组织：它只能制造出在玩偶之家中学做妻子

---

① R. D. Laing(1927—1989)，英国著名存在主义精神病学家。——译注

的小女孩和即将被诱骗入过时家庭模式的小男孩。

随着社会的改变，家庭也会改变。社会可能会采取补充的方式来发展出家庭外的结构，以适应新的思潮与新的经济和社会现实。20 世纪 70 年代是一个艰难的过渡期，在这个时期，变化产生出对未曾出现过的新结构的需求。比如，在很多家庭中，由于父母都出门在外工作，这就创造出了大量对白天看护服务的需求，而这种需求目前还无法得到满足。

需求不能得到满足的另一个例子是代沟。家庭越来越早地放弃了对孩子进行社会化的功能；学校、大众媒体、伙伴群体正逐渐接管对较大孩子进行指导与教育的功能；但社会却没有充分发展出对孩子进行社会化与提供支持的家庭外结构。

马赛社会(Masai Society)曾经有一种青少年的伙伴群体文化，这种文化在很大程度上是独立的，但此群体会分配到一些特定任务，并在本部落武士的放任式指导下去执行。这样，年轻人就能在适当年龄完成从家庭中分离出去的过程，并且不必那么疏远社会就变得独立起来。以色列的基布兹中的年轻人群体执行着同样的功能。西方社会并不具有针对青少年的明确的分化功能：当家庭让渡出它的孩子时，它会把孩子让渡给没有足够能力的支持系统。因此并不奇怪，青少年的认同危机引起了很多违背法律与道德的社会现象。[5]

改变通常是从社会转移到家庭，从来都不会从较小的单位转移到更大的单位。家庭会改变，但它也会持续存在，因为对快速变迁的社会而言，它是最好的人类组合单位。社会要求其成员具有的弹性与适应性越大，家庭作为社会心理发展母体的功能就会变得越发重要。

在一般意义上，由于家庭顺迎着历史环境而变化，因此个别的家庭是持续地适应的。在变化过程中，家庭是一个开放的系统，也就是说，家庭能持续地从外界接收输入并同时向外界发送输出，它也能满足它所面临的各个发展阶段的不同要求。

家庭的任务并不轻松。瓦格纳一家所描述的在家庭形成与孩子出生过程中的困难,典型地代表了任何正常家庭都会遇到的压力。但不知道为什么,对正常家庭的一个非常流行的理想化观点则是:正常家庭是没有压力的。不顾对家庭的诸多社会学与人类学研究,这种平静的正常家庭的神话仍然存在着,并且为平面的电视角色在演播时间中所支持。这样描画出来的人们,融洽地生活着,不会在处理社会输入时引起冲突,并且总是相互合作,但只要出现在任何家庭看来都是普通的问题时,这些家庭就会破裂。因此,令人担忧的是,这种标准有时会受到治疗师们不容置疑的维护,他们根据对家庭的这种理想化图像的背离程度来测量来访家庭的功能。弗洛伊德指出,治疗是把诸种神经症模式改变成生活中的诸种普通苦恼,他的评论对家庭治疗而言也是正确的。

既然不能通过有无问题来区分正常家庭与非正常家庭,那么治疗师就应当有一套家庭功能的概念框架以便用来分析家庭。这套框架的基础是:把家庭看成是一个在特定社会环境中运作的系统。它具有三个组成部分:第一部分,家庭的结构是一个处于转变中的开放的社会文化系统的结构;第二部分,家庭是经过大量的需要重构的阶段而经历其发展的;第三部分,家庭对变化了的环境进行适应来保持其持续性并促进其每位成员的社会心理的成长。对瓦格纳一家的访谈被设计成对这个框架的第二个部分进行揭示,也即对他们的发展阶段进行揭示,并附有展示家庭发展更为一般性方面的评论。至于家庭结构与家庭适应,则有待于进一步的讨论。

家庭结构

家庭结构是一套看不见的功能性需求,它组织起家庭成员相互作用的方式。家庭是一个通过交往模式来运作的系统。不断重复的交往建立起了如何、何时以及与谁关联的模式,而这些模式又巩固了这个系统。当一位母亲让孩子喝果汁,而孩子遵命喝下时,这一相互作用就规定了:在当时这样的情景中,她在与他的关系中是谁,而他在与她的关系中又是谁。这些不断重复的操作构建起了一种交往的模式。

瓦格纳夫妇在会谈中描述了许多这样的模式。通常是埃米莉筹划全家在星期六的活动,但在星期天,只有重要的事情才能使她干涉她丈夫的钓鱼活动。埃米莉在娘家的时候,她与母亲联合起来对抗父亲:母亲鼓动她违抗父亲,而父亲则以在生母亲气的时候攻击她来作为对前者的补偿。

交往的诸模式规范着家庭成员的行为。这些模式由两个约束系统来支撑,第一个系统是一般性的,它包括支配着家庭组织的普遍性 52 规则。比如,一定会存在一种权力的等级,在其中父母与孩子具有不同的权威级别;也一定会存在一种功能的互补作用,丈夫与妻子互相依赖地接纳对方并作为一个整体团队来运作。

第二个约束系统是特殊性的,它包括特定的家庭成员间的相互期待。这些期待的根源在家庭成员间长年累月的或隐或显的相互妥协中被掩盖起来了,并且通常处于日常生活小事之中。原初的约定的性质常常被忘掉,并且从不曾清楚地显现过。但这些模式却保留了下来——仿佛自动驾驶似的——以使家庭成员间相互适应并使各家庭成员的功能生效。

因此,这个系统是维持着的自身。它会对超出一定范围的改变进行抵制,并且尽可能地维持自身偏好的模式。系统中也有其他可供选择的模式,但任何超出系统可容忍的阈值的背离,都会激发起机制来重新建立起适应范围。当系统出现不平衡的状况时,家庭成员们通常会觉得其他成员并没有履行他们的义务,这时就会出现对家庭忠诚的提倡以及导致罪恶感的策略。[6]

但家庭结构必须能够适应环境的改变,作为一个系统的家庭之持续存在依赖于:足够多的模式、其他可供选择的交往模式,以及在必要时可调用这些模式的弹性。既然家庭必须对内部变化及外部变化作出反应,它就必须能够对自身进行改造以适应新的环境,同时不失去其连续性,以给其成员提供一个参考框架。

家庭系统通过子系统来分化并实现其功能。家庭中的个体是子系统;像丈夫与妻子或母亲与孩子的配对个体也可以是子系统。子系统可由代别、性别、兴趣或功能而形成。

每个个体都属于不同的子系统,个体在不同的子系统中拥有不同等级的权力,并学习分化了的技能。一个男人可以同时是儿子、侄子、哥哥、弟弟、丈夫、父亲等等,在不同的子系统中,他就处于不同的互补关系之中。人们像万花筒一样变换适应,以获得使人类交往得以成为可能的相互关系。一个孩子在跟他父亲相处时必须表现得像个儿子,就像他父亲在跟他相处时表现得像个父亲一样;这时,他可能就不得不放弃在跟他弟弟相处时所享有的那种权力。家庭的子系统组织在维持其成员辨别自我、同时锻炼他们不同层次的人际关系技巧的这样一个过程中,能提供给他们有价值的训练。

边界。子系统的边界是规定谁能加入以及怎样加入的规则。比如,一个父母子系统(Parental Subsystem)的边界就可作如下规定:当母亲跟她的大儿子说:"你不是你弟弟的父亲。如果他在街上骑车,你告诉我,我会去阻止他。"(图 2)如果父母子系统包含了一个执行父母功能的孩子,那么,它的边界可作如下规定:母亲告诉孩子们:"我从商店里回来之前,家里由安妮做主。"(图 3)

母亲	(执行子系统) (Executive Subsystem)
孩子们	(兄弟姐妹子系统) (Sibling Subsystem)

图 2

母亲与执行父母功能的孩子	(执行子系统) (Executive Subsystem)
其他孩子	(兄弟姐妹子系统) (Sibling Subsystem)

图 3

（图 2 - 48 的图例说明）

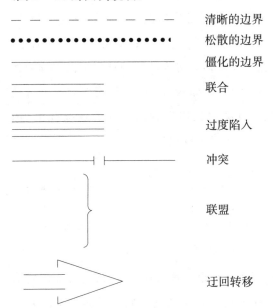

边界的功能是保护系统的分化。每个家庭子系统都有其特定的
功能,并对其成员有着特定的要求;在这些子系统中所获得的人际关
系技巧,其发展是以各子系统间不相干涉为基础的。比如,夫妻之间 ₅₄
互相补充互相适应的能力就要求不受双方家人与孩子的干涉,有时
还要求不受家庭外的干涉。兄弟姐妹之间学习如何与伙伴相妥协的
技巧,其发展也要求不受父母的干涉。

就固有的家庭功能而言,子系统的边界应当是清晰的。这些边界
应当能很好地加以限定,以容许子系统的成员在不受到不适当的干扰
下执行其功能,而又应当容许子系统的成员与外界进行接触。围绕着
家庭功能而组织起来的子系统的组成成分,远没有子系统边界的清晰
来得重要。只要职责与权威的界线得以足够清晰地划定,包含着一个
祖母或一个执行父母功能的孩子的父母子系统就能很好地运作。

家庭内诸子系统边界的清晰度是评估家庭功能的一项有用参
数。一些家庭致力于发展他们自己的微观世界,因而就增长了家庭
成员间的交流与相互关心,后果就是,距离缩短了、边界模糊了,家庭

系统的分化减弱了。这样的系统可能会变得负担过重,并且缺少必要的资源来适应有压力的环境并对之作出改变。在另一些家庭中,则发展出了过度僵化的边界,这样,子系统间的交流就会变得困难,并且家庭的保护功能也会产生障碍。边界功能的这两个极端称为纠缠型(Enmeshment)与疏离型(Disengagement)。所有的家庭都可视为落在一条以松散边界与过度僵化边界为两个极的连续线上(图4),大多数家庭都落在很宽的正常范围以内。

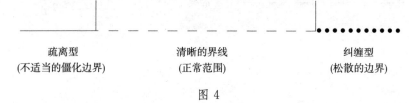

疏离型 　　　　　清晰的界线 　　　　　纠缠型
(不适当的僵化边界) 　　(正常范围) 　　　(松散的边界)

图 4

通俗地说,纠缠型与疏离型是指一种交往模式,或说对某种互动类型的偏好,而不是指在功能的良好与紊乱之间的量化差别。大多数家庭都具有纠缠性的子系统与疏离性的子系统。当孩子小的时候,母亲与孩子的子系统可能会倾向于纠缠型,而父亲则会与孩子处于相疏离的地位;母亲与年幼孩子之间能够如此纠缠以致父亲变成了外人,而父亲则与年长孩子的关系更为密切。当孩子逐渐长大、最后开始与家庭相分离开来,由父母与孩子组成的子系统会趋向疏离。

然而,如果家庭功能在极端处运作,则指示着可能会产生病态的区域。比如,一个由母亲与孩子组成的高度纠缠的子系统会把父亲排除在外,使他变得极端地疏离。由此导致的对孩子独立性的破坏可能是症状发展过程中的一个重要因素。

处于纠缠型的子系统中或纠缠型的家庭中的成员,可能会由于增强了的归属感要求自主性作出重大妥协而产生障碍;子系统缺乏分化则阻碍了自主的探索与对问题的掌握;尤其对孩子而言,认知—情感的技巧就会由此而受到抑制。处于疏离型子系统中或疏离型家庭中的成员,尽管可以自主地行使功能,然而,他们会对独立性有一种歪曲感,还缺乏忠诚感与归属感,并且当需要时会缺乏相互依赖的能力以及要求支持的能力。

换句话说，一个在连续线上偏向于极端疏离那个极的系统，可以容许其成员间有大量的个体差异，但某位家庭成员所承受的压力不会超出此系统的那条不适当的僵化边界；只有更高程度的个体的压力才能足够强烈地引起回应，以激活家庭的支持系统。而一个在连续线上偏向于极端纠缠那个极的系统，则会反其道而行：其中某位成员的行为立即会影响到其他人；某位个体成员的压力强烈地回应并穿过边界，并且会立即在其他子系统那儿引发回应。

当适应机制被唤起时，这两种相关的类型都会引发家庭问题。纠缠型的家庭常以过快的速度与过高的强度来对偏离习惯的变化作出反应；而疏离型的家庭则常在需要作出反应时不作出反应。纠缠型家庭中的父母会由于孩子不吃饭后甜点而异常烦恼，而疏离型家庭中的父母则会对孩子厌学无动于衷。治疗师常常履行边界建造者的功能，他会使模糊的边界变得清晰，并打通不适当的僵化边界；他对家庭子系统与边界功能的评估提供了一个对家庭的快速诊断图像，此图像指导着他的治疗干预行动。

夫妻子系统（The Spouse Subsystem）。当两个不同性别的成年人带着建立一个家庭的明确目标结合到一起，夫妻子系统就形成了。夫妻子系统具有特定的任务或功能，在家庭功能中极为重要；执行其任务所需要的主要技巧就是互补与相互适应。也即，夫妻之间必须发展出诸多模式，凭着它们，夫妻中的任一方都可在许多领域支持对方行使其功能。他们必须发展出互补的模式，使得每一方都作出"让步"而没有"认输"的感觉。丈夫与妻子都必须放弃部分分立性，以获取归属感。如果夫妻双方坚持他们的独立权利，那么他们在对等关系中相互依赖地接纳对方可能会受到阻碍。

夫妻子系统可以成为抵制外来压力的避难所，也可以成为与其他社会系统相接触的母体；它能培育起学识、创造力与成长发育。在相互适应的过程中，夫妻们可以使对方潜伏着的创造方面得以实现，并且相互支持对方最好的品质。然而，夫妻之间也可以相互激发起对方的消极方面：夫妻们可能会坚持改进对方或拯救对方，并经由这个过程认为对方并不合适；他们给对方设定了要达到的新标准，而不是去接受对方的现状；他们可能会建立起依赖的一保护者的交往模式，在这种模式中，依赖的一方维持着依赖，以保护对方作为保护者的感觉。

这样一些消极模式可能会存在于通常的夫妇之间，而并不意味着其中任一方具有扩展的症状或恶意的动机。如果某个治疗师一定要质疑一个功能已经失效的模式，那么他应当记得去质疑该模式的建立过程，而不是去攻击该模式中参与者的动机。系统导向的(Systems-Oriented)治疗师应当能给出强调互动性的解释，比如："你以一种压抑你妻子的方式来保护她；而你则以很妙的技巧来获取你丈夫对你的不必要的保护。"像这样一种一前一后的解释方式强调了系统的互补性，把夫妻每一方的积极方面与消极方面结合到一起，并消除了对动机的判断意味。

夫妻子系统必须获得一个边界，以保护它不受其他系统之需求
57 的干涉，当家庭中有孩子的时候更是如此。成年人必须拥有他们自己的社会心理的领域——一种他们在其中可以相互给予情感支持的庇护所。如果夫妻子系统的边界是不适当地僵化的，家庭系统可能会由于他们的孤立而受到压力；但如果夫妻子系统的边界是松散的，那么其他的子系统，包括孩子子系统与姻亲子系统，就会侵入到他们的子系统功能中来。

用简单的话来说，丈夫与妻子互相需要对方作为庇护所来应付生活中的种种要求。在治疗中，这种需求指导着治疗师去保护夫妻子系统的边界。如果某个家庭在接受治疗的会谈期间，孩子对夫妻子系统内的交流进行干预，那么这种干预就应当被屏蔽掉。丈夫与妻子的治疗会谈期应当摒除其他人；如果在这样的会谈期间，他们继续讨论作为父母的功能而不是讨论丈夫与妻子间的交流，治疗师应当巧妙地指出他们的讨论越出了边界。

父母子系统(The Parental Subsystem)。当第一个孩子出生后，家庭的组成达到了一个新的阶段。这时，在一个完整的家庭中的夫

妻子系统必须分化出来,以履行对孩子进行社会化的任务,同时又不能失去作为夫妻子系统特征的相互支持性。因此,必须划出一条边界,既允许孩子接触父母,同时又得将其排除在夫妻功能之外。一些夫妇在两人世界中相处得很好,但却从不能在三人世界的相互作用中取得满意的交流。在一些家庭中,孩子可能会被拉进夫妻子系统的问题之中,就像埃米莉·瓦格纳一样。

随着孩子逐渐长大,他对自主与指导两方面发展的需要,要求父母子系统作出修改以满足这些需要。孩子逐渐接触家庭外的同龄伙伴、学校以及其他家庭外的社会化结构;父母子系统必须适应这些侵入社会化任务中的新的因素。如果孩子受到来自家庭外环境的严重压力,那就不仅会影响他与父母之间的关系,而且会影响到夫妻子系统的内部交流。

一度曾作为父母子系统的家长制模式之特征的不容置疑的权威已逐渐消失,代替它的是弹性且理性的权威的观念,父母们应当去理解孩子们的发展需要,并去解释他们所制定的诸多规则。抚养孩子是一个极为艰难的过程,没有哪个父母能对自己的表现完全满意,也没有哪个父母能在这个过程中不受伤害;要做到在这个过程中完全满意与不受伤害,这几乎是不可能的事情。在今天这个复杂且快速发展的社会中,代沟产生于越来越小的年龄间隔之间,抚养孩子的困难也随之增大。

抚养孩子的过程随孩子的年龄不同而有差异。当孩子很小的时候,哺育是主导性的功能;孩子稍大时,则控制与指导的功能更为重要一些;当孩子发育成熟,尤其在青春期时,父母对孩子的要求开始与孩子对适龄的自主性的需要相冲突,抚养孩子变成了一个艰难的相互适应过程。父母对要求孩子所遵守的那些规则常常无法作出解释,或者不能充分地解释,或者他们认为制定规则的理由是自明的,但对孩子来说则不是自明的;当孩子们逐渐长大后,他们可能不会接受这些规则。孩子们以不同的清晰度来与父母交流他们的需要,并且他们会对父母有一些新的要求,比如更多的时间或更多的情感投入。

为了公正地判断父母的投入，理解抚养孩子的复杂性是极为重要的。父母们不能在保护与指导孩子的同时不对他们进行控制与限制；孩子们不能不经受拒绝与攻击而成长起来并成为独立个体；社会化过程内在地具有冲突性质。任何要挑战父母与孩子间的某个功能失效过程的治疗性介入，必须同时给参与者以支持。

抚养孩子需要哺育、指导与控制的能力，而这些因素的构成比例则取决于孩子的发展需要以及父母的能力。然而，履行父母的职能通常要求行使权威，只有父母们有了这种权力，他们才能实现他们的执行功能。

不唯孩子与父母，有时治疗师也把理想的家庭描绘成是民主的，然而他们错误地认为：一个民主的团体是没有领导者的，或者一个民主的家庭是一个平等的团体。要使家庭的功能有效，就需要父母与孩子接受这样一个事实：对权威的区分使用是父母子系统的一种必要成分。这样，家庭就变成了一种孩子们接受社会训练的实验室，他们需要学习怎样在不平等的权力情景中作出妥协。

治疗师对父母子系统的支持可能会与加强孩子自主性的治疗目标相冲突。在这样的一些情形中，治疗师应当记住：只有一个软弱的父母子系统才会构筑限制性控制，并且常常是控制无效时才会发生过度控制。对父母们制定家庭规则的职责与义务的支持，可保障孩子们成长与发展其自主性的权利与义务。治疗师的任务就是帮助各子系统去相互妥协并彼此适应。

兄弟姐妹子系统(The Sibling Subsystem)。 兄弟姐妹子系统是孩子们可以在其中体验伙伴关系的第一个社会实验室。在这个环境中，孩子们可以相互支持、相互孤立、替人受过以及相互学习。在兄弟姐妹的世界中，孩子们学习怎样妥协、合作以及竞争；他们学习怎样去交朋友，怎样去建立联盟，怎样在屈服时保全脸面，以及怎样让自己的技巧获得认可。他们会想方设法去获得不同的地位，而这些早年在兄弟姐妹子群体中获得的地位，可在他们后来的生命过程中具有重要意义。在大家庭中，兄弟姐妹子系统会有进一步的分裂：对于年幼的孩子而言,他们还在安全区域内进行交往并被抚养,并且在家庭内接受指导;而年长的孩子则有所不同,他们与家庭外的世界接触并制订契约。

当孩子们接触家庭外的伙伴世界时,他们会试着沿用在兄弟姐妹世界中的方式来活动。当他们从外面世界学到了另外一些相处方式时,他们会把新的经验知识带回到兄弟姐妹世界中来。如果孩子的家庭拥有非常特殊的相处方式,那么,家庭与家庭外世界的边界会变得不适当地僵化,孩子也会难以进入其他的社会系统。

在缺少兄弟姐妹子系统的家庭中可以很清楚地看到兄弟姐妹子系统的重要性。独生子女们发展出了一种适应成人世界的早期模式,这可能在早熟发展中变得明显。同时,他们还会在自主性、分享能力、合作能力、与他人竞争能力的发展中显出困难。

治疗师应当知道孩子们的发展需要,并且还能够加强孩子的自主权利,而同时不削弱父母的权利。兄弟姐妹子系统的边界应当保护孩子们不受大人的干预,让他们能够行使自己的隐私权,拥有自己感兴趣的领域,以及在探索时能够自由摸索。处于不同发展阶段的孩子们拥有不同的需求、特定的认知技巧,以及特有的价值系统。有时,治疗师还必须担任翻译者,向父母们解释孩子们的世界或反之。60 治疗师也得协助子系统与家庭外世界建立起一条清晰的但可穿越的边界来,比如,如果孩子陷入被过度夸大的对家庭忠诚之网,那么,治疗师就要担当起孩子与家庭外世界相沟通的桥梁。

家庭适应

家庭常遭受两方面的压力:内部压力,它来自家庭自身成员与子系统的发展性改变;外部压力,则来自对家庭成员有影响的重要社会机构的适应需要。要对这些来自内部与外部的要求作出反应,则需要家庭成员之间的相互地位不停地进行转换,使得他们能够成长,同时家庭系统也能维持其持续性。

在这种转变并持续的过程中,肯定有适应新环境的压力。家庭治疗师们往往关注家庭的动力方面而忽视这个转变过程;同样地,动力派的治疗师们则会忽视个体所处的情境。这种缺陷的危险在于对病态的强调。适应新环境的转化过程,伴随着缺乏分化、焦虑等所有新过程都具有的特征,可能会被错误地认为是病态的。然而,把家庭当作一个转化中的社会系统来关注,则强调了某些家庭过程的转化性质。因此,需要探索的是家庭及其成员所面临的变化着的环境以及他们所面对的适应的压力。如果以这种导向来看,越来越多寻求治疗的家庭会被视为处于转变状况下、遭受着适应新环境的痛苦的普通家庭。病态的标签将被留给这样的一些家庭:他们面对压力,会增加交往模式与边界的僵化程度,而避免或抗拒去探求可替代方式。对于普通家庭,治疗师要依靠这个动机:把家庭资源作为一条转化途径;而对于病态的家庭,治疗师需要变成家庭戏剧的导演,加入过渡性联盟,扭正系统,建立起一种不同层次的动态平衡。

一个家庭系统所遭受到的压力会有四种来源,其中一种可以是家庭中某位成员或整个家庭与家庭外力量相接触而产生的压力。家庭演变中的过渡点也可能会是压力的一个来源,像这样的一些过渡点,总是一些特殊的问题。

家庭中某位成员与家庭外力量相接触而产生的压力。 家庭的一个主要功能就是支持其成员。当某位成员遭受压力,家庭中的其他成员会感到有必要去适应这位成员的改变了的状况。这种适应可能会仅限于某个子系统中,或可能遍布于整个家庭之中。

比如,一位在工作中遇到压力的丈夫,会在家里批评他的妻子,这种交流可能仅限于夫妻子系统之中。这位妻子会躲开丈夫,但几分钟后会支持他;或者她可能会反击丈夫,然后会随之发生吵架,但这场吵架却以双方停止而相互支持而告终。这些都是功能良好的交往模式:丈夫所遭受的压力通过与妻子的交流而得到减轻。

　　然而,这场吵架可能会无休无止地逐步升级,直到夫妻中的一位退出战场。这时两人都会遭受到问题未得解决的痛苦。在这种情况下,这种家庭成员与家庭外力量的压力性接触,就产生出了一种在家庭内夫妻子系统中未得到解决的压力。

　　某位个体成员所遭受压力的来源,也可能会穿过子系统的边界而起作用。比如,一对父母,他们在工作中遇到压力,就可能会回到家中互相批评,但是之后通过攻击某个孩子而转移他们的冲突。这种做法会降低夫妻子系统所面临的危险,但把压力加给了孩子(图5)。或者丈夫会批评妻子,而妻子则会与孩子结成联盟反对父亲(图6)。这样,处于夫妻子系统周围的边界就会变得松散。一种不适当

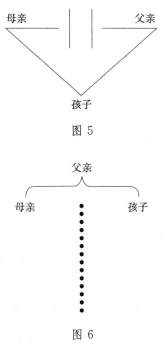

图 5

图 6

地僵化的反抗父亲的母子间跨代子系统便出现了,并且这种母子联盟的边界会把父亲排除在外。这样,一种跨代的功能失效的交往模式就建立起来了。

　　整个家庭由于其中某位成员与家庭外世界的接触而遭受压力,这也是可能的。比如,如果丈夫失去了工作,家庭可能就会不得不重

新调整以确保全家的生存。这样妻子可能就会不得不去担起更多的对家庭进行经济支持的责任,这样就改变了执行子系统的性质,而这种变化会引起父母子系统的变化:父亲可能会承担起原先为母亲所有的养育功能(图7);或者当父母都去找工作时,祖母(G)会加入父母子系统来接管父母教养孩子的功能(图8)。如果家庭僵化地回应父亲失去工作这件事情,那么就可能会出现功能失效的交往模式。比如,祖母被请进家里来照管孩子,但父母却拒绝把权威让给她以履行其职责。

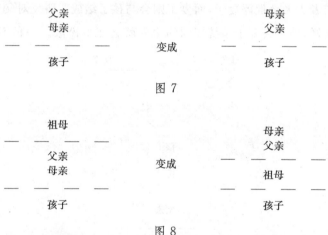

图 7

图 8

瓦格纳夫妇曾报告过一些与家庭外世界接触时所遇到的压力。马克作为学生并兼任养家糊口者的困难妨碍了他与妻子的相处。他变得爱指责别人,或者容易退缩;而埃米莉则把汤米作为她的支持者而带到他们无休止的争吵之中来。

当一个家庭由于其中某位成员与家庭外世界的压力性接触而前来接受治疗时,家庭治疗师应根据他对此家庭结构的状况与此家庭结构的弹性的评估而确定治疗目标与干预手段。如果此家庭已作出了适应性改变来支持遭受到压力的成员而问题仍然存在的话,那么,治疗师的主要着力点或许应当放在该成员与压力源的相互作用上;如果此家庭不能作出适应性改变,那么他的主要着力点或许应当放到家庭上来。

比如,如果一个孩子在学校里遇到麻烦,那么问题可能在根本上
与学校有关。如果治疗师的评估表明此家庭是充分地支持这个孩子 63
的,那么他的主要干预将着眼于这个孩子在学校环境中时所出现的问
题;他可能会担当这个孩子的支持者,为他安排转学,或者为他安排辅
导;但如果孩子在学校里的问题看来是家庭问题的一种体现,那么治
疗师的主要干预将放在家庭上。这两种干预方式通常都是必要的。

整个家庭与家庭外力量相接触而产生的压力。一个家庭系统可
能会由于经济衰落的影响而负担过重;或者可能由于迁移或市区重
建而引起的搬家而遭到压力。家庭的应对机制特别容易受到贫穷与
歧视的威胁,比如,一个贫穷家庭可能会由于接触许多社会机构,其
应对机制就会变得负担过重;再如,一个波多黎各家庭可能会在适应
美国大陆文化时出现问题。

这里再强调一次,治疗师的干预将是由他对家庭的评估所导向
的。如果他分析了家庭的组织,并认为它基本上是有效的,只是由于
许多不协调的机构的侵入而负担过重,那么治疗师就可以担任家庭
的调查巡视员,他可以教导家庭怎样去为了自身的利益而操纵这些
机构;或者他可以致力于协助这些机构对家庭做出努力。在帮助一
个波多黎各家庭应对由于搬家而受到的巨大压力时,家庭治疗师会
到社区中搜寻与波多黎各相关的各种资源——教堂,有大量波多黎
各人就读的学校,积极参与家庭教师协会的波多黎各家长们,以及那
些致力于帮助这一种族群体的社会与市民机构。家庭治疗师的家庭
治疗功能可由其作为社会中间人的活动而得到补充。

家庭在过渡点时所承受的压力。一个家庭在其自然的演变中所
经历的许多阶段都需要建立起新的家庭规则,新的子系统要产生出
来,而子系统间新的分隔线也必须划定。在这个过程中,不可避免地
会出现冲突。在理想的情况下,这些冲突会通过过渡期的妥协得到
解决,然后家庭会成功地适应。这些冲突给了所有家庭成员以成长
的机会。然而,如果这样的一些冲突并没有得到解决,那么,过渡期
的问题会引发进一步的问题。

过渡期的问题会在许多情形下出现,它们可能会由于家庭成员的发展性改变和家庭组成的改变而产生。一个最常见的激发事件是64 孩子开始进入青春期,此时,孩子更多地参与到家庭外世界中去,而他在家庭内世界中的地位也升高了。孩子与父母间的关系脱离了原位。青春期孩子应当从兄弟姐妹子系统中稍微脱离出去一点,并应被给予与其年龄相称的更大的自主性与责任感。父母子系统与他的相互交流应当从父母与孩子的关系转变成父母与年轻成年人的关系,这样的结果会是一种成功的适应(图 9)。

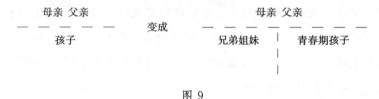

图 9

然而,母亲可能会抗拒任何她与青春期孩子之间关系的变化,因为这种变化会要求她与丈夫之间的关系有所改变。她不会改变自己的态度,而会责骂青春期孩子,并削弱其自主性。这时,如果父亲加入冲突并站在孩子一边,那么就会形成一种不适当的跨代联盟(图10)。这种情形会普遍化,直到全家都卷入到这场冲突中来。如果家庭并没有改变,那么就会出现功能失效的模式,而且此后只要每次出现冲突时这种模式都会一再出现。

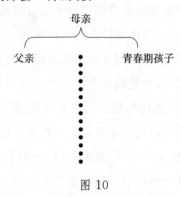

图 10

当一个家庭吸收进一个新的成员时,这个新成员必须适应系统的规则,而旧的系统必须作出修改以纳入新的成员。家庭里有一种维持原有模式的倾向,而把压力加诸新成员,这样就会导致此新成员的需求增长。可能会产生适应期压力的成员增加类型包括:孩子的出生,一个扩展家庭中成员的结婚,两个单亲家庭通过结婚而产生的家庭合并,或者亲戚、朋友或寄养孩子的加入。

　　家庭也会因为要去适应其中成员的减少而产生压力,成员减少由这样一些情况导致:如家庭成员的死亡、分居或离婚、入狱、被送进专门机构,或者孩子上学寄宿。比如,当一对夫妇分居之后,新的子系统及子系统间的分界线必定会产生出来:父母两人与孩子所组成的统一体现在一定会变成父母一方与孩子的统一体,而另一方则被排除在外。

　　家庭常常由于不能成功度过转型期而去接受治疗,帮助一个近期出现转变问题的家庭要比帮助一个长期具有适应障碍的家庭更为容易。

　　特殊问题带来的压力。家庭治疗师必须考虑到所有的情况,并且必须意识到在特定的家庭压力区域可能会出现功能失效的交往模式。比如,有弱智孩子的家庭可能会在孩子还小的时候能够适应孩子带来的问题,但弱智这个事实,父母在孩子还小的时候还可加以回避,当孩子逐渐长大、与其他同龄孩子之间智力发展的不一致变得愈加明显时,父母就不得不去面对它了。

　　当一个患有如兔唇这样的生理缺陷的孩子逐渐长大后,同样也会给家庭增加压力。当孩子小的时候,家庭或许还能适应孩子的需要;但随着孩子逐渐长大,经历到在与家庭外同龄群体交流时不被他们接受的困难时,这种压力就会给家庭系统造成过重的负担。

　　特定的暂时性问题也可能会使应对机制负荷过重。如果某个家庭成员得了很严重的病,他的一些功能与权力必须分配给其他家庭成员,这种重新分配就要求家庭去适应。当这个得病的家庭成员康复后,把他放到系统中他原来的位置或帮助他接受系统中一个新的位置,这么一番重新适应也变得很有必要。

　　总之，一个正常家庭的概念框架包括三个方面：首先，家庭是随着时间而转变的，它不停地去适应并调整自身以使它的功能能持续下去。一个曾经功能良好的家庭可能由于不适当地坚持着先前的结构图式而不能应对发展所带来的压力。

　　其次，家庭具有一个结构，这个结构只有在变动时才能被看到。家庭偏好某些模式，这些模式能满足日常需求。然而，家庭系统的强度取决于，当内部或外部的条件需要它作出调整时，它调动其他可替代交往模式的能力。子系统的边界必须足够坚固，但具有足够的弹性，以在环境改变的时候容许重新调校。

　　最后，家庭适应压力的方式是：既能维持家庭的持续性，又能使重建变得可能。如果家庭僵化地去回应压力，那么就会产生功能失效的模式，这些模式最终会迫使家庭去接受治疗。

第 四 章

一个基布兹家庭:雷宾一家
与莫迪凯·卡夫曼

埃丝特与迈克尔·雷宾出生在以色列境内两个相邻的基布兹内,他们以前都在地方中学上学时相互认识。在十二三岁之前,孩子们都在他们的出生地,也就是他们父母所居住的基布兹接受小学教育。来自附近许多不同基布兹的年轻人,转入希伯来语称之为"摩萨德·钦纽钦"(Mossad Chinuchi)的地方中学读书,这是基布兹的年轻一代逐渐被给予独立性的重要一步。这些青春期孩子就读的学校位于当地的基布兹附近,而不是在基布兹里面。就像为更小的孩子而设的保育院一样,摩萨德是完备的、自治的统一体,它给学生们提供所有必要的服务。年轻人不仅在摩萨德学习,而且里面还有厨房、餐厅、卧室,并提供洗衣服务。摩萨德内的学生看望他们父母的频繁程度取决于许多因素,比如地理的距离、特定地区的基布兹所拥有的传统与风俗、学生的学业负担与所负责的杂事多少,还有最后一个但并非最不重要的一个因素,即年轻人自己的自由意愿。目前的趋向是联系逐渐加强,摩萨德内的学生回到他们父母所居住的基布兹去看望父母的次数也逐渐增加。

迈克尔二十七岁,而埃丝特二十六岁,他们的独生儿子将满三岁。这对年轻人在他们都加入到同一所摩萨德后相互认识,正式的 婚礼于1967年举行。他们两边的父母居住在不同的基布兹,并都属于他们各自基布兹的第一代开创者。

卡夫曼：首先，我要感谢你们的光临。我一直想要跟一个属于基布兹的正常而普通的家庭进行会谈，以知道这样一个家庭是怎样形成的，听听这个家庭遇到些什么，它是怎样运作及维持的，等等。我们想知道你们俩是怎样开始相互吸引的。你们是以什么样的方式来处理家庭生活中日常事务的。我希望你们之间或者你们俩跟我之间能够自由地、毫无拘束地交谈。我也会很自然地跟你们交谈或打断你们的谈话。重要的是每个人能自由地表达他所想到的与他所感觉到的。不知道你们对此有什么想法？

雷宾太太：或许你可以问一些问题，这样会容易一些。

卡夫曼：我没有什么特定的问题，毕竟我还不太了解你们。我只想知道你们是怎样描述你们的家庭生活的。

雷宾太太：我愿让迈克尔先讲，否则……

卡夫曼：哦，这意味着他喜欢听得多一些而说得少一些。

雷宾太太：嗯，我们最好开始吧。首先，我认为我们的情况不属于那种偶然认识的普通夫妻的例子。我们来自同一所摩萨德，从八年级起我们就在同一个班上学习，并且从十年级起，我们就在一起了。

卡夫曼：那时你们多大？

雷宾太太：他十六岁半，我十五岁半。

卡夫曼：因此实际上你们已有很丰富的相处经验。

雷宾太太：当然，我们是一对老夫老妻了。根据结婚日期来算的话，我们成为一对夫妻才四年；但实际上几乎是在十年前我们之间就有了朋友与恋爱关系。

卡夫曼：那么，其中有哪些事情是与众不同的呢？

雷宾太太：我们的情况并不是偶尔碰见的或是突如其来的，我们已相处了很长一段时间，不是一天两天了。我认为从开始的时刻起，到我们两人都明白我们是一对的那个时刻，大约经过了半年——我指的是直到我们到达一起相处、相伴相依的那个时刻。

卡夫曼：换句话说，如果我正确地理解了你的意思，你们在相互认识半年之后，就得到了一种共同的感觉，即觉得你们俩彼此适合成为夫妻。

雷宾先生：这种感觉来得较慢，我认为并不是半年后我们就知道我们俩以后会成为夫妻的。

雷宾太太：大约是在十年级结束的时候——哦，我被这些日子搞糊涂了——大约是在逾越节前后，我们明确地相互表白说被对方吸引住了。后来有三年多时间，我们生活在一起，整天在一起做着相同的事情。实际上，这种生活比家庭生活更糟糕。

卡夫曼：这样看来，你是说在一起生活得太紧密并不是那么简单的事。

雷宾太太：确实并不是那么简单。在单独一对夫妇与整个团体之间的关系方面存在着许多问题，我们在班里并没有同等的地位，这段时期对我们的未来关系有着非常严重的影响。

卡夫曼：迈克尔，我看到你在笑。

雷宾先生：今天，我们会对那些在以前看来非常严重的问题付诸一笑。比如，那时我们不得不在群体内的交际事务中采取某个立场，如果我们俩的意见相反，那么事情就不简单；而当我们的意见一致时，事情也不简单：在这样一个小小的共同生活的团体中，作为第一对并且唯一一对夫妇，并不容易。

雷宾太太：我觉得就是这样。我们从来没有静下来去分析情况，但我认为这是对的。我们在班里的情况是这样的：我在学习上比较好；但与迈克尔相比，我在交际方面的地位不是那么稳固，你觉得是这样吗？

雷宾先生：对，我也觉得就是这样的。

雷宾太太：这样，仅仅因为这一点，我们之间就形成了一个很好的平衡。与交际领域有关的任何事情，他坚定地支撑着我们俩；而在学习方面，则是我帮他比较多一些。由于在学习方面,我们之间的关系有时好有时坏,因此就存在着一些问题。

卡夫曼:这是怎么回事?

雷宾太太:哦,以前我们会不止一次地说:"先工作后娱乐",在不得不挤出时间处理私人事务之前,我们首先要像好孩子一样坐下来做作业。有时这让人很压抑。

卡夫曼:在什么方面让人感觉到压抑?对于"先工作后娱乐",这是你们俩一起决定的呢,还是你们俩之间对此还会有争执?

雷宾太太:许多时候,我们俩心里都知道我们必须坐下来学习,但我们的意志却并没有为此做好准备。然而,如果我们最终控制住自己并坐下来学习,那么,我由于学习比他好,就必须帮助他。但是,有时你就是觉得不喜欢这事,这样,这种坐在一起做作业的事情就令人恼火地结束。不管怎样,我当时的态度就是我不耐烦地等待着我们结束学业、从中学毕业的那个时刻,这样,学业因素以及在一起做作业这事就不再会是我们亲密关系的一部分了。现在,我们俩都有各自的研究领域、各自的兴趣所在,这样就有了一个更好的平衡;现在,这不再是一个一方需要另一方帮助的不平等状态。当然在婚姻生活中还存在着这种或那种问题,但每一方都尽其所能帮助对方。面对做作业的义务,则并不是令人愉快的。

雷宾先生:我再举一个在群体中的夫妻会遇到的困难的例子。在年轻人的活动中,经常会有聊天,有时,许多成员都会说我们两个太过于缩回两人世界并由此远离集体而我行我素。因此,这就是我们必须去面对并加以克服的问题之一——重新回到集体中去,就像以前那样。我觉得他们的说法非常夸大,但团体的压力是很强的,你必须证明是他们错了。这些压力对夫妇两人都会有影响,并会给他们造成困难。

卡夫曼:听起来仿佛你们终究都是好孩子。团体要求你们更多地去学习——所以你们就放弃了你们自己的个人娱乐;团

体要求你们更主动地作出贡献、更少地躲进两人世界,所以你们
经过一番烦恼之后就接受了这一要求。

　　雷宾太太:可以说我们并不总是接受来自团体的压力的(停
顿)。由于我们俩来自同一个班级、同一个群体,因此我们过着
一种双重的生活。我们会突然成为同一个班里的一个组合单
位,突然又会成为游离于群体外的一对儿。如果班上一个男孩
带着他在其他班上的女朋友出去,没有人会说他什么;而在女孩
班上,她的同学就都会知道如果她某段时间不在的话,就是跟她
男友约会去了。但由于我们俩来自同一个班级,因此如果我们
俩都不在的话会让人有这样的感觉——人们会意识到我们俩离
开了群体。

　　雷宾先生:有时会有这样一个印象:在摩萨德的群体内部,
这样一种朋友关系是不受欢迎的。不是常常,而是有时你确实
会有这种感觉。或许这可以解释这样一个事实:在同一个群体
中,很少有夫妇。或许他们是在嫉妒这样的夫妇吧。

　　卡夫曼:在这些困难的条件下,你们俩还是设法维持了这么
多年,究竟是什么使得你们俩结合到了一起?

　　雷宾太太:我觉得我们是有时被称作"相反相吸"的典型例
子,我认为并没有很多夫妻的差异有这么鲜明的。

　　卡夫曼:如果是真的话,那么,你在处理这个差异问题时将
会提供关于这方面的大量材料了。

　　雷宾太太:我们确是非常不同的……不,迈克尔你先讲吧。

　　卡夫曼:你怕影响他?

　　雷宾太太:不是的,我怕我说完之后他就没什么可说的了。 71

　　雷宾先生:分析我们两人的性格,是相当复杂的事情。我认
为自己是一个非常冷静的人,我觉得这一点也表现在我的社交
活动中。我与基布兹的许多人相处都比较融洽,没有任何问题。
在学习期间,我的成绩不是很好,但所有分派给年轻人的任务、
摩萨德中的其他活动,以及基布兹的各种工作,对我来说根本没

有任何问题;在任何我被叫去帮忙的团体工作中,我都是积极参与并且善于合作的。

雷宾太太:你不是很经常地夸耀自己的,至少不会像今天这样,为什么不往下讲呢?

雷宾先生:我觉得现在该轮到你了。

卡夫曼:先前你提到过你们俩之间的反差,迈克尔所说的关于他自己的任何情况都跟你的性格不一样吗?

雷宾太太:不,不是的,主要问题,我们的主要差异——我不能扼要地表述我的意思——在于,他的主要性格特征,即从容、冷静、沉稳,这些我都不具有;对于我来说,所有事情都是压力,有些是消极的而有些是积极的,但从来都不是平衡的;生活对于我而言从来都不是宁静之流,这也是为什么在我与他人的关系中产生大量摩擦的原因,我不会轻言放弃;而他则宽容仁厚——对我也是这样——而我就不会对他这样。我不会宽恕别人,我很容易就会发怒,我觉得即使在我是个小女孩的时候就是这样了。在摩萨德的时候,老师们总是跟我说他们不需要一个律师,我感到自己的正义感太过强烈了。每个人都会有正义感,但许多人都会说:“为什么要说,为什么要去干预”,而我则每次都会作出反应。我所想到的任何东西,我都会把它说出来。先想后说在许多时候都是正确的,但我觉得迈克尔并不是这样,他自己总是很平静,因为他知道:“我自己做好我的分内之事,别人也做好他们的分内之事,那样就挺好。”不止一次地,迈克尔曾帮过一些人许多忙,但他们却并没有同样地帮忙以作为报答,尽管这是迈克尔的义务所在。我感到深深地被刺痛了,因为我跟他说:“你为别人做了许多事情,为什么其他人不同样地对待你呢?”

雷宾先生:但我跟埃丝特说:“朝前看,忘了它。”而她则很冲动,就准备着立即投入战斗了。

雷宾太太:对,我就准备着去战斗,对我而言这并非毫无意义;但显然你是对的,你生活得更为安宁,生活质量更好。

雷宾先生:总而言之,这些都是很小的事情,没有什么原则性问题,因此没有必要这么快发怒。

雷宾太太:我很同意你的看法,但我脾气仍旧是这样。就像我对那些或许不值一顾的小事反应太激烈一样,有时我倒认为,当需要他作出反应时,他却没能总是作出反应。

卡夫曼:我们想知道当你真正受到伤害时你会怎么做。

雷宾太太:他也不会有什么反应。

雷宾先生:有时我也会说些什么,但可能不会那么坚定强硬,以杜绝这类事情再次发生。在许多情况下我真的不会作出反应,只会以某种方式默默忍受;而在有些情况下,我确实会有所反应。我想,你不可能平息每一次争论,但甚至我温和的反应也会起到某些作用,我是这么觉得的。

雷宾太太:在这点上我要补充些事情,这里再一次显示出我们之间的某种不同。我认为所有时候我都懂得迈克尔,我从来没有看到过他侮辱某个人,像这种事情根本不会出现在他身上。愤怒是有的,但只是安静地以微笑或轻蔑的方式存在于他的心里。他受到伤害,但不会去伤害别人;而我则相反,会很快地伤害别人,自己也受到伤害。我承认我容易惹到别人,有时我试着让自己停下来,但我的意志非常软弱;而迈克尔则平和多了。人们一般都不喜欢伤害别人也使自己受到伤害的人,因为这使他们不舒服。而现在有了一个像迈克尔这样的人,一言不发地、平静地忍受着伤害,事情便容易了许多。

卡夫曼:我想知道你们之间的关系是否也同样如此。

雷宾太太:是的,我承认是这样的。我要跟你说,自从我们生活在一起,我们之间一直有个笑话:我总是说我们俩从不吵架,我只是跟我自己吵架。因为总是我开始吵架,而迈克尔从来不会还嘴,于是我会越来越恼怒,越来越烦躁。我跟他说话,但他却缄口无言,不跟我顶嘴;这样到最后,我就会自己妥协——也会跟他达成和解,但我们之间的争吵却完全是单方面的,因为通常——

雷宾先生:我看不出有什么理由要把琐碎的小事与一时的口头之争转变成一场真正的吵架。

雷宾太太:对,当你们生活到一起的时候,就会有日常生活的琐碎小事。这些争吵都是由我开始,由我展开,并由我结束;他不参与争吵,只是安静地坐着并等着,因为他知道风暴将会过去,一切都会回归正常。

雷宾先生:当你真正发怒时,你就会很难听进去一句话(笑声)。问题在于埃丝特生起气来太快了,你必须给她一些时间来让她冷静一点,这样问题才能得到更理性、更彻底的解决。

雷宾太太:但是,这些问题看上去都并不重要,实际上它们通常都是一些小事。我们举个例子,比如说在迈克尔帮忙做家务杂事、使公寓保持干净整洁方面,我认为他并没有帮上我什么忙;总之,争吵都是琐碎微小的。但我们必须生活在这里,继续我的日常生活,因此我们必须得使房间井井有条,并为此想想办法。因此无论如何,这件小事变得重要起来,因为它将伴随我的生命,它就不再是一件小事了。为"你有没有把锅放好"这样的事情争吵很无聊,但这并不是无聊的事。

卡夫曼:哦,至此我明白,实际上迈克尔是以不做好某些事情来表达他的反对的,这是他的沉默的方式。

雷宾太太:对,他的异议总是通过不作为的方式表达出来的。有时他会勃然大怒,然后照旧是他自己的平静方式,迈克尔得到了他的决定权,但情况回复正常,生活继续下去,就是这样。

卡夫曼:我明白迈克尔仍然运用他自己的方式来让你生气。当埃丝特要求你帮忙做更多的日常家务杂事时,你并不理会,尽管仅仅在几分钟前你还把自己形容成一个乐于助人的、善于合作的、迎合别人的人。或许在此并无矛盾,或许这种不作为还有着其他的根源,你是怎么认为的呢?

雷宾先生:她所说的是事实,在很多情况下我做得并不够,或者根本没做什么，比如说在家务杂事方面。不过，我得说明，我工作的日子实在太忙了。比如说，我早上5点45分起床，直到晚上8点半以后才能有时间休息。

卡夫曼：一直到晚上你都没有时间休息？

雷宾先生：是的，所以这种情况当然就能影响到我去整理房间、搬动家具、给油箱加油的积极性；当我太累的时候，我就不会去做些事情，这就会产生摩擦。

雷宾太太：我理解你的理由，但这令人难以接受。你的理由再一次说明你是对的：毕竟，如果一个人早上很早起床，直到晚上12点才睡到床上，显然他就不会剩下太多精力去做家务事了。对于我来说，工作的时间与工作的整个进度都不是那么紧张的。

卡夫曼：你从事什么工作？

雷宾太太：我的工作分成几个部分：我有时在诊所的医生那儿帮忙，其余时间只要有需要，我就去托儿所工作。所以无论我工作多么辛苦，无论我一天下来多么忙碌，我总能在下午回家之前休息一个小时。这时，我那位主人兼家长回来了，他整天没休息，那就让他独自休息一会儿吧。事情看来真的就是这样，但还是令人难以接受。

卡夫曼：那么你是怎么去解决这样一个问题的呢？

雷宾太太：比如说，他在工厂里工作——那里有个工厂，在那儿他可以做些我需要的东西，一张桌子或一把椅子，但这只有在他下班之后才有可能，而对此我并不同意。所以一方面，我要求他"给我做这个那个"，而另一方面我又要求他"别回来晚了"。还有另一个问题，我没有什么爱好，也没有什么特别的事情要做；而迈克尔则不同，他有各种各样的爱好，这些爱好占用了他大量的时间，但他不能应付所有的这些爱好，所以他就会以失败而告终，不能去做他原先喜欢做的事情。

雷宾先生：除了所有这些事情之外，还有基布兹的一些工作要去完成。去年恰好是埃丝特负责安排工作,而我也有其他一些特殊工作要去做,除了所有这些,还有最后一项也是最好的一项工作——就是我们有了一个小男孩。

雷宾太太:起初,要做这些事情是很困难的,要在做完我的工作后再在休息时间陪着孩子并照顾他,确实很难,尤其是在迈克尔不得不去部队服役的那段时期,但我觉得那也是一段非常美好的时期。

卡夫曼:是吗?

雷宾太太:是啊,美好的那部分仍然继续着,不过现在我们的负担并不那么重了,因为我们做完了一些工作,现在事情变得容易多了。

卡夫曼:你说你意识到了如下两者之间的矛盾:当你受到挫折时想要攻击迈克尔的冲动,以及迈克尔所表达出来的并把你带回到现实中来的常识。

雷宾太太:是的,这就是为什么我们的争吵并不严重的原因。不管怎样,就我目前所讲到的为止,我们没有严重的问题。

卡夫曼:所以当你们之间有争论时,你们家庭行使其功能的一项规则是:当迈克尔突然发起怒来大声斥责时,你能安静地听从他并忍气吞声,然后风暴就会过去,是这样的吗?

雷宾太太:只有一点更正——这一点非常重要,尤其是在基布兹。通常来说,斥责并不是那么大声的,我想邻居并不知道我们吵架,他们可能会看到一张臭脸或听到一些伤感情的话,但他们不会目击任何争吵。吵架总是非常安静,而不会有大叫大喊,就像一场静悄悄的风暴。我认为,邻居不参与我们的私事,这样很好。

卡夫曼:就这样,生活的圆圈沿着同一个方向转了一圈又一圈,它对你有什么影响吗?

雷宾先生:事实上,我有许多次都打算做些新的家具或在房子上面动动手,来让埃丝特吃一惊。但在客观上,由于没有足够的时间，我很难去做这些事情。我认为这是个问题，去做埃丝特要我做的事情得花些时间。比如某天，我们决定去玛噶尔（Ma'agal）基布兹看望我的父母，而另一回我们去加尼姆（Ganim）基布兹拜访埃丝特的大姐；这些事情都要花时间，而我们却并没有太多时间。

卡夫曼：这么说，你们是一个非常忙碌且步调非常不一致的家庭——与基布兹内相当多的人所过的那种田园式简朴生活有很大的不同。

雷宾先生：对，对于我们来说，永远都是"忙季"，工作、家庭、孩子、亲戚：有时我们用来玩乐，有时则为基布兹做些社区工作，另一些时间则用来打篮球。这样，下班之后仍然带着所有这些压力继续留下来做些事情——

雷宾太太：还有，每周剩下来的那个晚上，你还必须睡觉。（笑声）

卡夫曼：这么说，既然你们并不为此争吵，因此你们俩都同意这就是客观的实际情况？

雷宾先生：尽管如此，埃丝特有时还会认为我是一个游手好闲的人，是有某种意味在里面，但我认为这是一种积极的品质。

雷宾太太：一种积极的品质？

雷宾先生（笑着说）：对呀，在一些情形下，还是别过分勤劳比较好。

雷宾太太：好啊，现在你有一套理论了，有一套意识形态根据了。如果你有你的原则，那么我看唠叨就不管用了，就不能让你变得更积极一些了。

卡夫曼：但就我目前为止已经了解的而言，有一件事情是确定的，即埃丝特不停的唠叨在事实上并没有激活你。

雷宾太太与雷宾先生（一起说）：没有，确实没有。

卡夫曼：这里出现一个问题，即这种不停的唠叨是以什么样的方式影响到你的？　由于她的唠叨并没有把你激起来做什么事情，或许在某种意义上她的唠叨激怒了你，导致你不去做事。可能在这里我们对你在外面勤劳而在家里闲荡这两者之间的矛盾之处作了片面的解释。

雷宾先生：你的话有一些道理，但我仍然认为主要原因是客观环境。这是基布兹中的一个问题。基布兹内缺少劳动力，因此每个人都觉得自己是合伙人，并不觉得自己是在为着要剥削他的工厂老板干活，而是把工厂当作自己的工厂；任何人只要是这样看待工作环境的，他就不会回避当工厂停止生产时额外时间的劳动。确实有一些人在正常的上班时间偷懒并且什么事也不做，但大部分人都会循规蹈矩地工作。

雷宾太太：就拿你的技术队伍来说吧，四个人当中有两个能按时上下班。

雷宾先生：那两个人各有各的问题，他们表现出这种行为是有原因的。不过，我所说的正常的那两个人，随时准备付出努力，他们确实关心工作。我承认，这种情形会影响家庭生活。

卡夫曼：你会要求他停止工作吗？

雷宾太太：绝没有这样的事！

卡夫曼：但你对迈克尔努力工作的情形有这么多的抱怨！

雷宾太太：你说得对，但我并不是无休止地抱怨的，我只是时不时地发一下牢骚而已。仅仅由于自私的原因，我要求他三点回到家里，这样他就能休息到四点，然后我就又有了一个精力充沛并有活力的男人了。

卡夫曼：那么，怎么办？

雷宾太太：所以我只是发一下牢骚罢了；但我接受这样一个事实：如果他觉得有必要下班后仍留在工厂里，那么他一定知道自己在做什么。他并不干涉我的工作，我也不干涉他的工作。

卡夫曼：那么，你的意思是，只要他在他的工作中得到满足，那么即使你必须得付出一定代价，你也情愿妥协。

雷宾太太：不仅如此，我还会非常高兴地付出我的代价；我并不觉得我是在作出牺牲。何况,我认为这也是我们由于他离开他的父母并随我住在雷吉夫(Regev)基布兹而所付出的代价。

卡夫曼:对,你是从另一个基布兹过来的,你出生在玛噶尔。

雷宾太太:是的,他放弃了他的基布兹。他并不想这么做,是我给了他压力。给他压力的主要原因在于家庭因素。毕竟他家里有三个弟弟,而他父母也还很年轻,他是家里的老大,而我是家里最小的孩子;我的父母很老了并且健康欠佳。所以我在家庭问题上给了迈克尔压力。

卡夫曼:你说你曾很想待在雷吉夫,而你特殊的家庭情况帮助了你达成了该愿望。但在你们之间有一个似乎非常严重的意见分歧,对于你们来说,要离开各自原先的家是不容易的;你们俩原先的家在不同的地方,而你们必须作出决定要去哪里,是去你所在的基布兹呢,还是去他所在的基布兹。你们是怎样作出决定的呢? ⁷⁷

雷宾先生:事实上我们争吵过很长一段时间。

雷宾太太:起先是我试着去迈克尔所在的基布兹住。我们在玛噶尔试着待了八个月,后来我就有了这样一种感觉:我们应当居住在我所在的基布兹。

卡夫曼:那么,你有足够的时间去下定决心。你们是怎样达成你们一致意见的呢?

雷宾先生:哦,我原先并不想来这儿,也就是雷吉夫住;不过,仔细讨论了所有情况之后,还是有客观的情形需要考虑。当你组建一个家庭时,你必须全面考虑父母的情况与你的家庭,有些事情是不能忽略掉的。所以得尽力争取,但实际上我认识到我别无选择。

卡夫曼:难道你没有什么有说服力的客观理由,来为你待在你自己所在的基布兹作辩护?

雷宾先生:唯一的理由就是它是我的家乡。在工作与社交方面,我在两个基布兹都没有任何问题,也都能游刃有余。所以,似乎家庭因素就成为决定性的因素了。

卡夫曼:这样,你带着内心的些许保留,同时必须克服自己的反对情绪,来到了埃丝特所在的基布兹。

雷宾先生:这很简单,我是为了埃丝特才这样做的。当你选择了某个人生伴侣,你必须对这个人体贴。

卡夫曼:所以你觉得这一决定对你们之间关系的融洽非常重要?

雷宾先生:我们在玛噶尔也可能会有很好的关系,不过,我有这样的印象:对埃丝特而言,家庭因素有着很重的分量并且非常重要;所以最后我就同意来雷吉夫了。说实话,一开始确实有许多问题。

卡夫曼:在你们婚姻生活开始的时候?

雷宾先生:不知道这是否影响到我们俩,但它确实影响到了我个人。我对雷吉夫社区不是很了解。我认识一些人,但我并不感到跟他们很亲切。我有某种生疏的感觉,即使在工作中也是这样。以前在玛噶尔的时候,我的老朋友们常常来看望我们,至少一周一次。在这里,我总是怀念他们的友谊。

雷宾太太:对,我也明白,你以前经常跟我说起。但我认为这并没有影响到我们的日常生活,我不认为这导致了什么家庭危机,你说是吗?

雷宾先生:不是的,危机就在于我离开自己的朋友们,从一个基布兹搬到了另一个基布兹。我觉得,我在玛噶尔的交往圈子——对,首先他们要比雷吉夫的年轻一代在年龄上要大一点,而且,我也认为他们更为严肃认真一些;这是我的看法,我也想念他们。

雷宾太太:这也是一个不可避免的问题,这个问题是由你原先居住的地方以及你原先交往的朋友圈被改变这种情况导致的,这不是因为我们之间性格不同而产生的争论。我在玛噶尔待了八个月,但一直不能平静下来专心工作。这并不是因为我是一个不工作或不愿去担负责任的人,而是因为我不能与那儿的人也即跟我一起工作的人找到共同语言。我觉得这种情况来自我们俩各自的基布兹的差异。

卡夫曼:哦,关于你们俩自己的关系,你们似乎在两人之间已经形成了一种固定的并且一致认可的关系模式。

雷宾太太:是固定的,但并不总是一致认可的。只是一方会学着把事情掩饰过去,放弃表态,不把小事搞大而已。我认为在我们之间并没有什么严重的争吵,毕竟,有什么会导致两个年轻人在他们的家庭生活中发生严重的争吵呢?是孩子教育的问题吗?

卡夫曼:可能吧。

雷宾先生:那我们还没有为这事吵过,我们只有一个小男孩。

雷宾太太:在孩子出生后的那段时间,我确实度过了一段危机时期。我不喜欢孩子住在保育院的事实;我不喜欢这样一个事实:到晚上,孩子就离开我,被普通夜晚保育员(受到训练的照料孩子的工作者)所照看;我甚至对孩子的保育员不满意。但我知道,我生活在一个基布兹,在这里生活就是这个样子的,我没有选择。事实上,除此之外我并没有真正的抱怨。在保育院,他们尽心尽力照料孩子。在我们俩之间,讨论孩子是否晚上跟我待在一起这个问题是无意义的。如果孩子在家跟我们俩一起睡,那么我们都会睡着;但在保育院,他旁边总有小孩在夜里是醒着的。保育员听得到每个声音和每个喷嚏。因此,实际上我家孩子并不孤单,但我仍然会觉得他在夜里会孤单。

卡夫曼:又是一场在感情与理性之间的挣扎。

雷宾太太:是呀,所以我设想,如果再生一个孩子这些就都不是问题了,或许我对此也会习惯的。当然,当孩子要上幼儿园与小学时,就会有其他问题,但由于居住在基布兹是出于选择而不是出于必需，因此我就接受了这一切。

卡夫曼：这么说，孩子并没有给你们造成什么新的反差，然而，孩子的加入肯定影响了你们的家庭生活吧？

雷宾先生：孩子的出生，为家庭带来新的东西，增强了家庭的联结；如果这孩子那么可爱（就像我们的孩子那样），发育很好，那么当然，这会给我们俩都增加许多东西。

雷宾太太：我俩跟孩子之间根本没有什么问题，倒是过去经常有一些问题。只要孩子们住在他们自己的家里，保育员就不用管安顿孩子上床睡觉的事，每位妈妈会让她自己的孩子睡觉的。但当孩子们从家里来到保育院后，保育员在晚上安顿他们上床睡觉。在这件事上，我们遇上了烦恼。我们的孩子真的发育很好，他是众多孩子中第一个对妈妈在白天离开的事实有反应的孩子，也是第一个当妈妈在夜里离开时会哭喊的孩子。整整六个月，我们每天晚上坐在他床边一个小时直到他逐渐睡着为止。其他孩子安静多了。有些人责备我们说，孩子开始制造麻烦的第一天夜里，我们就不应当屈服于他，而应当让他去哭、离他而去。但我不愿意让我的孩子在每天夜里睡觉之前哭上一个小时；或许，如果我当时控制住了自己，让他哭上两三个星期，他也就能克服这一关。不过，我们还是坐在他旁边、让他能够放松并且安静地睡去，尽管我自己心里却无法平静下来。我在基布兹负责安排工作，没有耐心坐在孩子床边，所以每天晚上是迈克尔照看着孩子。后来，迈克尔去服兵役，我的妹妹来帮助我，因为我觉得当自己神经紧张时去照看孩子是不能让孩子放松的。我由于工作的原因，总是搞得很紧张，总是急着把我的事情做完，然而这样的话就会伤害到他。因此，直到迈克尔退役回来之前，我仅仅能抽出部分时间来照看孩子，其余时间由我父亲与我妹妹协助照看。但当迈克尔回来之后，那就是他的任务了。因为对我而言，哄孩子睡觉需要花上一个小时，而对迈克尔来说只需花上20分钟。孩子跟我在一起时，总是贪玩并且任性，总是利用我。

雷宾先生:自从孩子搬到学走路的孩子们住的地方以后,把孩子哄上床睡觉就成了保育员的责任了,什么问题都没有了。80孩子自己走到保育员身边,跟我们说"妈妈再见,爸爸再见"。他不再需要任何东西或者任何人了。

雷宾太太:变化非常迅速,也非常令人惊讶。第一天我们在晚上领着他回到他的新房间,他跟保育员坐在桌边,看着图画书,就这样。没有"妈妈",没有"爸爸",没有任何事情。当时我有一种不由自主的冲动,想要在他转过头去的那个时刻消失,但当然我并没有这样做。我跟他说:"再见,妈妈要走了。"孩子知道我要走,他看着我走开,没有任何问题。

卡夫曼:当然,我认为这是最好的办法,让孩子慢慢习惯,而不是突然消失。因为如果这样的话就会使得他对你的信心产生动摇。而你所采取的方法,逐渐并自然地离开孩子,让孩子对你的离开不再敏感。如果我没弄错的话,我觉得你们对孩子的共同照看带来了一个另外的讨论话题,这并不是增加了分歧点或争论点,而是相反——

雷宾太太:的确,我们关于孩子并没有什么分歧,甚至他的出生,都是我们规划并一致同意的。我曾经想外出学习,想到大学里学知识;结果是我没有去成,很显然地,我们就迫不及待地想要一个孩子了。现在我准备去耶路撒冷的大学上整整一年的学,而留下迈克尔在每星期中的六天里孤身一人既当父亲又当母亲来照看孩子。

卡夫曼:你有充足的信心。

雷宾太太:是啊,当然,这样做会造成一些伤害,不过——

雷宾先生:这会很困难,现在我明白了当时我要到军队服役时孩子是怎么反应的了。所以,当他妈妈要离开整整一年时,孩子肯定会反应得更加激烈。但我认为,我们会熬过去的。

雷宾太太:主要问题在于耶路撒冷太远了,而我星期五也有课上,并且一星期中的每天都会学得很晚。在基布兹,一个小孩子的妈妈在星期天上午离开并在星期五下午回到家里,这种事情以前是从来没有发生过的。

卡夫曼:我想知道你们是怎么做出这样一个决定的,我指的是埃丝特出去学习一年的决定。

雷宾先生:我不知道你何以把这看成是一个问题,对我们两人来说,埃丝特必须去学习是很显然的事情。唯一的问题就在于,我是否能够照看好孩子,以及有没有完全自由的时间来陪孩子。如果这是可能的话,那么,就不会存在什么问题。要把学习计划推迟到孩子长大之后,就意味着得等上许多年,因为以后我们很可能会有更多的孩子。所以当她还只有一个孩子的时候就出去学习,要比有两个孩子的时候再出去对她而言更好一些。我不知道其他更好的方案了。

雷宾太太:也许我本来可以把我的学习计划推迟两年多,直到孩子四五岁的时候再去学习;也许我们对此做了一个错误的决定,但我们并不感到遗憾。

卡夫曼:渴望自我实现并为之去奋斗,在我看来非常合理,尤其是你们不管重重困难,依靠迈克尔一个人担负起爸爸妈妈的职责。

雷宾太太:确实如此,迈克尔去军队服役的那段日子,对我来说也很艰难。去应对孩子的反应是比较困难的,但你必须决定并选择什么是更适宜的。毕竟,孩子不是孤身一人被留下来,他是跟父亲待在一起。

卡夫曼:我看到,你们对日常事务的决定,是根据清楚且合理的考虑,根据你们在最后总会一致同意的这个规则而作出的;并且在有争议的事情上,理性最终会战胜情感。

雷宾太太:每次总是我挑起这样一个争论,我总是认为,实际上我应受谴责,因为我老是夸大我的抱怨。当我不偏不倚地去考虑事情时,我就会确信,在我的指控与事实情况这两者之间是不相称的。

卡夫曼:如果我正确地理解了你的意思,你是说,是你要争吵与抱怨,这跟迈克尔所做的或没做的事情其实并没有很大的关系。

雷宾太太:是的,很多时候我对迈克尔勃然大怒是源于一些根本不相干的事情——如外界的影响,或是我对各种事情的反应。

雷宾先生:有时你对某些人生气,或是被工作中的事情惹怒,然后你就在家里大发雷霆。在这些情形中,其实你不是真的对我生气,而是你的怒气要在我身上找一个出口而已。

雷宾太太:是由于我没有其他人可以发泄吗?

雷宾先生:这样,你释放了你自己的怒火,事情就都过去了,可以说是我对此提供了一种帮助。不过,还是有一些情形——嗯,对,一些我受到直接的正面攻击的情形存在。虽说我们之间时不时地会有这样一些小小的爆发,但我们学到了不要怀着怨恨。它来了,然后就过去了,就是这样。

雷宾太太:刚开始的那几年,我们在这方面有许多问题。我会跟他说:"你总是憋着不说话,这样我就不知道你心里面到底在想什么。"今天,这已不成为问题了,现在我已经不需要他告诉我他内心的感受了。

雷宾先生:是呀,我也感到我们俩相互更理解对方了,而她也更愿意对我做出让步了。埃丝特她——

雷宾太太:这是我想要再一次听到的话。

雷宾先生:埃丝特也在具体的事情上经常帮助我,每一次我都感到我们之间配合得更好了。举个例子吧,我在基布兹有一份工作,有一天我要出去,所以埃丝特为我做了一些事情。像这样她帮助过我很多次。

雷宾太太:做你的秘书我很乐意,但不仅仅是秘书,我希望学着去做事。

　　雷宾先生：她也是一个具有很多不属于家庭主妇特征的家庭主妇，举个例子吧，她会往墙上钉钉子、使用钻孔机以及做类似的事情。

　　雷宾太太：我自己这么说不太好，不过，必要时我能够一个人做这些事情。

　　卡夫曼：很好，现在我有这样的印象了：经过了这些年，你们已经改进了你们之间的交流方式。

　　雷宾太太：我也这么认为。举例来说，迈克尔沉默的问题，许多年来已经不是什么问题了。

　　雷宾先生：我们在任何方面都已经根本不存在什么交流问题了。

　　雷宾太太：我觉得，我们能够没有任何困难地去谈论任何问题。

　　雷宾先生：我也这么认为。

　　雷宾太太：有一段时期内情况不是这样的，但经过这几年以来，如今已没有任何问题。

　　卡夫曼：在性生活方面，你们也有默契吗？

　　雷宾太太：当然有啊，这是最重要的主题之一。当我们很年轻的时候，很久以前曾经存在过一些问题；但这些问题并不是由我俩之间的关系导致的，而是由我们与"公众"的关系导致的。

　　雷宾先生：当时我们处在我们团体以及人们——老师们和亲属们——持续的监视与控制之下，他们给我们压力，要我们等待。

　　雷宾太太：因此，这种背景就造成了许多的紧张，这会影响到我们两人——我们俩之间——不过，所有这些在今天都已变得很不重要了，它不会影响到和睦关系的建立与性生活的和谐。

　　卡夫曼：你们说，你们俩各自的家庭，一个在玛噶尔，另一个在雷吉夫，曾经试图影响你们。或许我们现在最好了解一些你们俩各自的家庭情况。你们说了一大堆关于你们的团体、社区

以及公众观点的影响,但关于你们家庭这方面的主题到目前为　83
止还没谈到。处于基布兹中的家庭,它是不是有着什么意义?

雷宾太太:是啊,很重要的意义。但我宁愿让迈克尔先谈谈
他自己的家庭,这样对我而言会容易一些。

雷宾先生:碰巧的是,我父母在促成我和埃丝特之间的关系
方面并没有做出很大的贡献,或许正是由于我感觉到他们的这
种反对,我才跟她更加亲密。我父母总是试图掩饰他们的反对,
但他们的心思是显然的。我父母和我不会讨论关于友谊与爱情
的话题,我也从来没听到过我父母两人自己谈论过情感的事情。
从这一方面来看,我父母与我之间的关系是非常疏远的。而另
一方面,他们又非常努力地给我跟我的弟弟们提供丰富的物质
资料,因此我们在家里应当拥有精致的食物与最大可能的舒适,
但我们之间却总是没有自由的谈话与亲密的关系。

卡夫曼:可能会是什么原因呢?

雷宾先生:我认为他们在原来自己的父母家里也是这样的,
并且在以前,有时他们会跟我们说起基布兹刚建立的那段时
期——我那时还是个小男孩——在那时,小孩或青少年的任何
问题都被当然地认为只能在教育系统内加以处理。不过,所有
这一切都是多少年以前的事了,而现在,态度已经发生改变,如
今已没有人会企图剥夺掉父母跟他们的孩子谈论他们的问题或
对他们的孩子表示关心的权利了。但是,我看不到我父母与我
的弟弟们之间的关系有什么改变,这与制度没什么关系,似乎,
他们发现要亲近起来是比较困难的。今天,我以不同的眼光看
待这些问题了,我跟他们相处更为自如;但同时,我跟他们在这
方面的关系又有所不同,因为我也没能主动去试图接近他们,对
于我的很多问题他们都并不了解。除了谈话,我们分享着每件
事情:游戏、玩具。有时,我们还经常去镇上看看电影或逛逛街。

卡夫曼:显然,这是他们所知道的表达爱意的唯一方式。

雷宾先生:甚至在今天,他们仍然会定时送给我们蛋糕或特

制的菜肴,但要谈论私人的问题却仍然没有什么可能。在另一方面,我跟我弟弟们的交流却很不错。

卡夫曼:或许这是你被埃丝特所吸引的原因之一,跟她以及她父母相处,你恰恰明白了你所感到的在你父母家里缺少的那种感觉。

雷宾太太:不,在我们之间,我是主动的。

84　　卡夫曼:真的吗?

雷宾太太:当然是啊,不过我觉得这是个很小的细节。我认为父母与孩子之间的问题之根源在于智力水平的差异,我认为这是导致家庭问题的一个主要原因,就是智力水平不够。你父亲的智力水平稍微高一些,但你的母亲却只不过就是一个"犹太妈妈"。这挺难理解的,但如果我把我的母亲跟你的母亲作一番比较的话,你就会明白——我的母亲毕业于波兰的大学,然后在以色列的大学继续她的学业,并且她一辈子都在从事教育与教学的事情。就事情的本质而言,她受到了多得多的教育,并且从事各种事务,她也跟人们打交道。我的父母都是社会中更有地位的人,他们更善于接受别人,他们读书更多、见闻也广。你的父母在家里过着封闭的生活,你的父亲在这方面更为开放一些。不过呢,你有一个好心肠的妈妈,但她有时好得让人受不了,她以优渥的物质条件与温暖的爱心把你包围起来,但这些是不够的。

卡夫曼:在文化背景与文化趣味方面,你对它们要比迈克尔附加以更多的重要性,而他则反映出来两件事情:他对他父母家的文化贫乏感到非常遗憾;而此外,他还觉得在交流方面存在一些困难。

雷宾太太:这两件事情是重合的。我知道有许多家庭,文化层次并不高,但情感交流却非常深入而且强烈,这是真的。而且我认为,这种文化层次上的差异要比在基布兹受集体教育的问题来得更加重要。因为在基布兹中,父母与孩子是分开住的,而我母亲也是通过像这样的方式来教养她的孩子们的。我母亲在迈克尔出生前八年就有了我姐姐，而迈克尔是他们家中的长子。我有一个姐姐，她今年三十四岁，我母亲是在严格得多的条件下把她拉扯大的：所有关于照看孩子与教育他们的一切事情都必须从父母移交到孩子的保育员那里。但尽管这样，与迈克尔家相比，我们的成长有着很大的不同，并且，我跟我姐姐及我父母之间的交流是非常不同的。对我们而言，家庭会议更为知性一些；他们仅仅是更加有趣，而没有体现在贴心交谈中的人们的心灵交流。我感到没有强烈的愿望要跟我父母亲谈论亲密的事情，可能这是某种教育的结果吧，我不知道应该责怪谁，但这是一个事实。或许解释就是：我有一个姐姐，她可在很多方面代替我妈妈，我跟我姐姐之间的交流非常顺利。

85

卡夫曼：包括可能会讨论那些你不会跟你父母说的私密事情？

雷宾太太：也不是每件事情，只是其中一部分吧，我并不感到有什么必要让某些人总是干预我的问题。不过，我姐姐和我是非常亲密的，我们之间的关系是非常开放而自由的。

卡夫曼：听起来好像是，你们与各自父母家庭的关系主要就是你们与你们的兄弟姐妹们的关系。

雷宾先生：但与此同时，我们也跟双方父母的家庭保持着正常的、合适的关系。

雷宾太太：我们跟他们之间的关系是很好的，但是互相不会干涉对方的事情。实际上，我认为我干涉我父母的事情要比他们干涉我的要多。我介入过他们的争吵不止一次，哦，当然，是他们在我面前争吵，所以我介入其中也是可以理解的。我姐姐和我都有很多次掺和进我父母的争吵之中，甚至去支持某一方，我认为这很自然。

卡夫曼：这种情况是否是经常性的？我看到，在你的交往行为中有几种固定的模式，那么，在你们父母的家庭中，是否有什么固定的模式?

雷宾太太:迈克尔,对于你父母的家庭,我认为并不存在什么经常性的反应;但对于我父母家来说,则是有的。我父母家的情形并不令人愉快,因为我姐姐和我都更经常地站在我父亲这边反对我母亲,即使常常在她正确的时候,我们也不支持她。这样,就形成了一种对抗她的联合阵线,而不管事情对错。我觉得我们的父亲能更好地理解我们,但这些事情更多地是情感的而非理性的,这就是我家的家庭关系在这些年中的发展情形。有时,我非常清楚母亲是对的,但我仍然继续支持我父亲。

卡夫曼:对于这种特别的情形,你很可能有你自己的解释。

雷宾太太:父亲一直是家里的强势成员,他总是扮演着领导者的角色。对于我很小时候我跟我父母的关系,我记得不是很清楚了;我对此的大部分记忆都是近些年的。通常情况下,对于我自己的事情,我倾向于去找父亲而不是去找母亲。比如,我发现把我儿子托付给我爸更容易一些,这并不是我更不信任我母亲,决不是这样的;而是看起来似乎我父亲比我母亲更与我儿子合得来。哦,这可能又只是我的一个偏见吧。

卡夫曼:如果我理解正确的话,你们家的运行方式,我指的是你跟迈克尔的关系,它很不同于,甚至可能是跟你母亲与父亲的关系截然相反的。

雷宾太太:是这样的。

雷宾先生:我觉得她父亲在心理上更为年轻一些,所以他易于接近。而我认为埃丝特的性格像她父亲,她的幽默感也跟她父亲很相似,埃丝特的易于冲动也来自她的父亲,她母亲则不一样。

雷宾太太:在整个家庭里面,对母亲最好的人是迈克尔,他对她很有耐心,随时准备倾听她说话。

雷宾先生:这两个女儿对她们的母亲反应是过于激烈了一些。埃丝特已经说过,这不是一个对或错的问题,她们不是根据事情本身的是非来考虑每件事,相反,她们有一种固执的态度:妈妈是这样的,而爸爸是那样的。我不喜欢这样,因为我习惯于在家里有另一种不同的态度。我们对待我们的父母确实是有一点不同的。

卡夫曼:你们俩都指出了埃丝特与她父亲之间有着特殊的亲密与认同感,这一点形成了这种联合阵线。而迈克尔这边,他在埃丝特与她母亲之间的关系中具有缓冲的作用,他帮着你的妈妈。而现在,迈克尔断言他家的情况有所不同,那么他家里是怎样一种情形呢?

雷宾太太:我觉得迈克尔部分地继承了他母亲的优良品质,不是她对外界的沉默寡言,而是他继承了她的安详与平和。她总是对人很好,总是对人微笑。

卡夫曼:这很有趣,你们俩都把双亲中的某位,或不如说,双亲中某位的特点带到你们两人的家庭中来了:埃丝特把她父亲的特点带进家来,而你则把你母亲的特点带了进来。

雷宾先生:对,有些事情正是像你所说的那样。

卡夫曼:在某种程度上,事情是以一种新的并且正确的版本在重复着自身。我们的会谈将接近尾声了,嗯,要总结你们俩这些年的情感关系,可以这样来说——

雷宾太太:就我而言,我觉得在这些年中,我过得不可能更好了,因为我拥有一切。实际上,我并不需要更多的东西了。不过,当我去加尼姆看我姐姐的时候,有时我真的会有一种嫉妒的感觉。我在那儿看到她的一位邻居,他是一位理想的丈夫,一位完美的丈夫,我指的是什么呢? 就是他太太手里有一条鞭子。比如,她会说:“今天是星期四了,我们要把房子全部打扫一下。”[87]她根本不管她丈夫是否已经疲劳,而她丈夫则会毫无争议并且看起来也毫无怨言地听从她,然后他就会取下窗帘、打扫房子。他们看起来很开心,似乎生活过得很好的样子。但我对我的生活很满意了,我觉得,如果我有这样一个言听计从的丈夫,我也不会感到快乐。尽管如此,当我看到这位女士,以及她丈夫为她做的所有一切的时候,这还是不能止住我的嫉妒感油然而生,因为我从来都不会知道迈克尔到什么时候才能为我做那些我要他去做的事情。

卡夫曼:这么说,你不愿意把迈克尔跟这位完美的丈夫来做个交换?但或许你只是这样说给我听呢!

雷宾太太:迈克尔对此知道得很清楚,看看吧,如今已经过去好几年了,我曾有不止一次的机会来改造他,但我并不想这么做。

卡夫曼:迈克尔,你怎么不说话,你的总结是什么?

雷宾先生:可能在基布兹,埃丝特确实是被当作一位有点难相处的妻子,但总的来说,就开放的个人关系而言,我就不知道这里是否还有许多更好的家庭了。我觉得我没有见到过很多可以跟她们达到这样一种关系的女孩子。或许我错了,但那就是我所认为的,我并不是在谈论单纯的情欲跟短暂的亲密关系,而是在谈论一种永久的友谊的联结、相互交谈的可能性、相互平等的态度、交谈的内容以及情感的吸引。当我想起基布兹中所有我所认识的女孩时,我就会觉得埃丝特是其中最忠诚的、最受好评的妻子之一,她不仅在争吵的时候附和你,而且这些年一直都跟着你。

雷宾太太:我们仍然有很长的一段路要走。

卡夫曼:可能是最后一个问题了。如果你们被要求"出售"一个怎样使婚姻生活过得大体上和谐的秘诀,即使这种婚姻生活这儿带些摩擦并且那儿有点分歧,如果你们想要给其他人传授一点儿你们的经验,你们会说些什么呢?

雷宾太太:我对秘方很不在行,这是迈克尔的母亲所擅长的,要我说些什么很困难。我当然不会是给别人以建议并告诉他们如何去生活的人。这是一个困难的问题。但我会告诉你,我认为我们平稳生活的秘诀就是迈克尔的性格;如果我有一个性格像我一样的丈夫，那么我会过着一种非常艰难的生活。我觉得，迈克尔的性格给我们的生活带来平衡与稳定，因为毕竟我得依赖他。我知道，无论我表现得如何疯癫、如何任性，他从来都不会由于那些使我狂怒的事情而发脾气。我觉得这就像两个 88 具有互补脾气的人在一起生活一样，只是那不是一个你可以传授给其他人的秘方。

雷宾先生：我们之间建立起的关系是很私人化的，它难以"出售"给其他夫妇。

卡夫曼：听起来非常简单：一个男人与一个女人之间的性格互补，那不就足够了吗？这样，或许我们就能用电脑来配对婚姻，然后婚姻生活就会稳定而和谐。

雷宾太太：不，我认为并不是那么简单，只选对伴侣还不够，此后的整个婚姻生活本身还有大量的东西要学。我要告诉你，在我们一起度过的那些年里，我们学会了去了解对方。这虽然听起来简单，但要去了解对方并尊重对方却并不容易。实际上，那是我们婚姻生活成功的秘密，并没有其他的秘诀了。发现这一点，我们花了好多年。

雷宾先生：而且还要花上一些年。

雷宾太太：会吧，还有许多问题我们仍没有遇到呢，时间很可能会给我们带来新的考验，而我们会生活下去、看到它们，我希望我们会把它们处理得很好。

雷宾先生：我也这样希望。

卡夫曼：还有我也是。我要再一次感谢你们花费将近三个小时努力解答这次会谈所提出的问题，你们确实已经真诚地尽了你们的努力。我认为，这次谈话对任何想学习怎样在共同生活多年的夫妇间建立起关系的人会有所帮助。

读者可自行在瓦格纳一家与雷宾一家之间归纳相似之处，尽管各个家庭都处于不同的文化之中，但他们在形成一个家庭时却面临着相同的问题——在新的家庭结构周围划出边界，处理与公公婆婆家的人以及与岳父岳母家的人的关系，与朋友们联系以及抚养孩子。尽管在这两个社会中，这些任务表现的形式不同，但文化的差异却适足以突出这一过程的基本相似之处。

第 五 章

结构方法治疗的涵义

本质上,用于家庭的结构方法是基于这样一个观念:一个家庭要大于其所有成员个体的生物心理动力之总和。家庭成员们根据主导他们相互作用的特定模式而发生联系,这些模式尽管常常没有明确的规定,甚至难以辨别,但它们却形成了一个整体——家庭的结构。这种结构的现实性具有不同于诸个体成员现实性的秩序。

家庭结构不是一个能够被观察者直接观察到的实体,治疗师是在参与进家庭的过程中才从经验中得到他的资料与诊断的。他倾听家庭成员们告诉他的关于他们体验这种现实性的方式,但他也对家庭成员们相互之间的交流方式以及跟他进行交流的方式加以观察。为了做出一个结构诊断,治疗师会对他与被治疗家庭的会谈交流场景进行分析。

治疗师会问自己一些问题,比如:谁是家中的代言人? 如果父亲担任代言人,这意味着什么? 是谁选择他来作发言的——去承担与重要的家庭外人员进行首先接触的主要职责? 是由于他是家里的执行首领因而才有代言人的地位? 或者母亲才是家里真正的执行首领,由于一些关于男人的固有角色的潜在规则,她才暂时地把她的权力让给父亲? 当她的丈夫在谈话时,她在做什么? 她是否在默默地附和他的谈话,或者是否在用言语或非言语的方式来干预他们的交谈?

此外,交谈内容与家庭行为一致还是矛盾? 治疗期会谈中发生的事情,在其他时间的家庭生活中也是常见的吗? 如果治疗期会谈的成员有所不同,那么家庭交流的情感气氛是否会发生改变? 在治疗期会谈中,目前正在进行的交流是否比先前已经发生的交流更有意义?

当治疗师对治疗期会谈中发生的事件做出回应时,他同时也会观察并提出问题。他开始强调交往模式与交流的界限,并做出假设:哪些模式是有效的,哪些模式是失效的。他开始推导出一张家庭地图(Family Map)来。

一张家庭地图就是一张组织图表,它既不代表家庭交往的丰富性,也不代表势力范围的丰富性。家庭地图是静态的,而家庭则在不停地运动。然而,家庭地图却是一个强有力的简化工具,它能让治疗师整理他所获得的形形色色的材料,可以让治疗师去构想那些关于在家庭中哪些领域功能有效而哪些领域功能却失效的假设,它也能帮助治疗师确定治疗的目标。

克劳德·列维-施特劳斯在另一本著作中描述了这种图表的功能:"我们所研究的小型社会具有的一个特征就是,好像每个社会都构成了一个现成的实验……在另一方面,这些社会是活生生的,我们既没有时间也没有手段去操纵它们……我们发现,我们的实验已经准备好了,但它们是无法加以控制的……因此……我们试着以一些模式与符号系统来代替它们,这些模式与符号系统既保存了实验的特有性质,又是我们能够加以操纵的。"[1]像人类学家一样,结构家庭治疗师也使用图表来组织他所收集的材料。

治疗系统内的探测

当治疗师为一张家庭结构图收集材料时,他也正在引入实验探测。在某种意义上,恰恰他的在场就是一种探测,因为家庭正在形成与他的关系。但除此之外,他还可以对之施加设计好的任务来探测家庭结构的重要方面。

家庭治疗师把自己看成是治疗系统中一个既能行动又能做出反应的成员。为了加入家庭,他会强调他能够与这个家庭产生共鸣的人格方面与经历方面,但他也会在他的实验探测中保留自主探测的自由。

　　结构家庭治疗师这种对自我的运用,是与心理动力取向的治疗师对自我的运用截然不同的。心理动力式治疗的前提是:个体是通过与内投的过去再次发生认知—情感的遭遇而得到改变的。这种再次遭遇是通过与治疗师的一种象征性关系而发生的。因此,这种个体的治疗师被教导要去控制自己的个人反应,他必须有一种控制自己冲动并警惕地观察自己内在心理过程的能力。他必须在他的客观反应与由他自己过去所引起的反应之间做出清楚的区分,后者是由患者当下的行为通过反移情而诱发的。他发展出一种被动观察的能力,他也会学着谨慎地去评价自己的自发性反应。他的任务就是迫使患者去审视自己以及与过去重要人物的关系。他侧重于探索冲突的过去并在当下对之做出解释。

　　在家庭治疗中,关于改变的这个前提不尽相同。改变被看成是通过治疗师与家庭发生联系,以及治疗师以一种细致规划的方式对家庭进行重新建构而发生的,这种重新建构使得家庭中功能失效的交往模式发生转化。如果他已经能够与家庭发生交往并感受到家庭系统的压力,他就不需要去防卫自己的自发性反应,因为这些反应很可能是与这个系统产生共鸣的;而如果这些反应与这个系统并不共鸣,那它们用来作为实验探测就是有价值的。

　　治疗师能够马上获取的唯一的家庭结构是一种功能失效的家庭结构。治疗师所面临的任务之一,就是去探测这种结构,定位可能存在弹性的区域并去改变它们。治疗师的介入使得家庭结构中过去隐藏的部分显露出来,结构治疗方法使得过去静止沉睡的部分活动起来。如果治疗师这时能有弹性地疏离家庭并观察其探测结果,它们就会清楚地把他的家庭诊断图呈现出来。

　　被治疗的家庭通常会拒斥与家庭系统不发生共鸣的探测。然而,如果它们有所反应,就可能会发生如下三种情形:被治疗的家庭会毫无困难地把治疗师的输入同化到它们先前的交往模式中去,这₉₂

会导致这些家庭学习到一些东西,但不是成长;被治疗的家庭也可能
通过扩张其交往模式或激活其他的模式来进行自我调节,以做出反
应;最后,被治疗的家庭可能会对治疗师的输入做出这样的反应:仿
佛治疗师的输入是一种完全崭新的情形。在这种情形中,探测已
变成了一种重构性的干预。如果被治疗的家庭并不拒斥它,系统
中的压力将会增加,家庭内的平衡就会被破坏,就会打开通道以求
转变。

下面的两个例子将会阐明治疗师是怎样在一个治疗系统中去做
出探测并评估其探测的。一个由母亲、父亲以及四个孩子组成的家
庭开始接受治疗。出现的问题,或者说"被认定的患者",就是一个十
岁的男孩,他有偷窃与逃学行为。

治疗会谈中,母亲暗示父亲开始谈话;而当丈夫谈话时,她默默
地监视五岁女儿与七岁儿子的行为;她打断她丈夫的谈话,对他的一
个陈述做出修正;然后她暗示十四岁的女儿表达自己的观点,并打断
她的谈话,告诉她对治疗师说话要诚实。当女儿讲话时,她看着妈
妈,并且有一次还询问妈妈她所描述事件的日期。

从目前的观察来看,治疗师可以暂时地描绘出这个家庭的结构。
在他的第一个诊断假设中,母亲似乎就是家中的中枢,只有通过她,
家庭中的操作才能被通达到各处(图11)。

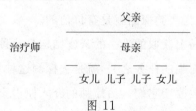

图 11

现在治疗师要开始探测,以测试家庭内部界限的弹性。他要求
母亲离开孩子们并保持沉默,这项工作使他能够观察到父亲有多大
的能耐应付他的孩子们,以及当孩子们的母亲变得不活跃的时候孩
子们有什么样的自主能力。如果父亲能够轻松地与孩子们相处,那
么,治疗师将会假设这个家庭有着一个清晰的父母子系统边界,并对

搜索到的其余部位进行探测以发现家庭中功能失效的区域。不过，如果父亲能力不够，并且孩子们不能自主地跟他相处，那么，治疗师就会假设家庭中有一道不适当的严格界线，它把父亲跟孩子们分开了，并总使得母亲对孩子进行过度干涉。这个假设划出了一个功能失效区域，暗示了一个治疗目标，并提示了某些可能有助于达到这个目标的步骤。

在另一个家庭中，"被认定的患者"是一个患糖尿病的十五岁女孩，她拒绝遵照合适的食谱吃东西，在尿样检测中作假，也让人怀疑她是否给自己注射胰岛素。于是，母亲、父亲、"被认定的患者"以及她的妹妹都前来接受家庭治疗。

治疗会谈由父亲最先开始，他描述了女儿的糖尿病发作情况以及对全家人的影响。当他说完后，他就碰了碰他的妻子，说："现在你说吧。"治疗师开玩笑说这仿佛是一场接力赛，于是全家都笑了。然后母亲描述了女儿的糖尿病是怎样影响她的，其中说到，她必须一直观察女儿，保证她吃合适的食物。当母亲说话时，她与所有其他家庭成员都保持眼神接触。糖尿病女儿打断她的母亲，描述她自己的饮食问题；但当她说话的时候，她自己会有长时间的停顿，这些停顿都由母亲作补充。

治疗师开始介入，询问小女儿，她平时都是怎样激活妈妈的。治疗师指出，她父亲是通过碰碰她母亲并让她说话来激活她，而大女儿是通过制造长时间的停顿让母亲填补来激活她。小女儿回答道，她并没有想过她能激活妈妈。这时，治疗师就已有了这个家庭地图的基本要素。在这张图中，母亲处于家庭的中心地位，并对"被认定的患者"有过度干预（图12）。

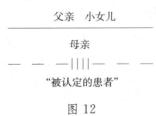

图 12

现在治疗师对家庭作进一步探测。他制定了一条规则:每个人都不要为其他任何人说话,每个人都不能去猜测另一个家庭成员的想法或感受。然后,治疗师问父亲,在家庭中是否还存在其他问题。父亲说,当他不在家里的时候他妻子会感到焦虑不安。当治疗师正要指出父亲违反了规则的时候,父亲开口说:"哦,我不应该为其他人说话。"这是一个很好的预兆,表明父亲有足够的技巧去运用治疗师的输入。

大女儿说,父亲并没有对她投入足够的关心,她抱怨父亲没参加她学校的音乐会;小女儿说,父亲不指导她做家庭作业。这时就可以画一张新的家庭地图,在这张图中,母亲是与女儿们联合起来对抗父亲的,父亲则处于边缘地位(图 13)。

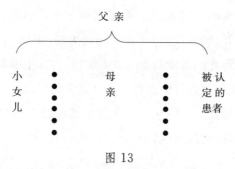

图 13

这两张图暗含着一个目标:在父母子系统周围划定出一个边界,以增加母亲与"被认定的患者"间的距离,并把处于边缘的父亲更紧密地拉入到家庭中来。因此,治疗师就批评两个女儿违反规则,他告诉她们,她们俩接替了母亲埋怨父亲在家时间太少,让妻子对丈夫的埋怨转变成了女儿对父亲的埋怨。

然后,丈夫与妻子开始争论财务上的事情和丈夫在工作中遇到的困难。当妻子批评丈夫时,大女儿就介入进来,说她有些存款可供家里使用。然后,母亲开始与女儿争论,放弃了她原先与丈夫的争论。现在,夫妻之间出现了冲突,家庭地图又有了新的样式(图 14)。

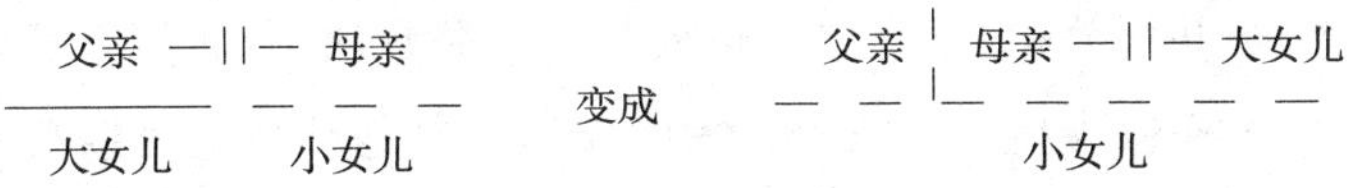

父亲 —‖— 母亲　　　　　　父亲 ⎪ 母亲 —‖— 大女儿
――――――　―――――　变成　―――――⎪―――――
　大女儿　　　小女儿　　　　　　　　　　小女儿

图 14

在这个家庭中,夫妻通过把夫妻之间的冲突转变成父亲与女儿或母亲与女儿间的冲突来转移冲突。这张图又一次提出了一个目标以及去实现该目标的途径。治疗师要求两个女儿搬动椅子跟自己坐得靠近一些并且背对着她们的父母,他还要求父母重新开始刚才的争论并继续争论出一个结果来。他们这样做了,两个女孩看上去对这种人为的座位安排也很满意。

第一个治疗期初步勾勒了一张家庭地图,它给予治疗师一个对此家庭的治疗目标,并指出到达到此目标的一些步骤。接下来的治疗期会谈与随后对此的评估将会对这个图式进行修正、改进,使之更加精确。

治疗师频繁遇到的家庭模式——如扩展家庭(the extended family)、有一个行使父母功能孩子的家庭(a family with a parental child),以及处于转型中的家庭(family in a transitional situation)——对结构分析的应用提供了进一步的例证。没有什么家庭模式是先天地正常的或不正常的,是先天地功能有效或功能失效的。每一个家庭的分化都是特殊的,与其自身的构成、发展阶段与子文化有关,并且每种模式都是可操作的。然而,每种模式都有其固有的弱点,当家庭的应付能力耗尽时,这些弱点就可能成为家庭系统最先开始垮掉的部分。

扩展家庭

扩展家庭模式是一种能对压力与贫困的情形很好地适应的形式。所以在许多非常贫穷的家庭中,它是一种很重要的模式。家庭功能能够被共同分担:家庭中一位成员可以照看孩子,而所有其他成年人则去工作以支持整个家庭。家务杂事与其他任务也可以被共同分担:当一位妈妈要把她自己的孩子带到诊所检查时,她也可以把她姐妹的孩子捎上。扩展家庭中可获得的友谊以及多种多样的帮助资源与支持资源,使得扩展家庭成了处于贫困条件的家庭唯一可能采用的形式。

扩展家庭,尤其是"都市中母权式的"扩展家庭,在"对贫穷开战"(War On Poverty)期间,由职业助工(Helping Professions)宣传推动,引起了大量公众的注意。因此,治疗师可能会预先认定了这种形式是先天地病态的。然而,在对家庭结构图仔细勘察之后,结果会表明这种系统的功能是很正常的。

在其他的一些情形中,一个扩展家庭可能会由于难以清楚地划分职责而产生问题。由于家庭单元系统的复杂性,可能会存在一些模糊的边界,这些边界会造成混乱与压力。

比如,一个家庭前来接受治疗,是由于十岁的小女儿不听话。她在外面游荡,放学很晚才回到家里,而不告诉家里她去哪儿了。母亲打电话给治疗师,所以治疗师与家庭的第一次接触是和母亲以及五个孩子进行交流。在每一次治疗会谈中,治疗师都观察到,母亲在控制这五个孩子方面存在问题(图 15)。

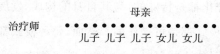

图 15

于是,治疗师通过指出母亲控制这五个孩子的困难,来扩展了"被认定的患者"的问题。然后他拟订了一份治疗合同,合同规定,双方同意这次治疗包括处理"被认定的患者"的问题、帮助母亲更好地控制她所有的孩子以及给她找到支持。当治疗师发现外婆也住在这个家里之后,他就要求外婆也参加下一期治疗会谈。

当外婆在场时,显然地她就是家庭里的执行之长。在自己的妈妈在场时,母亲的权力与能力都消失了(图 16)。

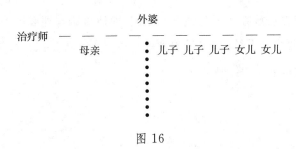

图 16

治疗师制定的父母功能结构图使得他把重构干预的目标调整为：把母亲与外婆共同参与进父母功能系统，使她们处于相互补充的位置，并能相互支持（图17）。

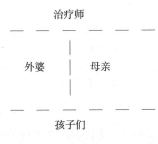

图 17　治疗目标

可以使用许多策略来达到这个目标。外婆可以躲在一个单面镜后面来观察她女儿对孩子们实施管教（图18），单面镜可以筑起一道边界，容许有参与感但没有实际的参与；治疗师可以让外婆留在治疗 97

外婆

治疗师　母亲

孩子们

图 18

室里，但让他自己来阻止她接管女儿的管教（图19）；他也可以举行一次只有外婆、母亲与他自己三人作为执行者联盟的治疗会谈（图20）；

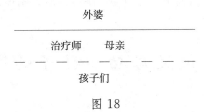

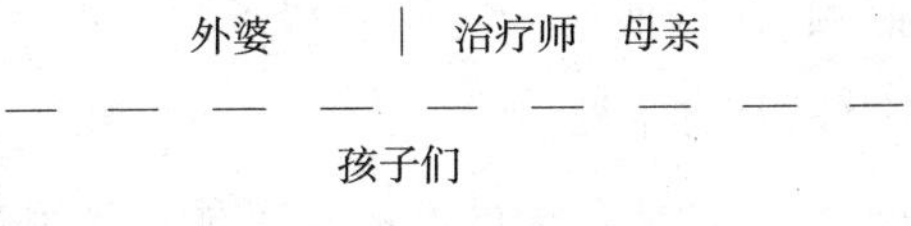

图 19

或者他把自己放在大人与孩子们中间,厘清母亲与外婆周围的界线,同时,为两个子系统,即父母子系统与孩子子系统提供一种执行父母教养行为的典范(图 21)。

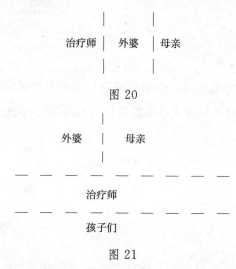

图 20

图 21

要达到在这种类型的家庭结构中的这种治疗目标,还可能有许多方式,这些策略只是其中的一些例子。在治疗的不同时期,治疗师可以同样地使用所有这些策略;但是,无论他在一开始试着要重构家庭时所选用的方式是什么,这种方式都将会对家庭成员们对他的反应产生影响;它将会打开某些干预的路径,而关闭掉另一些路径。

有行使父母功能孩子的家庭

在大家庭、单亲家庭或者父母都去工作的家庭中,把父母的权力分配给孩子是一种自然的安排。这种系统能够很好地运行,年幼的孩子们得到了照顾,而行使父母功能的孩子则可以发展出超出其年龄的责任感、能力以及自主性。

然而,有行使父母功能孩子的家庭也可能遇到困难,如果授权不够明晰,或者如果父母放弃权力,让这个孩子成为指导、控制与决定的

主要发起者的话。在这种情形中,对这个行使父母功能孩子的要求就
会与他自己的孩童期要求相冲突,并超出他应付这些事情的能力。 98

　　戈登家庭(第十一章)的情况就说明了这个问题。在这个家庭
里,母亲与行使父母功能的十岁孩子之间的边界变得模糊了,他们形
成了一个紧密的子系统,别的孩子不能渗透到这个边界里来。权威
被明确地委派给这个孩子,但对这个行使父母功能的孩子的要求却
超出了他的执行能力(图 22)。那个"被认定的患者"——七岁的大
女儿——是一个"报复性放火者"(Firesetter)。由于不适当地僵化
的界线,这种行为得到行使父母功能孩子行为的助长,但母亲并不去
支持这个"被认定的患者",反而把她作为替罪羊(图 23)。

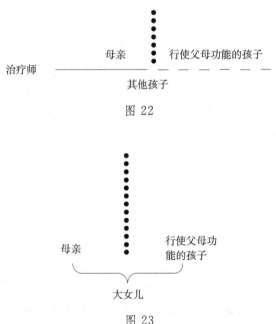

图 22

图 23

　　在这个例子中,治疗目标在于,以这个行使父母功能的孩子仍然
能够帮助母亲的方式来重新调整家庭。母亲与行使父母功能的孩子
之间的界线必须得到厘清,而母亲与其他孩子之间的界线也必须得
到修改以使得他们能够直接跟她接触。那个行使父母功能的孩子必
须回到兄弟姐妹子系统中,尽管他还保持着他领导者的地位与下一
级的执行权力(图 24)。

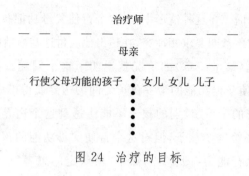

图 24　治疗的目标

处于转型中的家庭

暂时的失去。尽管一个家庭在各种各样的转型情况中都可能会遇到压力，但这在分离与返回的情景中来得尤其真切。当父母之一要离开家庭，就会有一系列的适应需要得到调整。如果丈夫离开妻子，就会有一些变化发生（图 25）；而当他回来之后，这些变化就必须得恢复过来。

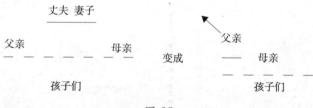

图 25

夫妻之间的交流被打断，就必须重新形成；父母与孩子之间的交流发生了变化，就必须重新协调；重新返回的父母必须与孩子们形成新的关系。家庭里的三种子系统消失，然后重新出现，并且必须被吸收为重新形成的系统功能的一部分。

有时，这样的转型期协调也可能受到阻碍，这些受到影响的交往模式会变成弱联结。比如，一个家庭打电话给治疗师，由于他们家出了一个问题。据他们说，他们十岁的女儿有性滥交情况。当他们过来进行治疗会谈时，却把大部分时间花在谈论他们不听话的八岁儿子的问题上。

　　治疗师观察到了一个家庭结构,看起来是母亲与孩子们结成联盟以对抗父亲。孩子们打断夫妻间的交流,并且父亲被排除在与孩子的交流之外(图 26)。

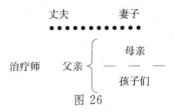

图 26

　　在治疗会谈中,父亲主动提供信息,就是在四年前他开始为期三年的监禁。显然,重新适应父亲出现的一些问题还没有得到解决。慢性的转型状况在家庭中得到发展,于是出现了功能失效的结构。

　　在这个家庭中,治疗的目标是增加丈夫与妻子周围边界的强度,把孩子们从夫妻交流中排除出去,并使得父亲能够获得作为父母的管教功能。为了达到这一目标,治疗师可以与父亲紧密结合起来,以提高他在家庭里的地位(图 27);他也可以隔断母亲与孩子们的交流,这可以通过安排一次父亲单独跟孩子们一起接受的治疗,或是通过在治疗期会谈中阻止母亲有所动作来实现(图 28)。这些策略将会打开父亲与孩子之间的界线,并且将会使得母亲靠近父亲。

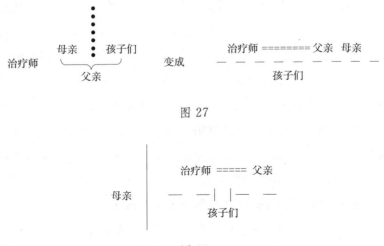

图 27

图 28

最后,治疗师可以把母亲与父亲结合成一个联盟以对抗孩子,对孩子的不听话提出批评;或者可以使用策略来指出父母管教孩子能力不足。这两种技术都可以使得父母结合到一起,形成一个有效的执行父母功能的系统(图29)。

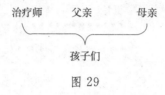

图 29

以上任何一种方法都可以帮助家庭去解决围绕着再次接纳父亲的转型协调受到阻碍而产生的问题。当围绕着家庭成员永久性失去——如由于死亡或离婚而导致——的转型受到阻碍时,同样的问题也会出现。

离婚。当一对夫妻离婚时,通常男人要比女人更容易脱离开来。把孩子判决给母亲的这种社会情形,在母亲这边则常常造成她继续投入到先前的系统中去。

比如,有一个家庭前来治疗,是因为家里十六岁的大女儿变得抑郁而孤僻。父母在六个月前离了婚,父亲现在单独居住。母亲建议治疗师安排一次她跟前夫的治疗会谈,这样他们就能讨论可以为孩子们所做的一些事情了。这次会谈是安排了,但这对离婚夫妇却从头到尾吵得很凶。随后不久,在与治疗师的会谈中母亲说她对前夫深深地感到一种疏离感。但她告诉治疗师,她的前夫心理问题很严重,因此她想要治疗师为她前夫进行单独的心理治疗。

母亲感到前夫变得疏远了,她这种看法面临如下几个因素的挑战:两个原来与父亲很亲密的孩子,现在拒绝跟他有任何接触;更小的几个孩子去看望父亲,但对这种情景表现得很不高兴;而母亲则希望为她跟孩子们治疗的治疗师把她丈夫邀请到治疗中来。

这种情形下的家庭图表明,由于母亲与孩子仍然固着于原先的系统,围绕着前夫离去的协调就受到了阻碍。在这样一种情形下,让前夫和妻子、孩子一起参加治疗会谈,将只会助长这对离婚夫妇间的强烈对抗。对系统的分析表明,该接受治疗的系统单元是母亲与孩子,而不包括父亲。治疗师于是可以安排几次只有父亲与孩子在场而没有母亲在场的治疗会谈,以作为一种建立协调的方式,使得孩子与他们的父亲之间能够维持关系,尽管这位父亲在原先的系统中是处于边缘地位的(图30)。

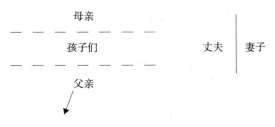

图 30　治 疗 的 目 标

长期性的界线问题。可能还有一些其他的家庭前来接受治疗,是因为涉及某个子系统通过其他子系统来缓解压力的长期性界线问题。在一个功能良好的家庭中,这种缓解是可行的,因为这种系统是由明晰而有弹性的边界所控制的;然而,如果一个子系统总是使用同一位非本系统成员来减弱子系统间的冲突,那么就会出现功能失效的配置。这种情况最经常地出现在父母利用孩子来转移或扭转夫妻间冲突的时候。父母子系统与孩子之间的界线开始变得模糊不清,而本 102 应模糊的父亲、母亲与孩子三人周围的界线却变得不适当地僵化起来(图31)。这种结构类型就叫做"僵化三人组合"(Rigid Triad)。

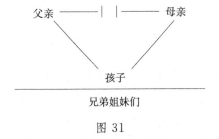

图 31

夫妻在冲突中习惯性地利用孩子,有如下几种形式:第一种是三角化(Triangulation),父母双方都要求孩子支持自己、反对另一方。

无论在什么时候,孩子只要支持了其中一方,他就会自动地被认为是在攻击另一方。在这种形式的高度失效的结构中,孩子是不能动弹的,因为他的每一个行为都被其中一方认为是在攻击自己。

"僵化三人组合"的第二种形式是迂回转移(Detouring)。在这种情形中,夫妻子系统通过孩子来缓和其中的压力,以维持夫妻子系统处于一种虚幻的和谐中。夫妻俩会助长孩子的不正常行为,这是因为处理孩子的事情,可以使得他们以孩子教养的问题来迂回转移或掩藏起他们自己的夫妻子系统问题。父母的迂回转移可能会采取攻击孩子的形式,认定他是家庭问题的根源,因为他不好。在另一些家庭中,父母会认定孩子是体弱多病的,然后联合起来保护他。

"僵化三人组合"也可能会采取一种稳定性联盟的形式。父母中的一方会与孩子结合起来,建立起一个有着僵化边界的跨代联盟来反对另一方。

所有这三种类型的"僵化三人组合"可能会出现在有着行为问题的家庭中。这种"三人组合"伴有其他重要的家庭特征,是有严重心身症状孩子的家庭中典型的交往模式。

通常在这样一种情形中,治疗师的目标就是根据父母与孩子间功能的样式来重构子系统组织(图 32)。子系统的重构有许多种可能的策略,这取决于个别家庭的组成、文化以及生活方式。如果孩子

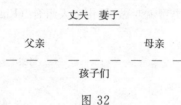

图 32

是回避冲突的交往模式的一部分,治疗师把他阻挡于往常在夫妻间协调中所处的位置之外,可能会有点帮助。比如在一个案例中,被"认定的患者"是一个患有心因性呕吐(Psychogenic Vomiting)的十五岁女孩,她根本没有和父母讨论过这件事,而只能与治疗师谈论它。因此,治疗师把他自己作为一道障碍安置在她与她父亲之间,以

此作为一种办法来促进她的自主能力,同时也促进夫妻之间的亲密感(图 33)。

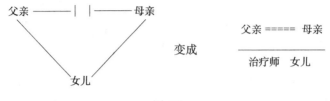

图 33

要实现相同的战略目标,通过使用如下技巧也是可行的:增加夫妻子系统边界的强度,而无须公开阻止孩子的参与。在那个脾气暴躁的十六岁糖尿病女孩的例子中,治疗师通过赞扬父母的抚养与支持能力来增加夫妻子系统边界的强度。在治疗的起始阶段,治疗师以这样一些正面的语词来描述他们的关系,由此增加他们相互之间的联结。于是,丈夫与妻子就能够在无须他们大女儿支持的情况下去协调他们夫妻子系统的问题了,而以往她总是以一种保护性的减弱冲突的干涉方式来参与父母事情的。然后,治疗师再进而与被排除在外的女儿联合起来,由此推进了这一战略(图 33)。

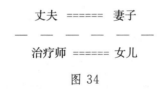

图 34

另一种可能的战略就是,重构父母使之结成一个联盟,来对抗已成为"僵化三人组合"中一员的孩子。比如,在布朗家庭中,"被认定的患者"是一个十岁的女孩,她由于致命的神经性厌食症(Life-Threatening Anorexia Nervosa)而被送来治疗。在一次午餐治疗期间,治疗师指示她父亲去让她吃饭,父亲失败了;然后治疗师要求母亲去让她吃饭,母亲也失败了。当时父母两人都感到无助,并有被女儿操控的感觉。治疗师向这家人解释说,这个女孩,过去一向被父母认为是一个患病的、虚弱的、服从的孩子,正在操控她的父母,使得他们俩在治疗师面前处于一种无助且无能的处境。于是父母以某种结

构形式联合起来共同对抗女儿,而这种结构形式,是治疗师能够把它
作为朝向治疗目标迈进的一个步伐来加强的(图 35)。

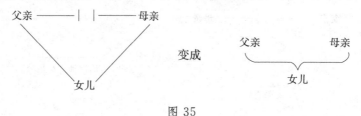

图 35

在一个相似的十几岁男孩厌食案例中,男孩的家庭认为,这个男
孩缺乏食欲是对他父亲严厉专横态度的一种回应。[2] 母亲与男孩结
成一个拥有默契的联盟来反抗父亲,父亲因此觉得被排除在外并有
罪恶感。治疗师引入了一位青少年协同治疗师,其功能是帮助"被认
定的患者"迈进他的同伴世界中去。随着这个男孩与他家庭的距离
逐渐增大,这个家庭中的妻子则逐渐靠近她的丈夫。

其他的一些策略也可被用在"僵化三人组合"的案例中。比如有
一个家庭,家中有一个患有病态性恐惧症(Phobic)的男孩。在这个
家庭中,母亲对男孩的保护引发了父亲对他的攻击,而这又增加了母
亲对他的保护。治疗师与父亲结合起来,对男孩做出了甚至更强的
攻击,同时阻断掉母亲的自发性保护反应。这种治疗方式刺激起父
亲对男孩采取了一种保护性姿态,而这又增加了丈夫与妻子之间的
联结。在另一个例子中,治疗师可能会采取这样一种技巧:增加过度
卷入的双亲之一与孩子间的联结,直到他使系统失去平衡的那一点
为止。这样会产生出危机,迫使家庭去发展出一种新的反应方式。
另一种技术则是把另一位家庭成员移到"被认定的患者"的位置,就
像在这个案例中一样:治疗师把关注点放在大女儿的性滥交上,而不
是放在小女儿当前的逃学问题上。

家庭转型并不遵循某种单独的治疗干预,而是要求一种朝着治
疗目标持续的前进。但许多治疗师与家庭长年累月地漫游在治疗的
中间阶段,这是因为他们已失去了家庭地图所清楚地呈现出来的方
向感。当治疗的复杂性被缩减为一张平面的家庭地图时,就会存在

一些变形。无论如何,结构分析具有如下价值:传达出"治疗就是朝着既定目标的一个过程"的含义。

结构分析可能有的隐患

使用结构分析来决定治疗目标并提出治疗策略,尽管卓有成效,但有其内在的隐患。在分析过程中,如果并没有考虑到家庭的发展过程,或者并没有考虑到所有可能的家庭子系统,就会存在风险。如果只是联合起一个子系统并支持它,以对抗其他的子系统,就会存在更大的危险。

忽视发展过程。 不注意家庭的发展过程及其对家庭结构的影响,是一个严重的隐患。有一个例子,治疗师要治疗一个由母亲、一个二十五岁的女儿、一个十八岁的儿子以及一个十岁的女儿组成的家庭。这个家庭中的父亲六年前就去世了。大女儿订婚了,一个月后,小女儿得了学校恐惧症(School Phobia),不得不被送进儿童病房;在三周内,她就开始进入医院内的学校上学,在那儿她待了六个月;在这时候,儿子开始与他妈妈激烈地吵架;于是母亲与儿子前来接受家庭治疗。当时,每一位治疗师都只处理一个子系统,而没有考虑到这个子系统与其他子系统的关系或是注意到整个家庭的发展过程。

如把这个家庭看成是一个系统,这种观点就会有很重要的转变。很明显地,在丈夫死后,大女儿与她母亲联结起来,通过与母亲在一个执行性子系统中交流,形成了一个支持系统。直到大女儿开始从家庭中退出之前,这个结构一直运行良好,正如她的介入所表明的那样。为应付即将到来的分离,母亲与十岁女儿建立起一道很强的联结,小女儿对母亲被遗弃感的反应是,她自己从家庭外系统中退缩出来,留在家里使母亲安心。

小女儿被只考虑女儿行为的治疗机构从家中移出,这也移去了支持母亲的另一个重要资源,母亲当时正经历其六年来的第三次重要失落。她开始向儿子要求得到更亲密的关系,但是,当儿子与母亲更加亲近时,就产生了强烈的抵抗,这是因为儿子在与其年龄相符的分离过程及获得个体自主性的过程中,开始接近家庭外世界。其实,这个新的问题是因治疗而引起的,是治疗机构干预的结果。治疗机构的运作方式增加了家庭的压力,而不是去对母亲提供支持,以补偿她马上要面临的因为大女儿离开而引起的缺失。如果治疗系统是包括母亲与孩子的,那么就可把小女儿从不正常的位置挽救回来,儿子也不会由于女儿的离开而不得不填补反常位置,这个家庭也可以免遭许多痛苦。

看不见一个家庭系统内成员间互补的重要性,是个体化治疗方法的特征。但具有系统观念的治疗师,如果在处理某个子系统时,忽略了他的干涉将对其他子系统造成影响的话,也可能会遇到这种情形。

忽略某些家庭子系统。有一个十四岁的男孩,他变得退缩起来并且开始行为癫狂。他出现幻觉,并与想象的动物交谈。他的父母,一个四十六岁的商人与一个四十二岁的家庭主妇,把他带到一位精神病医生那儿,这个男孩被诊断为精神分裂。这位精神病医生诊断男孩预后不良,觉得男孩的病情将会进一步恶化,变成终生的慢性精神分裂症(Chronic Schizophrenia)。男孩被移交给医院里的心理学家,而心理学家则建议他们去接受家庭治疗,不必让男孩住院。由于情况看来没有多大希望,这位精神病医生与父母就同意了。

治疗师对这个家庭的评估是,夫妻子系统的交流很少而且没有正面激励,由此,母亲与孩子就形成了一种过度亲密的关系,这种关系使得孩子很幼稚而且很黏母亲,并排斥父亲(图36)。

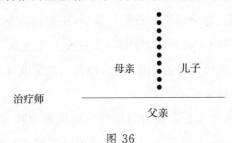

图 36

　　治疗的策略是，处理大人的事情以增加丈夫与妻子间的交流。当孩子参与家庭治疗会谈时，如果他的议论与场景无关，那么治疗师就会对之毫不理睬；治疗师也建议父母当孩子说话带有精神病症状时不要对孩子有什么反应。治疗师说服父母，让他们不带孩子每周外出一次，他们已很久没这样做了（图 37）。

107

治疗师　　　　　母亲 ＝＝＝＝＝ 父亲

儿子

图 37

　　父母第一次单独出去后回到家中，发现男孩用一把刮胡刀把他的衣服划破了。治疗师把这解释为系统对改变的反应。他告诉父母，这是一种有希望的迹象：他们正在得到改善，并且他们的改善将会由孩子症状的增加而变得明显起来。父母第二次出去时，男孩敲打窗户、打破玻璃，并且用碎玻璃割自己的手腕，然后赤身裸体地跑到街上。父母当晚把他送到医院，精神病医生想让他住院。但是，治疗师又一次让父母确信，说这是对他们关系更加亲密的一种反应，而这与他的治疗计划相符。

　　治疗师对家庭动态变化的估计可能是正确的，但他的治疗性干预却会给家庭带来不必要的压力，并且可能会导致危险。对家庭系统的治疗，把关注点仅仅放到其中的一个子系统上是比较常见的。但完全忽略其他的子系统，却是不受欢迎的、不经济的，有时也是不合伦理且不人道的。在这个案例中，治疗师本来可以安排几场父亲与儿子的治疗会谈，母亲可以出场，但并不参与进去；他本来也可以安排几场单独与儿子的治疗会谈，表明对他的关心，并把他纳入治疗中来。把孩子看成一个遭受病痛折磨的个体，而不把他视为一个以反治疗的系统维持装置对重整结构的企图做出反应的系统成员，这样一种意识将会改善总体的治疗状况，而不会延缓向着目标前进的进程（图 38）。

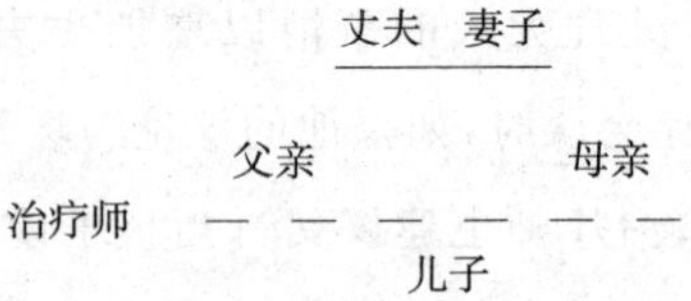

丈夫　妻子

父亲　　　　　母亲

治疗师 — — — — —

儿子

图 38

　　加入一个单独的子系统并支持它。这儿有另一个忽略系统中某些部分而带来隐患的例子：有一个家庭，包括丈夫、妻子以及四个孩子——两个男孩，一个二十一岁，另一个十八岁；两个女孩，一个十六岁，另一个十二岁。大儿子在一年前离开家庭，加入嬉皮团体；他跟一个女孩发展了稳定的关系，并变得非常沉迷于吸食大麻、试验 LSD 与 Speed 之类的致幻剂。在他和女友由于中毒性精神病（Tox-ic Psychosis）入院治疗后，他回到了家中。在家庭里，他是兄弟姐妹子系统中的坚强领导者，并且常会挑战父母的权威，尤其是父亲的权威。母亲有时会加入孩子们一起对抗父亲，抱怨他态度专横。

　　治疗师是一位年轻的单身女人，她觉得这个家庭中的父母，尤其是父亲，并没有给予孩子们以青春期必要且适当的自主性。她认为孩子们是在向过度僵化的父母子系统抗争以获取自由，于是她就与兄弟姐妹子系统紧密地结合起来。结果是，父亲增加了他的控制欲，并且相应地变得更加无能为力。妻子发现她自己陷在丈夫与孩子们之间：丈夫如今变得要求更多、更加无能为力；而孩子们如今得到了治疗师更强的支持（图 39）。

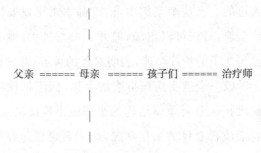

父亲 ＝＝＝＝＝＝ 母亲 ＝＝＝＝＝＝ 孩子们 ＝＝＝＝＝＝ 治疗师

图 39

　　在这个案例中，治疗师的引入给已经僵化的系统增加了压力。

家庭对治疗的反应就是增加交流的具现化与僵化程度。兄弟姐妹子系统的边界僵化到甚至父母都不再能够执行他们的社会化功能。如果治疗师支持了父母要得到孩子们尊重的要求，那么她也应当要求父母去尊重孩子们的权利。她本可以通过在父母子系统中谈论责任并在兄弟姐妹子系统中谈论权利来担当联结这两个子系统间的桥梁（图 40）。

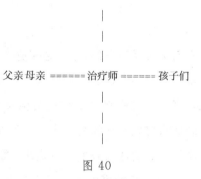

父亲母亲 ======治疗师 ====== 孩子们

图 40

　　治疗师可以加入子系统，来了解系统作为一个整体是如何反应的。这是在加入并了解家庭的诊断过程中必不可少的部分。但把自 109己固着在这一位置上以致使一个功能失效的结构成形而彰显出来，却是一种盲目的行为。如果治疗师对家庭系统的适应能够达到这样一种程度：可以使得他体验并估测到家庭成员所感受到的压力与痛苦，那么，结构家庭治疗的隐患也就可能避免了。

第 六 章

110
处于治疗中的家庭

　　使得一个家庭前来接受治疗的,通常是家庭中某个成员的症状。这个成员就是"被认定的患者",家庭将其标示为"有问题"或者"就是问题本身"。然而,当一个家庭将其某位成员标示为"患者"的时候,"被认定的患者"的症状可以被认为是一套维系系统或系统维系自身的策略。症状可能是家庭功能失效的一种表现;或者,症状也可能由于其特殊的生活遭遇而在某个家庭成员身上出现,并且还受到家庭系统的支持。在这两种情形中,家庭一致同意某位成员是问题所在,都表明了在某种程度上症状是被系统所加强了。

　　作为一个开放的社会文化系统,家庭不断地面临着改变的要求。这些要求被某位或某几位成员的生理—心理—社会的(Biopsychos-ocial)变化以及每个家庭都安顿于其中的社会系统的种种输入所激发起来。功能失效的家庭就是这样的一个系统:对这些变化的内部需求与外部需求的反应是固着于其原先的功能,家庭系统通过使其结构具体化来回应改变的要求。惯常的交往模式一直保留着,甚至到了僵化的程度,这阻断了采用任何替代模式的可能性。家庭选取某位成员作为问题之所在,是一种维持僵化而不适当的家庭结构的简单策略。

111
　　家庭治疗师的功能就是,通过推进家庭系统的转化来帮助"被认定的患者"及整个家庭。这一过程包括三个主要步骤:治疗师以一个领导者的身份去加入家庭;他发掘出隐藏的家庭结构并对之作出评测;然后他制造出能使得这一结构进行转化的环境。在实际的治疗中,这些步骤是不可分的。

治疗的结果是家庭得到了转变。家庭的改变是在控制其成员行为的一组期望中作出的。结果,每位家庭成员的脑外心灵得到了改变,并且这位成员的个体经验也会发生改变。转变对所有家庭成员都是有意义的,但尤其是对"被认定的患者"更有意义,因为他从不正常的位置解脱出来了。

在家庭治疗中,结构的转变被定义为:家庭成员相互之间的地位发生改变,并由此修正了他们的互补性需求。尽管改变(Change)与转变(Transformation)是近义词,但在这里的语境中它们属于不同的语法。在家庭治疗中,转变,或说家庭系统的重构,会引起改变,或会引起个体新的经验。转变通常并不改变家庭的组成;而改变则会在接触点——同样的人之间相互联系的方式——之处发生。

当治疗师加入家庭的时候,他会担当起治疗系统中领导者的角色。这种领导者角色包括会对所发生的事情负责。治疗师必须对家庭进行评估,并基于这一评估制定治疗目标。而且,他必须以推进这个家庭系统向着这些目标方向转化的方式来进行干预,他干预的对象是整个家庭。尽管每个个体都不可以被忽视,然而治疗师的关注焦点是促进家庭系统的运转。家庭是成员康复与成长的母体,但能不能达到这个状态,其责任则属于治疗师。

转化过程中的不平衡

为了转化家庭系统,治疗师必须对之干预,以使之失去平衡。杰伊·黑利指出了与家庭中某位成员形成一个坚固联盟的隐患,他说明:如果治疗师在某个特定的治疗会谈中与夫妻中一方结成联盟来反对另一方,他就应当在随后通过与另一方结合或结盟,来迅速地进行修复并重新创建系统的平衡。[1] 在某些案例中,这种平衡的技术是有帮助的,因为治疗师能通过帮助家庭达到平衡来增加它系统的弹

112 性及缓解冲突的能力。但在另一些案例中,平衡技术仅仅能够使家庭系统的僵化呈现出来。

举个例子,治疗师罗纳德·利布曼正在治疗一个僵化致病的家庭,这个家庭中唯一的女儿,一个患有神经性厌食症的十四岁女孩,是"被认定的患者"。治疗师的家庭结构图反映出女儿与母亲之间有着过度牵涉的关系。丈夫则与外婆结成一个联盟,把母亲从成人子系统中孤立出去。母亲唯有在她与女儿的关系上才可能展现其效力与能力。治疗师的目标就是在母亲与女儿之间制造距离,并规定一个围绕着夫妻子系统的边界,使得女儿与母亲从她们不正常的位置中脱离出来成为可能。

治疗师低声对女儿说:"跟你妈说,她不够爱你,所以你看起来才会像一个骨瘦如柴的人。"女儿要寻求治疗师的支持,于是照着说了。个体取向的治疗师将会质疑这种干涉,由于家庭治疗师正在鼓励这个女孩对她母亲进行公开挑衅,而她对她母亲正是病态地依赖着的;于是,个体取向的治疗师就会担心女儿会不可避免地产生罪恶感。他会去猜测女儿并没有公开表达出自己无意识的愤怒,而只是重复了治疗师的话。在他看来,由于女儿的症状而去批评母亲,就像在为女儿自己的行为减轻责任,并像在支持母亲与女儿的相互依赖。最后,这位个体取向的治疗师会认为这种策略对母亲来说是不公平的,她一直在被她丈夫与她自己的母亲所欺凌。

然而,家庭治疗师确实是通过这种办法来一步步接近治疗目标的。改善这一家庭的唯一可能办法就是,在母亲与女儿之间制造出距离来;而治疗师设计的策略,也就是分隔开母亲与女儿。于是,治疗师与"被认定的患者"之间形成了一个联盟来对抗母亲。他的干预扭转了全家四个成员间的平衡。母亲被剥夺了在女儿方面的宣泄通道,又进一步受到治疗师批评的压力,将会没有别的选择而只能增加她对丈夫的需要。丈夫与妻子之间的亲近将使得母亲与女儿的分离成为可能,并使得她们从偏离的位置中解脱出来。

结构取向的治疗师可能会表现得对家庭中个体成员们不太公

平,在治疗中任何特定的过渡时刻,治疗过程都呈现出一边倒的情形。治疗师似乎会忽略个体动力的复杂性,甚至可能还会显得对家 113 庭个体成员的需求毫无觉察。但是,治疗的整个过程都将会显示出治疗师正在维持一种与家庭成员进行接触的感觉,其方式体现为,家庭成员们即使在觉得治疗师不公平的时候也要听从于他。治疗师必须对家庭成员的动态非常敏感,甚至在他认为他们在其他方面并不合格的时候,也要支持他们,并肯定他们人格中的某些方面。如果治疗师不能以一种对家庭中每位成员作为个体来加以尊重的强烈感觉以及他将会治愈家庭的坚定承诺来感染整个家庭的话,他将会在转变的过程中失去这个家庭。

在扭转过程中,家庭对治疗师的信赖是非常重要的。当治疗师与其中一位成员结合而打破这个家庭系统的平衡时,其他的成员会感受到压力;而他们对此的反应可能会是要保持系统的原有状态。治疗师必须对之反击,坚持家庭成员们在忍受转变期的不确定性的时候,必须向着治疗目标的方向前进。治疗师对家庭成员的体验与需要感的理解、支持与确认,会推进这种前进的运动。

在治疗病理性纠缠的家庭(Pathologically Enmeshed Family)时,至关重要的是治疗师要使用自己来支持家庭成员。所有纠缠性的家庭,都是其分化过程受到了阻碍的家庭。在病理方面,家庭缺乏分化,这就会使得任何从家庭中分离出去的行为都被看成是背叛行为。归属感支配着存在体验,使得独立的自我感不易产生。在这种情形中,治疗师应当划分心理方面的与相互作用方面的各自范围。但如果他要试图把家庭系统中的一位成员拉离出来,他将会发现这个系统能够比他更有力地拉住这位成员。要使一位成员从系统中脱离出来是不太可能的,除非他同时隶属于不同的层次。比如,如果有一个孩子是"僵化三人组合"中的一员,她深深地陷入到夫妻子系统的事务之中,并且与她父母之一紧密地结成联盟;而治疗的一个目标就是阻断这种僵化的交往模式,阻止父母利用这个孩子并强化她的症状。治疗的一个策略,同时也是一个目标,就是使孩子回到其在兄弟姐妹子系统中所应有的位置上去。

有时,加入进去与分离出来这两种方式在家庭中交织在一起运用也是可行的。比如,当一个孩子从一个"僵化三人组合"中脱离出来并加入到兄弟姐妹子系统中去的时候,夫妻子系统的边界就会加强,以增加夫妻间的相互投入。在其他时候,治疗师可能会不得不使用他自己来作为家庭外参与的一个转变通道,来促使成员从家庭中分离出来。家庭外资源可以进入系统之中,就如刺激一位母亲去寻找工作,使她从家庭外得到满足感;或是引入一位青少年同伴来作为"协助治疗师"(Cotherapist),以促进退缩的青春期孩子朝着同龄人世界靠近。

治疗师必须监视治疗与生活环境对家庭的影响,并随时准备对之提供支持。通过治疗而给家庭带来的改变,就像家庭中的其他改变一样,都会给家庭带来压力,而治疗系统必须能够对之作出处理。

治疗师进入家庭以及家庭对他作出的适应所导致的不平衡本身可能是有价值的,但可能并不总是向着治疗目标而进行的。家庭系统的吸力可能会把治疗师拉到禁忌的位置上。比如,有一个家庭由于丈夫患有偏头痛而前来治疗。丈夫是他们家第一个上过大学的人,他一直为他卑微的出身而感到羞耻;他与一位女士结婚,她家由于智力成就而为他所羡慕;于是,他极为尊重妻子的意见。妻子是家中规则的制定者;对她,丈夫一向迎合并顺从。

在这个案例中,治疗的目标就是改变夫妻之间相对的权力地位、转变家庭的结构,使得丈夫能够获得地位,得到其妻子更多的尊重并获得自我尊重。为了达到这个目标,治疗师在开始的几次治疗会谈中联合丈夫,支持他,有时还跟他结成一个批评其妻子的联盟。

经过四次治疗会谈之后,妻子打电话过来说她想进行一次单独的治疗会谈。她想要发生一场婚外情,但不愿意在一起治疗的时候说出来以免伤害其丈夫。当治疗师在单独的治疗会谈中见到她时,她委婉地让治疗师知道,他正是她希望发生婚外情的对象。治疗师渴望自己是一个分析师,这样就可以把这位女士的感觉解释成一种移情现象或是一种对治疗的抗拒。但是,作为一位结构家庭治疗师,他不能采用这套方案。他现在面临着两个问题:第一,他如何才能帮助这位女士在不伤及自尊也不妨碍治疗的情况下结束这场治疗会谈? 第二,在前几次治疗会谈中,他做了些什么,使得她丈夫的地位 115 降到了治疗师之下? 他应当做些什么才能对之加以补救?

治疗师让这位女士观看办公室墙上的一幅抽象画,并让她想象自己正与作为她梦中情人的男人约会。在她描述了她的幻想之后,治疗师告诉她,她的幻想内容非常空洞贫乏。他说,她对那位男人的描述太一般化并且太缺乏特征了,因此显然她只是被他利用来发生性关系罢了。治疗师的这一评论间接地表现了对这位女士的几个方面的攻击:因为她是一位演员,所以她憎恨别人把她的幻想评价为贫乏的;作为一位妇女解放的倡导者,她对治疗师所提及的认为她在寻求一种被利用关系的这种意见反应强烈。她怀着对治疗师麻木与迟钝的愤怒与失望而离开了办公室,但她还是准备继续和丈夫一起进行治疗。她跟丈夫说了这次治疗会谈,但没有告诉他治疗师就是她意指的那位情人。在与这对夫妇进行的接下来的一次治疗会谈中,治疗师以极大的尊重来对待丈夫,他全神贯注于丈夫的陈述,并十分注意他的谈话内容。治疗师攻击妻子,使得丈夫开始保卫起妻子并攻击治疗师。这有助于纠正在先前的治疗会谈中所引起的扭曲。现在,夫妻两人结成一个联盟来对抗治疗师了,在这个联盟中,他们享有对等的地位,这,就使得建立起一个以伴侣间合作为基础的治疗系统成为可能。

转化中的替代性交流

一位患有间歇性躁狂抑郁症(Manic Depressive Episodes)的女子,在她女儿六岁、儿子五岁时与丈夫离了婚;随后,丈夫再婚,并有了另一个男孩。五年之后,他把第一次婚姻的两个孩子接到他的新家庭中跟他一起生活。这个家庭前来接受治疗,是因为女儿过度敏感(Undue Sensitivity)、经常哭泣(Crying Spell),并感到自己不招人喜欢。

这位先生的第二任妻子比他大两岁,她表达情感的能力不太好。一位个体取向的治疗师在经过一次治疗会谈后评论说,他非常担心这位继母压抑着的情感部分。他感到这位"被认定的患者"有可塑性,她有很多的生活乐趣可以通过治疗成为可能;而这位继母可能会压抑这种状况。

116　　家庭治疗师则回复道,如果他不得不为一位患有躁狂抑郁症女人的女儿寻找继母,他会找一位情感反应较为刻板的女人。根据他的评测,这个家庭正遇到了转换的问题:一个三口之家被迫要接纳两位新成员而成为一个五口之家,互相适应与结构变化引发的问题使得他们前来寻求治疗。

父亲想要成为一个保护其妻子免受女儿攻击的缓冲器,他加入与女儿的权力斗争,而继母则被排除在外。这些冲突得不到解决而逐渐升级,这使得父亲与女儿都十分愤怒且灰心。父亲与第一任妻子间经历过许多类似的冲突,于是他告诉女儿说她太像她母亲了;他甚至表现出忧虑来,担心女儿长大后也会发疯。

治疗师的目标是使女儿从她母亲的"阴影"中解脱出来,并帮助这个家庭顺利度过转换期(图 41)。

父亲　女儿1		父亲　母亲
——————	变成	——————
母亲　女儿2		女儿1　女儿2

图 41

于是,治疗师遵循把重点放在继母身上的策略,引导她说出自己的想法,对她勉强的投入也给予尊重的反应,并宣称,她是家庭得以改变的关键。这强化并增长了她在治疗会谈中的活跃程度。治疗师与她形成一个联盟,并对她说,她能接纳丈夫的孩子对于家庭而言是至关重要的,对于他们的婚姻也是一件有意义的事情;但是,治疗师对这位继母能否接受她丈夫给新家庭所带来的他前妻的阴影有所怀疑;而第二任妻子必须要帮助她的丈夫驱除这一阴影。父亲由于没能认识到他的女儿只是个青少年,而不是一个合适的能够与其进行权力斗争的同辈而遭到批评;父亲也被提醒以认识到他女儿是一个有着自己权利的个体,而不是她母亲的延续。治疗师、妻子以及孩子们所组成的联盟暂时使丈夫处于偏离位置而使女儿得到了解脱,由此使家庭发生了转变。

这种方式的治疗,其关注点在于人们是如何能够相互影响并相互帮助的,其特征是治疗师把家庭当成是痊愈的母体。治疗目标是相互适应及相互支持。作为一位常常畏于挑战其丈夫的妻子,继母从她年轻的继女身上学到一些东西。而当继母从这个女孩身上学着如何去挑战的同时,这个女孩也从她继母那儿学习如何退让。

117

治 疗 中 的 变 动

人们的经验随着他们相对于他人地位的转变而发生变化。但问题在于,为什么家庭成员们会接受重新定位,为什么当治疗师不再参与家庭系统之后这种转变仍能维持下去? 前来接受治疗的家庭只是要求治疗师缓解当前的问题,但令人惊讶的是,家庭成员们后来居然容许并同化了治疗师的探测、挑战以及对变化的坚持。

跟所有治疗师一样,家庭治疗师也挑战人们对现实的感知。治疗师会告知某位家庭成员说他的经验是可疑的,因为治疗师知道,现实是更为复杂的。治疗师也会慢慢破坏每位家庭成员对其自身经验之有效性的确定,这不是一种直接对抗性的技术,而是,治疗师会支持家庭成员,但暗示他们还存在着某些超出他们所意识到的事物。实际上,他是在说"是的,但是……"或"是的,而且……"。

治疗师必须使家庭成员们信服:他的"是的,但是……"或"是的,而且……"的建议是来自他们自己的本性。他的怀疑立场必须是由家庭成员们在他们自身先前经验的基础上找到其正确性而作出陈述来加以支持的。尽管他对他们的立场提出挑战是基于他能比他们看得更远，但他必须能够尽量去了解可被家庭成员获得的其他经验或其他规则。他所提出的问题必须是家庭成员已有资源的一部分。

比如，有一位夫人约请治疗师治疗，是因为她的丈夫有一些个人问题，并且与他们两个儿子间的关系也有很大的困难。在第一次治疗会谈中，治疗师单独见了这对夫妻。丈夫说他自己是家庭中有问题的那个人，他把自己描述成一个理智的且逻辑性强的人。由于他是逻辑性强的人，所以他确信自己是正确的；因此，他比较倾向于专断。

治疗师打断他的话，说一个如此注重逻辑与正确性的男人在生活中一定会经常遇到挫折。他批评这位丈夫从来没有让妻子认识到他必定会感受到的忧郁，也从来没有让她帮助他。通过这种方法，治疗师用夸大现实的语言来阻断一种迷糊朦胧而功能失效的关系。她对丈夫的观察在感觉上是正确的，丈夫承认了他的忧郁；同时也符合妻子从来没有表达过的愿望，她希望能有机会支持丈夫。夫妻两人都体验到治疗师挑战性的、要求他们作出改变的输入，这是他们所熟悉并欢迎的，因为它认识到了妻子所感受到的需要，并提出了某些可被丈夫获得的替代方案。然后，治疗师再基于其"是的，但是"技术而分派了一个任务。在某些特定情形中，尽管妻子觉得丈夫错了，但仍然会支持他来对抗孩子。

接下来一次的治疗会谈中，父母把孩子带过来了。大人们执行完了治疗师所分配的任务后感觉更亲密了。丈夫相信妻子会支持他；而作为对妻子的支持的回应，他变得更为敏感，不再那么专断，妻子对此很满意。

当整个家庭都来接受治疗时，如下情况就变得很清楚了：孩子们与母亲结成一个联盟，把父亲孤立出去而使他处于边缘地位，把太多社会化过程的任务留给了母亲。孩子们担任着救援队（Rescue Squad）的任务，当父亲以一种傲慢的、显示权威的方式制定规则时，母亲会感到有挫败感与无助感;这时,孩子们就开始行为不端,这样就把父亲的愤怒转移到他们自己身上。最小的那个孩子最擅长这一点,而他与父亲之间的关系尤其紧张。

治疗师的策略就是打破母亲与孩子们之间的联盟,厘清夫妻子系统周围的边界,并增加丈夫与妻子之间、父亲与孩子们之间的亲密程度。于是,他的战略方案必须要支持父亲,即使他不同意父亲。因此他分配了一个任务,要把父亲与那个最小的儿子放在一起,而把母亲排除在外。这个任务也肯定了父亲明显具有的逻辑思维技巧与不偏不倚的行为观察能力,但现在要他把这些技巧与能力正面用在他过去常认为恼人的儿子身上。父亲被要求在这个星期至少有三次跟孩子待在一起,每次不能超过一个小时。在这段时间内,他将要运用他清晰观察与分析的能力来研究他的儿子,这样,在下一次治疗会谈中,他就能够向治疗师描述这个孩子的特殊性格。通过这种方式,治疗师就作为一个有距离的观察者而介入父亲与儿子的接触中去了。过去经常以冲动、贬抑、控制倾向来与孩子相处的父亲,会感觉到治疗师在鼓励他抑制自己的冲动而运用逻辑技巧与儿子相处。过去经常被排除在这种交流之外而感到有压力的母亲,则仍会感觉到在一个重要的方面得到支持——她盼望丈夫能成为一个好爸爸。

父亲、母亲与儿子,三人由于治疗师的干预都重新得到定位。起初,他们接受这些位置的改变,是因为治疗师给予了他们可及范围内的一些替代性方案,并作出承诺以提供一个更令人满意的安排。后来当治疗师不在的时候,家庭的转变仍然继续维持着,因为家庭成员间新的动态变化已经被转变激活,并且新的交往模式也得到了他们的支持;而新的交往模式则由此而倾向于自我维持(Self-Maintenance)。

病人会由于如下三个原因而发生改变:第一,他们对现实的感知遭到了挑战;第二,他们被给以对他们有意义的其他可替代方案;第三,一旦他们试用了其他的替代交往模式,自我加强的(Self Reinforcing)新关系就会出现。

路是走出来的

转变的概念涉及的是治疗中大的动向，它们随着时间而发生。治疗师必须知道怎样详细规划目标，但他也必须知道怎样推进那些小的变化，它们能把家庭带向那些大的目标。他必须让他们在不受重大错位威胁的情形下得到帮助。一个人从一种环境转移到另一种环境，取决于他所得到的支持；他不会在一种危险的情形下转移到未知的环境中去。因此，治疗师在家庭中提供支持系统来促使家庭成员从一个位置转移到另一个位置是非常重要的。

治疗性接触发生于特定情境中人际间直接交往的层面上。就像诗人日默内所写的："路不是现成的；路是走出来的。"治疗会谈的内容取决于许多特殊的因素，比如家庭自身的交流风格以及治疗师的人格。因此，追求一般化的治疗描述会将治疗技术单独加以讨论，这一点并不奇怪。然而，治疗内容与该家庭的当前生活经验有着紧密的关联，家庭的动态与结构是由其成员间交流的内容与秩序来传达的。

治疗会谈的内容也受到治疗师输入的影响。对于同一个家庭而言，两个治疗师可能会抵达大致相同的目标并使用大致相同的策略，但达到这些目标的方法却会由于治疗师的风格不同而有显著的差异，因为治疗师的风格是他们自身生活经验的产物。

比如，我的风格就部分地是我童年经验的产物。我的童年是在一个纠缠型家庭中度过的，这个家庭由 40 个伯叔姑舅姨以及 200 个堂（表）兄弟姐妹组成，所有这些人在某种程度上形成了一个紧密的家庭网络。我的家乡是在阿根廷农村，只有一条主街道，称为"第十一主街"，它拥有 4000 人口。我的祖父母、两个叔叔、一个堂兄，以及他们的家人，都跟我们住在同一个街区。就像一位中国城里的居民一样，每当我走在街上的时候，我就会感觉到有上百个堂表兄弟姐妹

在看着我。2 于是,我在孩子时就不得不学着在亲密的环境中让自己
感觉自如,同时也尽量与之分离以保持我的个性。

作为一个年轻的从业者,那时我比较倾向于重视孩子而去责备
他们的父母;在我结婚后有了自己的孩子时,也犯着父母们不可避免
地犯的错误时,我开始理解父母们并同情他们。在以色列时,我治疗
来自许多不同文化背景的犹太小孩;在美国时,我治疗黑人家庭与波
多黎各家庭:这两种生活经验使我敏感地认识到人类现象的普遍性,
以及特定的文化所规定的个体对这些现象起反应的不同方式。我变
得尤其关注各种社会对其劣势者采用的强制性方式。

经过了这些年,我取得了一些成功,也犯下了数不清的错误;这
些经历给了我一种有能力与有权威的感觉。在我最感到棘手的时
刻,这种成就感以一种权威的姿态表达出它自身;而在其他时候,则
让我像专家一样做出行动。我学会了去接受我自己并认识到了我身
上从没改变过的区域,通过这种办法,我也培养出了一种尊重人们以
多种方式来解决人类问题的见识。

我的治疗风格是由如下两个变量编织起来的:怎样保持个性以
及怎样支持相互关系。我一直关注怎样保持规定着个体同一性的边
界,我不会让某位家庭成员在治疗会谈中谈论在场的其他成员。这
条规则可通过告诉某位家庭成员"他在替代你说话"而激活。我经常
把坐在一起的家庭成员们分隔开,并且可能会像一位交通警察一样
用手势来阻止插话或不适当的附和要求。我倾向于不鼓励使用某位
家庭成员来作为其他成员的记忆贮藏之所。我会赞扬对能力的描 121
述,并鼓励家庭成员夸赞任何在治疗会谈中显示出来的能力。对于
个体性格、服饰穿戴、一段措辞巧妙的话或一个有创意的领悟,我都
会慷慨地给予夸赞。我会鼓励家庭中的弱势者并加入其中以支持他
们,使他们能够赢得承认而改变他们的地位。我尤其会支持那些成
长着的孩子为其适龄的独立性去奋斗。在这个领域,用年龄比较的
方式来陈述一个问题通常是可行的:"有时你的行为像一个六岁的孩
子,而有时你则像一个真正的十七岁少年。"这种套话可变成一种工

具,用来鼓励其发展"十七岁少年"的行为。

在鼓励相互关系方面,我最好的技术就是显示出幽默感并对人类的弱点加以全面接纳。我倾向于对那种不提及"你"的"我"提出挑战。我不会跟某个家庭成员说要其改变,我会告诉与之有重要互补关系的另一位成员,让其帮助第一位成员改变,这是因为第一位成员不能独自完成此事。这种策略利用了家庭系统自身相互制约的力量,这种力量使得某个成员如果没有其他成员的支持与互补就难以改变其地位。实际上,我使得其他的家庭成员变成我的共同治疗者,使这个更大的统一体成为愈合的母体。我会避免作出个体性的解释,比如,如果一位丈夫过度控制,我就会因为妻子鼓励她丈夫统治而向她发起挑战。

我会通过依次作出解释来处理家庭冲突,这样就可以从不同的观点来观照同一模式。比如,一个十四岁少年在学校里遇到困难,而他的父母正为如何处理这件事而争吵。在这种情形下,我可能会有三种干涉的方式:加入丈夫,我会说:"你妻子跟你儿子之间的联盟让你无能为力";加入妻子,我会说:"你丈夫与你儿子没有能力解决冲突,这加重了你的负担,并使得你担负起照顾他们俩的责任";加入儿子,我会说:"你的父亲跟母亲在为你学校里所遇到的困难而争论,而没有给你机会参与其中;他们让你没办法长大起来。"然后,我会要求他们在治疗会谈中"演示"出改变。

通常地,我不会让人们谈论过去的事情,我会倾向于给出直接的场景,把他们直接带进治疗会谈中。比如,如果我正在治疗一位厌食症病人,我会跟这个家庭一起吃饭。如果一对夫妻谈论起他们之间的冲突,我就会要求他们演示出来。我会利用空间来表达亲近感与距离感,要求人们搬过来搬过去,把它作为一种促进或阻断交流与影响的方式。

我已学会把自己分离出去并指导家庭成员们在我进行观察的时候演出他们自己的戏剧。我学会了相信我自己对家庭的反应,并会自然而然地介入。但是,我还是不停地观察着家庭交流的秩序与节奏,对于在什么时候跟谁说话作出清醒的决定。

　　作为一位治疗师,我倾向于扮演一位远亲的角色。我喜欢讲述我自己经验与思想方面的趣事,包括我曾经读到过或听到过的与这个特定家庭有关的一些事情。我会试着吸收这个家庭的语言并使用该家庭的语言与说法来构造隐喻。这些方法使得陌生人之间的碰面变成了熟人之间的碰面,由此缩短了时间。这些都是适应的技术,在加入过程中非常重要。

第 七 章

建构治疗系统

治疗师创建一个治疗系统并把自己定位成其领导者的方法,称
为参与式操作法(Joining Operation),这种方法是治疗的基础。只
有治疗师参与一个家庭并建立起一个治疗系统,重构才可能发生,而
任何达到治疗目标的企图也才不会落空。

参 与 与 顺 迎

参与与顺迎是描述同一过程的两种方法。当强调治疗师的行为
是直接以与家庭成员或家庭系统建立关系为目标的时候,就用参与;
而当要强调治疗师为了达到参与的目标而调整自身的时候,则用顺
迎。要参与一个家庭系统,治疗师必须接受这个家庭的组织与风格
并混同于其中;他也必须去体验家庭的交往模式与这些模式的强度。
也就是说,他应当去感受某位家庭成员在家庭中被排斥或被当作替
罪羊时的痛苦,以及在家庭中被爱、被依靠或以其他方式被肯定时的
快乐。治疗师会注意到某些家庭方面的主题会更多地被家庭成员们
所关注,他就会参与家庭成员们的探索。治疗师必须顺着他们交流
的路径前进,才会发现其中哪些是开放着的,哪些是部分关闭着的,
而哪些则完全堵塞住了。当他的推动力超出家庭的极限时,他就会
受到系统的"反偏离机制"(Counterdeviation Mechanisms)的警告。
家庭对治疗师的冲击正是让治疗师对家庭加以了解的因素。这个过

程不可能是单向的：当治疗师顺迎着去参与家庭时，家庭也必须顺迎并参与治疗师。

顺迎操作法被视为理所当然的事情，因此并不经常在讨论治疗时得到描述。在整个治疗过程中把家庭与治疗师联结起来的黏聚力尽管被承认为是必要的，但在处理更具戏剧性的重构过程中常被忽略。有时，这种忽略是有意进行的。许多家庭治疗师宁愿不去分析顺迎技术，因为这些技术是自发的，并常常处于治疗师的意识之外。他们害怕对治疗师的顺迎技术进行分析会抑制治疗师的自发性。

说到对顺迎过程的洞察，人们必须转向人类学。人类学家为了能够主观地理解某种他所研究的文化的结构，会参与到这种文化之中。据列维·施特劳斯所说，为了能够理解某种文化的结构，人类学家会去适应这种文化："人类学家离开他的家乡与家庭很长时间……他采取陌生社会的生活模式，而没有内心的保留或隐蔽的动机；人类学家从事着完全的观察，没有什么事情能超出其观察之外……观察者完全被其所观察的对象吸引住了。"而同时，为了分析所观察的社会，人类学家也必须在观察中与之分离："我们确实能够证实，沉溺于这种经验并容许它自身被这种经验所塑造的同样一个心灵，也可变成心理活动赖以发生的剧场，它无须抑制这种经验，而仍将这种经验转换成一种模式，使之释放出更多的心理活动。在最后的分析中，这些心理活动的逻辑一致性是建基于那个能说……'我在那儿'的人的真挚与诚实之上的。"[1]

像人类学家一样，家庭治疗师也会参与到他正在处理的家庭文化之中。他以同样的振荡节奏，参与进去，然后分离出来。他体验着家庭系统的压力，与此同时，他观察着这个系统，作出推论，使他能把自己的体验转化成一个家庭结构图，由此得到治疗的目标。以这样一种亲密、体验的方式来理解并知悉一个家庭，是家庭治疗中一个至关重要的组成部分。

这里用来描述治疗的家庭结构图与"对弈"（Chess Game）方法，尽管可能会给人以治疗师在操纵着不能自立的傀儡的印象，但家庭

125 治疗的实际情况却完全不是这样。任何参与家庭治疗的人总是会对
转变家庭系统的巨大困难留下深刻印象。仅仅当治疗师能够以与之
共振的方式进入家庭系统时,这个系统才能产生运动。治疗师必须
去顺迎家庭,并必须以一种特定的、家庭能够接受的方式去干预。与
人类学家不一样的是,治疗师会专心致志地改变他所加入的文化,而
且他也有着改变这种文化的技术;不过,他的目标、技术、策略都取决
于参与的过程。

在整个治疗过程中,治疗师的重点干预为的是使治疗系统向着
治疗目标的方向前进。但治疗师也必须对每场治疗会谈中的直接组
成部分作出反应。这些直接的反应可能会与治疗的最终目标不相一
致,这是因为成功的重构通常要求结构的支持,而这些结构最终必须
受到挑战。实际上,治疗是用两种不同的时间刻度来衡量的:家庭向
着治疗目标前进的过程是作为长期的运动来评估的;而参与家庭和
处理当前的问题,则是作为发生在个别的治疗会谈中的特定交流来
评估的。参与的技术可能并不总能使家庭朝着治疗目标前进,但如
果它们能确保家庭回来接受下一次治疗会谈,则就是成功的。

参与一个家庭,要求治疗师具有适应的能力。这样一种适应
(Adaptation),在这里被称为顺迎(Accommodation),或者可能是未
被意识到的,或者是有意而为的。当它是被有意使用的时候,它就能
加速治疗的早期阶段并推动治疗的进程。

维持(Maintenance)。维持指的是当治疗师理解与分析家庭结
构时,提供给它有计划的支持这样一种顺迎技术。从作为一个整体
的家庭结构,到个体成员的性格,家庭系统可以在所有层面上得到维
持。比如,当蒙塔尔沃治疗戈登家庭(第十一章)时,他很快就体验到
母亲强有力的领导权,并感受到这位母亲坚持的态度,她要保持自己
作为一家之主的地位并监视与她孩子们的交流。于是,治疗师通过
母亲来与孩子们接触,就这样维持着家庭结构。

治疗师可能会选择某个家庭子系统的特定交往模式并对之加以
维持。当惠特克跟多兹夫妇谈论(第十章)他们交流的互补性时,他

对他们的惯用模式加以支持和强调。比如他说："爸爸，告诉我，你是 126
用从容与平静来化解她的火爆吗？"他引入他私人生活的例子来对这
种方法加以强化："我娶了一个脾气非常烈的女人，这是因为我比较
从容平静。"

在史密斯的家庭（第九章）中，治疗师发现，史密斯先生希望监视
别人与他妻子的接触；当这种控制被打破之后，史密斯先生就以古怪
的行为来对之作出反应，而这强化了治疗师一直试图去破坏的家庭
中的默契。于是，治疗师就尊重他们所偏好的交往模式，并确保他得
到了史密斯先生的允许才与史密斯夫人及他们的儿子接触。后来，
当治疗统一体建立妥当之后，他才绕开这一结构以减轻"被认定的患
者"的核心地位。

维持操作法（Maintenance Operation）通常包括对家庭子系统的
主动肯定与支持。当治疗师向父母提出第一个问题时，当治疗师尊
重家庭的要求、通过某个被确定为家庭的中枢成员与整个家庭接触
时，或者当他临时接受夫妇对"被认定的患者"的标识时，他就是承认
了他们在家庭中的执行地位。当治疗师接受了夫妻对他们互补性的
规定时，公开地欣赏家庭的幽默，或表露出对他们的情感时，他就是
在使用着维持操作法。

当治疗师鼓励夫妻在处理青春期孩子子系统上相互支持时，他
就是在支持着家庭子系统；他也可能会通过建议较小的孩子不要参
与某些治疗会谈，或在他跟其他人谈话时给这些小孩子一些没有声
音的玩具让他们去玩，来在一个大的兄弟姐妹子系统中支持一个青
春期孩子子系统。

维持操作法常常包括对某个个体的长处或潜能的肯定与支持，
或对某个成员在家庭中地位的扶持。治疗师会表扬某个孩子在描述
一个场景时非常敏锐；也会赞扬某个家庭成员使用的一个比喻是多
么恰当；也会夸赞另一位成员的论述是多么有逻辑性；或称赞某人在
处理一种情况时所显示出来的能力；他也可能对一个新发型或一套
新衣服加以恭维。每位治疗师都有他自己的风格来肯定别人。惠特

克是一位擅长以增加自我扩展之可能性的方式来对家庭成员加以支持的专家;而蒙塔尔沃则会对能力的范围加以探索,并组织起任务来帮助家庭成员们培养技巧:这两位治疗师都在称赞别人方面非常慷慨。

在治疗的相互纠缠过程中,维持操作法可能会具有一种重构的功能。当治疗师支持一个子系统时,家庭中的其他部分可能会不得不去重构,以顺迎这种支持。如果治疗师支持夫妻中的弱势方,这就形成了一种对夫妻中强势方的重构要求。如果父母子系统得到支持,这将会对兄弟姐妹子系统有着重构的含义。

追踪(Tracking)。追踪是另一种顺迎的技术。治疗师密切注意家庭交流与家庭行为的内容并鼓励他们继续下去。治疗师就像一根追随着唱片上凹槽的唱针。就其最简单的形式而言,追踪是指问清问题,作出赞许的评论,或者抽引出一个观点的详尽含义。治疗师并不会对正在说的话发起挑战,而是把自己当作一位感兴趣的听众。追踪操作法(Tracking Operation)是非干涉型治疗师的典型手段,用极少的"嗯—嗯",提示他们继续交谈,重复某位成员说过的话,显示出对某段陈述的兴趣以表示赞赏,以及提出问题要求对内容加以扩充,这些是由来已久的方法了。动力—非指导治疗师(Dynamic And Nondirective Therapist)控制交流的方向与流向就是采用这种方法的。

一场治疗会谈中的行动也可被追踪。比如,当蒙塔尔沃在观察戈登家中"被认定的患者"读书时,他设计了一项任务,让这个女孩阅读,并让她母亲监视她阅读的能力。追踪这个孩子的行为也由此得到放大,把探索父母教养功能的人际间交流也包括进来了。

对交流内容的追踪也可用于探索家庭结构。比如,一位治疗师在治疗一个高度纠缠的家庭时,注意到父亲说他不喜欢关着的门。治疗师开始追踪关于门的主题。结果发现,这家的孩子们都不被允许关上他们自己房间的门。十岁的儿子有他自己的房间,但总是去他姐姐的房间睡,而且常常睡同一张床。由于这对夫妻自己房间的门从来不关,因此他们的亲昵行为与性生活就缩减了。对这个家庭生活空间的利用与门的使用方式的考察,就变成了这个家庭缺少清晰边界的隐喻。

追踪通过获取信息来肯定家庭成员。治疗师并不发起行动,他通过跟随家庭成员来引导他们,他通过鼓励与接受家庭中的交流来认可这个家庭。

就像维持一样,追踪也可作为一种重构的策略来使用。罗纳德· 利布曼使用追踪在一个厌食症女孩及其父母之间创建起一道暂时性的界线。这家人在吃午饭的时候和治疗师会面。这女孩的父母极为牵挂与忧虑,不断地催促孩子吃饭。治疗师是一个犹太人,他鼓励作为正统犹太教信徒的父亲谈论饮食律条,讨论在紧急情况下取代安息日法的条例;他还跟母亲讨论把汤作为第一道菜是否合适;他们还讨论罗宋汤应该怎么准备,以及是否应该把卷心菜和甜菜放进去。看起来似乎治疗师仅仅追踪了这对父母的兴趣所在,但当他们用信息来满足治疗师的极度好奇心时,女儿已经吃下了她的午饭。治疗师就是用了追踪来把自己设定为父母注意力的接受者,替代了女儿,变成了父母与女儿之间的一道界线。

模仿(Mimesis)。模仿是一种普遍的人类操作。母亲用勺子喂孩子吃饭时,她先张开嘴,孩子就也会这样张开嘴。一个和结巴说话的人常常会减慢他的讲话速度,并会开始变得结巴起来。模仿的长期后果可从被收养的孩子长得越来越像他们的养父母一事体现出来。

治疗师使用模仿来顺迎一个家庭的风格与情感形式。比如,在一个习惯于长时间停顿与较慢反应速度的家庭中,他会采用这个家庭的交流速度,并放慢他的步调;在一个快乐的家庭中,他会变得快乐与开朗;而在一个有着拘束风格的家庭中,他的交流也会变得稀少。

治疗师在所有人类情景的普遍性方面都跟家庭成员们相类似。因此,他们之间有相同经验的情形总是会出现。治疗师会用模仿操作法（Mimesis Operation）来对此加以强调，以混同于家庭之中。像这样的一些交流："我娶了一个脾气很烈的女人"、"我学习《塔木德》"、"我知道贫穷意味着什么"、"我有两个处于青春期的孩子"，以及"我也有个这样的姑妈"，会增加亲密的感觉，就像哈里·斯塔克·沙利文所说的那样，表明治疗师和家庭成员们都同样是人。

在治疗系统中，模仿操作法通常是隐含的与自发产生的。在多兹家庭（第十章）中，当多兹先生陪着小孩玩时，治疗师抽烟斗；而当治疗师开始跟小孩玩起来的时候，父亲则开始抽他的烟斗。有经验129的治疗师甚至会在没有意识到的情况下就采用模仿运作法。史密斯先生脱掉他的外套并点燃一支香烟；治疗师跟他要了支烟，并意识到他做这个动作是采用了模仿操作法；但他脱掉了自己的外套，对此他却没有意识到。在他跟史密斯先生说话时，他也以一种苦恼且笨拙的方式搔自己的头，这会减少他的权威性，但会增加他与苦恼且笨拙的患者之间的亲密感。

就像其他的顺迎过程一样，模仿操作法也可用于重构。当治疗师通过增加他自己与史密斯先生及与多兹先生之间的亲密感而与他们联结起来时，这两个患者的力量便得到了增长。

顺迎过程与重构过程是交织在一起的，把这两者分离开是为了教学的便利。但是，只有当与治疗活动的人性与艺术性结合在一起的顺迎过程得到分化的时候，它才能被学习、被教授。这样，治疗师才能分析他的顺迎能力，以扩展他的情感范围并改进他的技术。

诊 断

在家庭治疗中，诊断就是治疗师从他参与家庭的经验与观察中发展出来的工作假设（Working Hypothesis）。这种关注人际关系的评估，根本不同于通常在精神病治疗中被叫做诊断的过程。精神病治疗中的诊断通常包括：从病人处收集资料或收集关于病人的资料，并综合所收集到的资料,确定疾病的名称。然而,家庭诊断则包括:治疗师去顺迎家庭,以形成一个治疗系统,然后对他所体验到的家庭当前的交流活动作出评估。

家庭处理问题的方式通常是朝向个体并朝向过去的。家庭前来接受治疗,是由于某个成员,即"被认定的患者"的偏离或痛苦。家庭成员们的目标就是由治疗师去改变这个"被认定的患者"。他们希望治疗师改变这种情形,而同时不会改变他们偏好的交往模式。实际上,家庭是要求回复到"被认定的患者"的症状还没有变得不可收拾之前的情形。

然而,治疗师只是把"被认定的患者"看成一个以最明显的方式把影响整个家庭系统的问题表现出来的家庭成员。这并不意味着这个"被认定的患者"与治疗没有关系,相反,需要对之加以特别的注意;不过,必须将整个家庭作为治疗干预的对象。诊断过程的一个目标就是拓宽问题的概念。家庭用以概念化问题并解决问题的对个体的关注必须扩展,以把家庭在其当前情形下的相互作用也包括进去。

在评价家庭的相互作用时,治疗师主要关注如下六大领域:第一,他考察家庭的结构,它所偏爱的交往模式以及其他可获得的替代模式。第二,他评估系统变得复杂并进行重构的弹性与能力,这可通过系统中的联盟、联合以及子系统为应对环境的变化而进行重组体现出来。

第三,治疗师检查家庭系统的共振能力,对其个体成员行为的敏感程度。大部分家庭都处于以纠缠型(Enmeshment)与疏离型(Disengagement)为两极的范围之中,前者对其家庭个体成员的输入极端敏感,以致其反偏离机制的激活阈限过分偏低;后者对其家庭个体成员的输入极端不敏感,以致其反偏离机制的激活阈限过分偏高。

第四,治疗师检查家庭生活的环境,分析家庭生态中支持与压力的来源。第五,治疗师检查家庭的发展阶段,及其与此阶段相适应的任务执行情况。第六,治疗师考察"被认定的患者"的症状是以怎样的方式被用于维持家庭偏好的交往模式的。

家庭治疗中的诊断是通过参与的互动过程而达成的。家庭结构、它内在的弹性程度、家庭系统的共振以及"被认定的患者"的地位，都是不可见的存在事实，这些只能通过治疗师对家庭系统的顺迎及探测而被认识到。对家庭的诊断会在家庭地图中显现出来；但由于这种家庭地图与治疗师及被参与家庭的特定性质紧密相关，因此诊断也就会包括家庭对治疗师的反应方式。

比如，一个家庭中的父亲老是喋喋不休地解释某个孩子过去生活的某些方面，这个家庭认为这些方面是导致此孩子目前问题的原因。治疗师听着这个历史资料，但他也注意到父亲是家庭里的发言人，而其他家庭成员则都非常安静。因此他开始探测家庭，或许他会要求母亲发表她对父亲所说内容的看法。家庭对治疗师这种探测的反应是治疗师所收集信息的另一个重要部分。这样一种对家庭组织的测试构成了一个小型危机，可在家庭的弹性区域及其忍受的限度方面提供有价值的资料。

家庭与治疗师的交流内容，尤其在一开始，通常是被精心组织的，并由于频繁的排演而常常被僵化；这是一种事件的正式版本，给予治疗师的资料是最少的。而当治疗师参与家庭时，所揭示出来的资料则通常有较少的防范性，可让治疗师瞥见隐藏着的交往模式。

在某种意义上，互动的诊断可在治疗师收集不同种类信息的过程中达成。把家庭成员所说的话，根据所提供材料的意义以逻辑次序来加以组织，这是很重要的；而非言语的信号，如嗓音的声调或经常性的迟疑，也很重要；也可从谈话的次序，即在什么时候谁对谁说话，收集到其他资料；还有，治疗师的探测也可获得家庭中其他可替代交往模式的信息，以显示出当家庭组织在治疗会谈的情景中被动员起来时，它的弹性程度是怎样的。

治疗师对家庭的冲击也是家庭诊断的一部分。治疗师的进入本身就是一种大规模的干预。家庭治疗师必须根据家庭所呈现的结构图来认识到他对家庭的影响，而不能从"外部"来观察家庭并作出诊断。

当家庭同化或顺迎治疗师、重构或拒绝重构的干预时,互动式诊断都总会发生改变。这是这一类型的诊断与标准的精神病治疗诊断间的又一区别。个体的诊断是一种静态的标注,它强调个体最显著的心理特征,并暗示这些特征是在社会环境中抗拒改变的;而在家庭治疗中,个体与家庭被视为与它们的社会环境相互联系,并随它们的社会环境而改变。联系着环境而逐渐发展的诊断,其优点在于它为治疗干预提供了进入的通道;这样,诊断与治疗也变得不可分离了。

这种类型的诊断与预后也是不可分离的。在家庭参与治疗师后家庭交往模式的表现,显露出其他可被认为在治疗发展过程中有意义的可替代交往模式。任何类型的诊断都仅仅是排列资料的方式;家庭治疗师所拥有的优势在于,他是怀着在治疗相互联结、相互影响的一群人所组成的系统这样一个观念来工作的。因此,如果他对资料的排列把他引向一个无法解决的问题时,他会去搜寻看待同一种复杂现象的不同视角。比如,把史密斯先生诊断为激越性抑郁症患者,使得精神病医师治疗他的方向受到限制,并且对他的预后也不良。而家庭治疗师起初暂时性地把史密斯先生及其夫人诊断为一对有相互作用的夫妻——史密斯夫人需要史密斯先生的帮助来克服她的性问题。这一诊断与前一种诊断既同样正确又片面,但是它具有这样的优点:能引向一种截然不同的可以帮助史密斯一家的治疗程序。

治疗契约

对治疗契约的一致认可,是治疗系统形成过程中的一个基本部分。家庭希望当前的问题得到解决,而无须干涉到他们偏好的交往模式。但"被认定的患者"的改变很可能会依赖于家庭的转化。家庭治疗师通过扩展问题的关注点来把家庭内互动包括进去,并且,在大部分情况下,家庭互动的一些方面将会成为治疗的对象。因此,家庭以及治疗师必须在问题的性质及改变的目标方面达成一致。这种契约可以没有一种得到清楚规定的性质，但它必须存在。如果必要，在一开始它可以是非常有限的，但随着时间推移，它会发生扩展或改变。就像诊断一样，它会随着治疗过程的进展而发展。

契约提出一个承诺，即帮助家庭去解决使得它们前来接受治疗的那个问题。如果扩展关注点在一开始并不可能，那么契约可以限制为指示性的问题："我会帮助你们处理乔的问题"；然而很快地，这个问题的范围就会扩展为："你们在管教孩子方面存在问题，我也会帮助你们解决这个问题"；最终，契约可以覆盖一个全新的领域："在对孩子的教养上，你和你的配偶处于对立面；我们需要一起去探索这个领域。"

治疗契约也对治疗的后勤保障加以详细说明。治疗可以在办公室里、家里、学校里进行，或者它也可以从一个地方转到另一个地方；治疗师可以只限于处理家庭内部的问题，或者他也可以帮助家庭解决与其他机构之间的难题；治疗契约会详细说明进行治疗会谈的频率和每次持续多长时间。所有这些条款可以随着治疗的开展而改变，但一开始，治疗双方必须达成某种程度的一致理解。

参 与 子 系 统

一般地，参与一个子系统就构成了重构的干预，因为其他家庭成员必须重新组合，以缓解强有力的治疗师与另一个子系统结成联盟而对它们带来的冲击。然而，这项技术也有赖于治疗师的顺迎技术及确认技术。

当治疗师治疗一个家庭时，他会参与各个不同的子系统，去顺迎每个子系统内部的交往模式、情感和语言。比如，青春期孩子的语言、需要与感受截然不同于更小孩子所组成的子系统。当父母与孩子分开而单独与治疗师会面时，父母子系统的主题与情感都会发生显著的改变。治疗师的顺迎技术必须要考虑到不同子系统在不同环境中表现出来的所有不同风格与思考类型。

常常被忽视的一个治疗技术就是对孩子的顺迎。一些家庭治疗师倾向于去顺迎家庭中的大人,以致损害了孩子。这种扭曲有时可能是正当的,因为父母拥有更多的权力,并更易于作为家庭重构的正常手段。但另一方面,治疗师采用这种方法的原因看来是治疗师自己缺乏技术去顺迎不同发展阶段的孩子。

一个年幼孩子对陌生人所问的抽象问题,通常会回答以"我不知道",或"是"与"否"。他会看着他的父母,希望他们来替他回答,或至少给他以一个非言语的暗示,以提醒他怎样去回答。这种现象可能是因为孩子在防卫性地反应,但它也可能是因为措辞是"大人的语言"的问题,或者太抽象了,不太适合孩子的认知发展水平。

家庭治疗师必须能够对孩子的说话加以顺迎。在多兹家庭的治疗会谈中,当治疗师要试图与十个月大的婴儿建立联系时,他使用了最强有力的参与运作法。他坐在地板上逗他。整个家庭的气氛就改变了,而由于"被认定的患者"经常拉屎撒尿弄脏衣服而老是对之责怪的妈妈,变成了为拥有这个活跃而快乐的婴儿而自豪的妈妈。可以看到,在家庭成员之间,接纳感与支持感明显地增强了。在戈登家庭中,当治疗师与受到惊吓的、被当作替罪羊的孩子第一次接触时,他使用了具体的手势语言:"火有这么大吗?"他比划道,"还是这么大?"在赢得这个焦虑的孩子的回应后,治疗师继续问一些只要求回答"是"或"否"的问题。当曼迪回答了三四次之后,治疗师冒险问了一个需要加以详细回答的问题。他逐渐地增加他语言的复杂程度。对于执行父母功能的孩子,治疗师会使用身体的接触,并善意地与他开玩笑,以这种方式使之理解重构的讯息;这个执行父母功能的孩子应该把更多属于母亲的抚养和教育功能留给母亲:"你太忙了,小伙子";治疗师告诉这个孩子:"你太操劳了。"

使用不同的家庭子系统也可以是一种有用的技术。一些家庭治疗师提议,治疗应当在所有家庭成员都参与的情况下进行,这样才能确保开放的交流。只有在所有家庭成员都出席的情况下进行治疗，才会当然地抑制家庭中秘密与阴影的发展；但是，也存在着这样一些情形，在这些情形中，对子系统进行分隔处理，是一种有力的重构策略。比如，在高度纠缠的家庭中，高度共振系统的边界的薄弱性是致病的原因。在那个总是开着门的家庭中，重构是以在丈夫与妻子周围、在十几岁的女儿周围规定清晰的边界为基础的，这使得两个子系统都拥有某种程度的私密性。

有一个家庭，夫妻总是相互攻击，并且争吵不断升级，只在父母联合起来批评他们的某个青春期孩子的时候才告暂停。治疗师要求父母只把小于六岁的三个孩子带来一起治疗，才使这种不良功能模式得以转变。在三次治疗会谈中，治疗师、父母及孩子们都坐在地上玩造塔与开汽车的游戏；对这些年幼的孩子而言，才有可能开始从父母那儿得到一种支持的感觉，而这种感觉是先前跟父母在一起时所不可能得到的。

当治疗师开始治疗时，治疗师邀请家庭中所有成员都来参加治疗会谈。如果他知道这是一个扩展家庭，他会把祖父母也包括进来。如果存在着与这个单亲家庭有重要关联的另一个成人，他也会试着与这个人取得联系。他会要求家庭把所有孩子都带过来，包括最小的孩子，都来参加第一次治疗会谈。对整个家庭的观察，会帮助治疗师识别出不同家庭成员参与维持功能不良之交往模式的不同方法；这种观察也能给治疗师以线索，以发现不同家庭成员促成或抵制家庭中发生变化的相对权力。拥有了这些观察之后，治疗师就能有策略地与某些家庭子系统接触，而把其他的子系统排除在外。

在当前的治疗系统中，把家庭成员们包括进来或排除出去，是一种强有力的策略，可探索在变化着的环境中子系统是怎样行使其功能的。一个执行父母功能的孩子可能会在他的父母在场时显得服从，而在他负责照看兄弟姐妹子系统时变得专横起来。一位有能力对付其孩子的母亲在她自己的母亲在场时可能会变得能力不足。一个受母亲保护的孩子可能会在兄弟姐妹子系统中成为替罪羊。在有许多孩子的家庭中,兄弟姐妹子系统会变得更加细分。治疗师与父母及不同的兄弟姐妹子系统会谈,会呈现出非常不同的家庭交往模式的面貌。

对于某些家庭,治疗师总是与全家合作进行治疗;而对于其他一些家庭,治疗师会选择他感觉最合适的群体来开展治疗,并会随着治疗发展的动态而更替不同的群体。一般地,治疗师应当保护夫妻的隐私免受侵扰。当治疗家中有青春期孩子的家庭时,治疗师可以安排与每个青春期孩子进行个别的治疗会谈,以使其独立地探索问题并与一位重要的家庭外的大人建立起关系,而这在整个家庭群体中是不可能的。

与家庭中的不同群组开展治疗也可以是一种重构技术。比如,治疗师可以把某个联盟中的成员分隔开。他可以先与处于一个稳定的联盟中的两个成员在几次治疗会谈中见面,而不让他们所对抗的成员参与,这样就使他们两人发展出一种并不要求结成联盟以对抗某人的关系;而相互对抗的成员们也可以一起接受治疗会谈,以改变他们的交往模式。比如,治疗师分配给戈登家中母亲的任务是:去教会那个被她当成替罪羊的孩子怎样才能点燃火柴。在那次治疗会谈中,当所有家庭成员都在场的时候,治疗师建立起了一道界线,阻止其他三个孩子去干涉一场母亲—患者间快乐交流的发展。

有时,在会谈中可缩减家庭中不适当地处于中心地位成员的活动。治疗师可以通过增加自己的活动来阻断这位成员的输入。治疗师可以把这位中心成员送到外面,通过一个单面镜来观察治疗会谈;或者他也可以简单地通过改变座位,来增加这位成员与家庭中其他成员间的距离,以限制这位成员的参与。这样,使得不如此做就会仍然隐藏着的过程有可能显现出来。

在对整个家庭进行的治疗会谈中,治疗师可以通过参与家庭中的一个子系统并把其他的子系统排除在外而扮演边界制定者的角色。比如,他可以创建一些活动范围,使之只促进家庭中某些成员之间的交流。所有这些对子系统的干预方法,如作为诊断过程中的探测方法,也是有价值的。

参与与重构

参与与重构这两种技术间的区分是一种人为的区分,并不是治疗自然发展过程中的特征。治疗系统处于持续的运动之中,并且参与、探测、观察、帮助以及形成治疗契约和激发转化的诸过程,都会以变化多端的顺序一遍又一遍地发生。比如,形成家庭诊断就是参与过程的一部分。但在实际的治疗中,重构干预可能会在临时的诊断还未做出之前就发展起来了。

顺迎与重构这两种方法相互交织在一起是既有趣又复杂的。根据家庭治疗师们对顺迎与重构操作法的使用,甚至可以把他们分成不同的类型。在"移情"类型("Transferential" Group)中,治疗师并不被认为是参与家庭的。顺迎的过程被看成是治疗的一个次要部分,只有当它们变成反移情的(Countertransferential)时候才被加以控制。家庭重构的过程则被看成是治疗师解释的后果——他从一个分离的地位对家庭的输入——而发生的。在这种情况下,治疗师是处于家庭外面而向内探察的。

在"存在"类型("Existential" Group)中,治疗师与家庭被看成是相互顺迎的。家庭中的变化被当成是这种相互顺迎的一个后果而发生的;而成长也因此被期望为是非特定的、一般性的。重构运作法及其策略由于其操控性以及对成长的抑制而被抛弃。治疗师是从家庭内部而非与其分离开的立场来操作的。

在"结构"方法中,这两种类型的操作法都被认为是治疗的不可缺少的部分。顺迎过程是一种特殊的运作方式,治疗师通过它来获得对家庭交往模式的主观了解,并且通过它来把自己确立为治疗系统的领导者。重构操作法,可能包括家庭离开治疗师后在家中执行的任务,它要求家庭组织中发生特定的改变;治疗师从作为存在派典型方法的参与地位而转变成专家的分离地位。然而,所有这些派别都只代表着一种理论姿态,而描述不出治疗师的实际行为:这样的行为与治疗师所宣称的理论立场之间,可能会有极大的不同。

第 八 章

重 构 家 庭

重构操作法（Restructuring Operation）是治疗师在企图强迫家庭进行治疗性改变时，一种对抗并挑战家庭的治疗性干预。重构操作法与参与操作法的区别在于它们对家庭发起的挑战：参与操作法并不发起挑战，它只是缩减家庭与治疗师之间的距离，帮助治疗师与家庭融合到一起，共同参与到治疗会谈中所发生的事件中去。

但重构操作法与参与操作法仍是相互依赖的。治疗如果没有参与操作法便不能得到执行；而如果没有重构操作法，治疗也不会成功。在这两者之间做出区分，常常是困难的。参与操作法也可以作为一种重构技术来使用；但当参与操作法被用于重构时，它就不会去对抗家庭。这个技术可以与柔道相比较。一个柔道高手会使用其对手自身的运动来使对方失去平衡；而在使用参与操作法来进行重构时，治疗师会使用家庭自身的运动，来推动它向着治疗目标的方向前进。

在参与操作法中，治疗师变成了家庭戏剧中的一个演员；而在重构操作法中，他同时行使导演与演员的两种功能。他编制情节、设计舞蹈动作、突出主题，并引导家庭成员在家庭剧目的限制范围内进行即兴创作。然而，他也使用他自己，进入联盟与联合，创建、加强或削弱界线，并反对或支持各种交往模式。他使用他自己在治疗系统中领导者的地位来发起挑战，来使家庭不得不去顺迎。

139

重构操作法是治疗中最重要的部分。它们是一些十分显著的干预方法，可以使家庭向着治疗目标前进；但它们能否成功则取决于是否能够稳固地建立起一个治疗系统。当治疗系统被稳固地建立起来之后,重构操作法就必须被设计成:在家庭发生改变时,可以容许有一些时间以进行巩固与重组。

当治疗师参与家庭时,他有两个主要任务:他必须去顺迎家庭,但他同时也必须维持他自己在治疗系统中的领导地位。治疗师必须抵制被家庭系统吸入。他必须让自己对家庭组织有足够的顺迎以便能够进入其中;但他同时也必须维持自由以做出挑战家庭组织的干预,迫使家庭成员们去顺迎他,以推动家庭向着治疗目标前进。

如果治疗师屈服于家庭的压力,以补偿与延续家庭组织的方式来参与家庭,他就会失去自己的行动自由;这样他也就会变得没有力量去进行重构干涉;他的输入也只是对功能不良的系统加以补充,并促使了他本应去重构的适应不良的交往模式得以成形。比如一个家庭前来治疗,是因为母亲不能控制她处于青春期前期的顽皮孩子。治疗师发现在这个家庭的混乱活动中不可能指挥一场治疗会谈,因此他开始对孩子施加控制,接管了这个家庭中父母进行管教的功能。通过这种补充式而非重构式的处理,治疗师被家庭系统卷了进去。母亲完全放弃了她对孩子的软弱控制,而变得非常依赖于治疗师,以至于治疗师必须对他所"接管"的家庭继续行使他的管教及其他的执行功能,以使其维持下去。

只有从领导者的立场出发,治疗师才能维持他的治疗可操纵性及自由来操作自己与家庭。"操纵"这个词,由于其负面含义,在应用于治疗时有时会引起问题。不过家庭前来接受治疗,是因为他们处在痛苦之中,并且需要帮助。有着长期不良功能模式的家庭,只有通过改变这些模式才能获取帮助;只有家庭的功能得到改善,痛苦才能被减轻。治疗师的工作就是去操控家庭系统向着设计好的改变前进。他必须能够使家庭参与到推动改变的运作中去。治疗契约中必 140须明确治疗师作为实验性社会操控的专家地位。

重构操作法至少有七种类别:使家庭交往模式演示出来,标定边界,逐渐增加压力,分派任务,利用症状,操控情绪,以及支持、教育或指导。这七种类别并没有穷尽列举重构操作法,它也没有涵盖由治疗师及其所治疗家庭的个体风格所决定的诸多不同的种类。每位治疗师都会相较其他技术而更为偏好某些技术,并根据他自己的个性与资源以及他所治疗的每个家庭的特性与资源,而以不同的方法去使用它们。

使家庭交往模式演示出来

尽管治疗师必须维持他领导者的地位,他也必须避免这种位置的危险,也即变得过度中心化的危险。一个家庭前来接受治疗、寻求专家的帮助,他们希望把他们自己向专家加以解释,并希望得到他的建议。因此,他们倾向于把他们自己完全显露在治疗师面前,把他们所经历的情况描述出来。

如果治疗师并不去考察这种倾向,治疗会谈就可能会变得以他为中心了,即使当他沉默的时候也是如此。每件事情都可能会由他来加以指导,并相应地由他来加以修改。他可能会发现自己在不停地参与连续不断的二元组合,而不能分离开以进行观察。结果就是,治疗会谈可能会根据治疗师自己的假设与预感而被指引进行,或者治疗会谈也可能会沿着治疗会谈场景中最活跃的家庭成员所设下的路线而进行。由此引起的交流可能会非常不同于家庭中正常的交流。

另一个危险在于让治疗会谈只局限于家庭对自身的描述,这是因为一个家庭实际的交往模式可能会完全处于他们的认识之外。家庭成员们可能会小心谨慎地描述他们所认为的他们之间的联系,而没有意识到他们的交往模式实际上是非常不同的。为了得到一个真实的图景,治疗师必须超越该家庭通过语言进行的自我描述。

因此,治疗师要观察那些与家庭向他所描述的言语相一致或相矛盾的非言语线索。一场交流常常会被交流的人际场景加强、限制或否定。史密斯一家是资料多层次呈现的一个绝妙例子。史密斯夫 141人抱怨她的丈夫不爱说话,但当她丈夫开始说话时,她却不停地打断他并且让他别说话;她说她尊敬甚至害怕丈夫,但当她仔细描述丈夫对她的控制欲时,却清楚地显示出她对这个她实际认为既病又弱的男人的无礼;她说她丈夫控制着夫妻与家庭外的接触,但她的长篇独白所表现出来的坚韧与强迫力,却清晰地显示出她控制了他们夫妻与治疗师的接触。

当治疗师听着史密斯夫人说话的时候,同时他也记下那些不为这对夫妻所认识的过程。治疗师收集了他们排练过的材料,即夫妻两人都认为史密斯先生是问题所在;不过,治疗师也经历并估测了加强史密斯先生症状的交往模式。这种相互促进的技巧可以产生出不能通过其他方式来获得的复杂资料。

演示交往模式(Enacting Transactional Patterns)。使家庭演示出而非描述出他们的交往模式,有着重要的价值。治疗师只能从家庭的描述中获取有限的资料,要扩展他的资料,他必须帮助他们在他在场的时候进行交流,来演示出他们真正用来解决冲突、相互支持、参与联盟或联合、或者分散压力的一些方式。

治疗师的在场总是一种修正性的因素。通过在一个清晰勾画出的框架之下指挥某些家庭成员进行彼此互动,他仍可以编制一些家庭情节。这些指示必须是清楚的,如"跟你父亲谈论这件事情"。这种情节减弱了治疗师中心化的趋势,并帮助家庭成员在一种意识得到增强的情形下经验到他们之间的自身交往。从治疗师的观点看,这种情节也有助于他看清楚活动中的家庭成员。只有这样,他才能开始理解隐藏在家庭成员们特定行为下的家庭结构。

重建交流通道(Recreating Communication Channels)。实现对话相对而言比较容易。治疗师可以听到一位家庭成员在谈论另一位家庭成员的行为,在这种情形下,治疗师会指示说话者跟他所谈论到的成员直接说话,而不是去谈论他。然而,这种过程可能会受到那种坚持把治疗师当作倾听者的家庭的阻挠。家庭成员们可能会公开反对,说他们自己已讨论过这个问题许多次了,现在希望跟治疗师谈谈142 这个问题;或者他们可能会开始相互交谈,但却很快地返回来跟治疗师交谈。因此,治疗师必须具备一些技巧来鼓励治疗会谈中的家庭内交流。他可能会坚持让家庭成员们相互交谈;他也可能会避免去注视任何人而长久地盯着某个东西;他可能会往后搬动他的座椅;他可能会在别人跟他说话时不加以回答,只是用手势指示另一位家庭成员说话;他甚至可能会离开会谈的房间,从一个单面镜后观察这个家庭。在他多次使用了这些技巧之后,家庭成员们就会把必须相互交谈作为治疗系统中的一条规则来加以接受了。

现在,一个新的景象展现在治疗师面前。他可以开始对内容的逻辑加以较少的注意,而更多地关注家庭交流据以发生的既定秩序。他的观察可能仅仅用来收集资料,以在往后提供干预的关注点;或者它们可能会变成直接治疗干预的关注点。在史密斯一家中,对夫妻间互动的观察使得治疗师认识到,除非他采取一个强有力的领导立场来支持史密斯先生,否则他就不能成功地创建一场对话。因此,他参与丈夫,跟他结成一个联盟来对抗妻子,通过使用这种技巧来组织起史密斯先生的参与,这样他就显得更有能力了。

操控空间(Manipulating Space)。重新安排位置是使得家庭所描述的内容得以演示出来的另一种技术。确定位置也可以被作为人们之间亲密或疏远的一种隐喻。在戈登家庭中,执行父母功能的子系统(母亲与大儿子)周围的边界变得完全不能让作为替罪羊的孩子曼迪进入。治疗师与母亲换了一下座位,这样在他们一起讨论问题时,母亲就挨着她的替罪羊女儿而坐;而治疗师则坐在那个执行父母功能的孩子身边,这样就能隔断这个男孩对母女之间交流的干预(图42)。由此,治疗师重新安排了这四个人的位置,并指出了治疗的目标是母亲与女儿的交流不要受到儿子的干预。

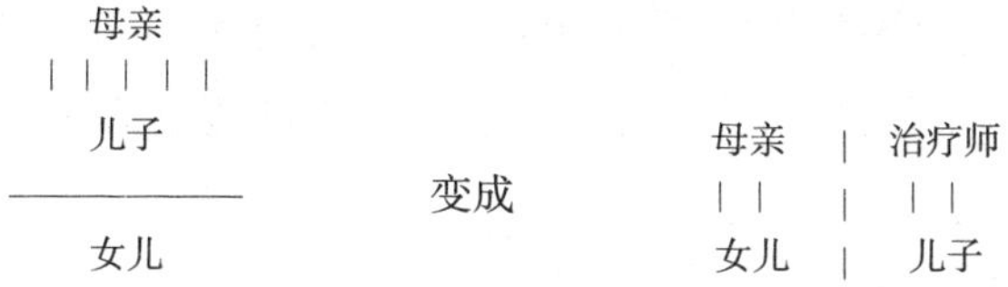

```
        母亲
        | | | |
        儿子                          母亲  | 治疗师
    ————————      变成          | |   | | |
        女儿                          女儿  | 儿子
```

图 42

当一个家庭参加第一次治疗会谈的时候,他们自己安排的位置 143
可以提供联盟与结合、向心化与孤立化的线索。如果一个孩子很快
地走到他母亲旁边的椅子上坐下,并搬动他的椅子以靠近母亲的椅
子,治疗师可以假定他们是一个二人组合。然后,他可能会注意到这
个孩子在回答问题之前会看着他的母亲。如果他要阻断这一秩序,
或者指出增加孩子与母亲之间的距离就是治疗的目标,他就可以通
过把他们分隔开并把孩子安排到他看不到母亲眼睛的座位上去,来
达到这一目标。

在多兹家庭中,被认定的患者坐在远离其他家人的座位上,在协
助治疗师(Cotherapist)的另一边。主治疗师(Senior Therapist)要
求协助治疗师跟患者的弟弟换一下座位,让两个男孩坐到一起,这样
就把患者放回到家庭里面,并得到家庭的支持。然后,主治疗师坐在
地板上与婴儿一起玩,利用这个位置来使得这个家庭中对抚养与支
持的想法得以真实演示出来。

位置安排也可以是一种鼓励对话的技术。在史密斯一家中,治
疗师要求史密斯先生看着他的妻子并跟她说话;当史密斯先生搬动
他的椅子离开他的妻子时,治疗师则移到史密斯先生旁边,并把史密
斯先生的椅子搬得离他妻子更近些;于是,史密斯先生把一个废纸篓
放在他跟治疗师之间。所有这些对亲密恐惧的戏剧都在这些简单的
移动中体现了出来。

位置安排也可以是一种处理边界问题的有效方法。如果治疗师
想要创建或加强一道边界,他就可以把一个子系统中的成员带到屋
子中间,并要求其他家庭成员往后搬动他们的椅子,以使他们能够观
察这个子系统但不能对之加以干涉。如果他想要隔断两个成员间的

接触,他可以分隔开他们,或者他可以把自己作为中间人安插在他们之间。空间的操控具有简洁的力量,直观雄辩地把治疗师要传达的讯息突出出来了。

标定边界

对于功能良好的家庭来说,它必须能够保护整个系统的完整性以及各部分功能的自主性。每一位家庭成员及每一个家庭子系统都必须对其心理动力领域的自主性与相互依赖性加以协调。

家庭治疗师试图去帮助家庭在自主性与相互依赖性之间创建起有弹性的相互交换,以能最佳地推进其成员社会心理的成长。独立
144 本身并不是目标。在个体心理动力理论中独立这个概念的贬损意味并不会延续到家庭治疗中,因为家庭治疗认识到所有系统都有相互依赖性,其目标就是要达到边界具有适当的渗透程度。

在纠缠型家庭中,边界必须得到强化,以促进家庭成员们的个体化。治疗师参与进一个纠缠型家庭的时候应当考虑到增加边界的清晰程度。在以纠缠—疏离为两极的连续体上目标朝向疏离一端的家庭中,治疗师会进行活动来降低边界的僵化程度,并以增加家庭中支持与支配功能的方式来推动子系统之间的流动。

划出个体的边界(Delineating Individual Boundaries)。可以通过作为支配治疗系统全局规则之一部分的简单规则的实施,来保护与促进个体的自主性。比如,治疗师与家庭应当倾听一个家庭成员所说的话,并应当对他的话表示感谢。家庭成员们应当彼此交谈,而不是相互谈论。家庭成员们不应当替他人回答问题、谈论在场的其他家庭成员,或是要求某位成员作为整个家庭的记忆库。

在治疗会谈中施行这些规则并不困难。如果一个家庭成员开始回答另一个成员的问题,治疗师可以用一个手势让这位说话者保持沉默。如果必要,治疗师还可以说诸如"乔,这个问题是在问你"之类

的话。一般地,我会倾向于对一个家庭成员描述另一个成员的行为或感受的任何交流加以抑制;这可以通过一种温和的方式来表达:"他当时在那儿而你不在,所以或许可以由他来描述这件事情。"或者可以用一种严厉的方式来阻断这种交流,以抵抗这个家庭成员的打扰。

家庭中的孩子也应当加以分化,并根据他们的年龄及在家庭中所处的地位拥有个体的权利与待遇。治疗师可以通过使用如下的问题来探索家庭自身的分化,如:"谁为这个八岁孩子挑选衣服?""他什么时候睡觉?""家庭中吃饭、看电视与洗澡有哪些规则?"治疗师也可以观察一个孩子是如何回答这些问题的。某些孩子会独立自主地回答问题;而另一些孩子则会在回答问题之前看看父亲或母亲,或是把问题推给父母。

如果孩子的个体自主性看起来在家中受到阻碍,那么治疗师就应当帮助这个家庭强调孩子之间的差异,突出他们要求彼此有所差异的权利,并且帮助父母根据每个孩子的发展阶段来给予特定的要求与奖励。比如,在禁止关门的那个家庭中,这是一个高度纠缠的系统,治疗师的方法就是把一项适合大女儿发展阶段的任务分配给她:她要关上自己房间的门。治疗师告诉小女儿:在她长大一点后,她也应当这样做。[1]

子系统的边界(Subsystem Boundaries)。夫妻子系统的边界应当是足够清晰的,以保护夫妻不受孩子们或扩展家庭中大人成员们的侵扰。家庭治疗师必须经常在这个领域内进行工作,因为夫妻子系统的边界不适当地僵化或模糊,是功能不良交往模式的一个常见原因。有时,分配任务有利于鼓励夫妻子系统的交流。比如,在开门的那个家庭中,治疗师要求父母每天晚上把孩子从他们的卧室中驱逐出去一个小时;父母要关着门在他们的卧室里单独度过这一小时。在史密斯的案例中,治疗师要开始与这对夫妻讨论性方面的问题时,他要求祖父与儿子离开治疗会谈室。

此外,家庭必须有一个能够作出决定的执行子系统,尤其是在孩

子的教养方面。通常由父母形成这一子系统。父母子系统必须具有
权威;孩子必须能够在成长的过程中尝试,知道父母子系统会设置一
些许可的界限。因此治疗师必须采取支持分化权力分配的方式来介
入家庭。比如,一个儿子被家庭彻底地灌输以这样的想法,即所有的
问题都是源于他父亲的心理疾病,这样他就安心地批评他父亲了。
治疗师对这件事表示愤怒,指出这个男孩应当尊敬父亲。

兄弟姐妹子系统也需要一个保护性的边界,这样它就能够执行
如下功能:提供机会给孩子们来学习合作、竞争、避免或屈服的方法、
怎样赢得同盟或失去同盟,以及其他与同伴们相处的技巧。父母必
须尊重这种无需他们帮助或干预的成长的机会。

在布朗家庭(第十二章)中,兄弟姐妹子系统对九岁女孩神经性
厌食症的支持与强化,与来自夫妻子系统对之的强化,是同样重要
146 的。因此,治疗师把任务交给兄弟姐妹子系统,而父母的干扰则有意
地被排除在外。他使用了一个技术:把孩子们带到治疗室中间来协
商或探索问题。同时,他和父母一起留在外围,帮助他们进行非参与
式的观察,并教他们尊重孩子的独立自主性。

"僵化三人组合"对边界的划定提出了一些特殊的挑战。当一个
通常包括父母与一个孩子的跨代交往模式被一个僵化的边界包住的
时候,它就会产生出功能不良的交往模式。治疗师必须得重新划定
边界:对夫妻子系统进行加固,这样夫妻才能在不包括第三个人的情
形下协商夫妻间的问题;加强边界来保护第三个人的自主性;削弱围
绕着"僵化三人组合"的边界,使子系统变得更加开放。

当围绕着一个子系统的边界得到加强的时候,这个子系统的功
能就会增强;当过去家庭其他成员侵入时不会发生的过程,现在就会
出现。这一点在戈登家庭中是很明显的。治疗师划出两个子系统的
边界来,他要求母亲单独与她过去作为替罪羊的那个孩子相处,来加
强围绕着这对二人组合的边界,这条边界过去是太弱了。治疗师还
要求执行父母功能的孩子照看其他孩子,削弱执行父母功能子系统
周围的边界,而这道边界在过去把那个替罪羊孩子排除在外了。在

这个边界系统之内,母亲就能够以一种有能力的、有教养的方式来处理那个替罪羊孩子的问题。

在一些家庭中,更清晰的分隔是必要的或有益的。一个系统,当其成员数目增长时,可能会变得更加易于发生冲突。一个系统中成员数目的改变能够使系统自身发生重要的转变。有时,只有让另一个带症状的成员来替代某个未解决的冲突,原来带症状成员的症状才可能消失。但在另一些时候,仅仅在把一个家庭成员从家庭中分离出去的过程中就会产生改变。在家庭压力的紧急时期,某个家庭成员的短时期住院,就不仅是一种必要的缓解,而且也是作为一个系统的家庭在改变过程中必不可少的一部分。

治疗师可以有选择地给家庭中一些不同的子系统创建边界。他一开始先会晤核心家庭中的所有成员,但当他得出一张家庭图之后,他就可以圈出一个范围,以用来增加或减少治疗系统中的成员数目。有些治疗师偏爱只与夫妻或父母两人进行治疗会谈;而另一些治疗师则偏爱尽可能多地集合起一个家庭的社会网络来对之进行治疗会谈;还有一些治疗师则偏好于与多个家庭进行治疗会谈。

我喜欢与核心家庭进行治疗会谈,有时会改变群体组成。当治疗青春期孩子时,我通常会安排与他们进行个别会谈;当治疗大家庭时,我会处理子系统——仅仅由父母亲构成的子系统、由父母与较大孩子组成的子系统、父母与较小孩子组成的子系统,以及兄弟姐妹子系统。在一些家庭中,处理扩展家庭的重要成员也是非常重要的。有时,父母会选择某些成员参与某个治疗会谈;而在另一些家庭中,对成员子群体的选择则取决于重构动态。治疗师可以联合被孤立的父亲及其孩子,而把母亲排除在外,以发展出新的功能;可以把某个爱支配的父母安排到一个单面镜之后,使之可以参与而不能加以控制;也可以把年幼的孩子们带到一场治疗会谈中,让他们听听冲突。治疗师在治疗时,总是在心里有一张整个家庭的结构图。即使在他集中心思处理某个子群体时,他的目标还是家庭的整体性重构。

增大压力

前来接受治疗的家庭,通常都发展出了一些功能不良的交往模式来对付压力,而"被认定的患者"则处于这些模式的中心。家庭常常会处于黏着状态,而不能试验其他相关的替代性方法。在治疗系统中参与家庭的治疗师,必须对家庭组织能够容许的任何可替代行为进行考察。他必须去体验并探测家庭系统的弹性程度,以及该系统在他帮助下进行重构与成长的能力。

治疗师在家庭系统的各个部分制造压力的技术,将会给他、有时也会给家庭成员们自身带来模糊的想法,即当环境发生改变时家庭重构的能力如何。治疗师的输入与他所擅长的探测会产生出新的情形或变化了的环境,而家庭必须在他面前对这些情况加以适应。

阻断交往模式(Blocking Transactional Patterns)。治疗师可用以制造压力的最简单操控方式就是,沿着沟通之流的惯用通道对之加以阻塞。比如,在戈登家庭中,那个执行父母功能的孩子扮演他惯常的角色,把母亲的话转译给其他孩子,再把其他孩子的话转译给母亲。治疗师则以"对不起,莫里斯"以及对被打断的孩子说"请继续"来加以干涉。对那个执行父母功能孩子的干预加以阻断,就使得母亲与其他孩子之间的接触得以增加,而原先这些孩子是被莫里斯的干涉所分隔开的。在这场治疗会谈开始 5 分钟后,家庭组织就显示出弹性了。当莫里斯再一次试图帮助母亲去理解他妹妹的意思时,母亲就模仿治疗师,告诉他不要插话。

强调差异(Emphasizing Differences)。治疗师可以通过突出原先被家庭掩盖着的差异来制造压力。与家庭成员们互相修正对方的陈述相一致,治疗师也对某个家庭成员所传达的讯息加以"改进",或干脆表示不同意。他可能会听取某个家庭成员在某个问题上的意见,然后向另一个成员说:"你的意见是什么?"或者他也可以更具体

148

地进行干涉,比如他会说:"似乎你跟你妻子在这个问题上看法不尽
一致,你们能就此讨论一番吗?"

发展隐藏的冲突(Developing Implicit Conflict)。家庭减弱冲突
的方法常常是迅速且自动地运作的。有一个丈夫,无论在什么时候
只要感觉到他的妻子将要攻击他时,他就会先进行自我批评,抢先占
他妻子的上风,并把自己标榜成一个软弱的男人,因此需要保护。他
放弃了任何强硬的立场,因为这个夫妻子系统不容许对抗,因为这会
使得隐藏的冲突显现出来。有个孩子,当父母开始争吵时,他就会变
得有破坏性,并显示出其他症状。在第一个例子中,治疗师表现得像
一位典型的"帮手",拉住敌对双方的衣服。认识到丈夫是利用自我
贬损来作为避免与妻子接触并由此避免与之冲突的技巧,治疗师就
强迫这对夫妻进行接触。而在第二个例子中,治疗师则通过打破"僵
化三人组合",阻断孩子对父母冲突的干涉,来摧毁转移冲突的不良
机制(Dysfunctional Conflict Detouring Mechanism)。

参与联盟或联合(Joining In Alliance or Coalition)。治疗师可
以通过暂时性地联合某个家庭成员或某个家庭子系统来制造压力。
这种进入家庭结构的方式需要详细规划以及一种从中分离出来的能
力,以使治疗师不至于陷入家庭战争之中。

治疗师可以相继联合不同的家庭成员。在这种情况下,治疗师
会与某个成员联合起来并与他并肩作战;然后再进行转换,把他的支
持公平地加以分配,并依次在家庭系统的不同部分制造压力。比如, 149
治疗师在处理一个高度纠缠的家庭时,他会跟父亲站在一起,帮助他
诉说出对他妻子的牢骚;然后跟母亲站在一起,帮助她诉说出对她丈
夫的牢骚;然后再依次对每个孩子加以支持,以帮助家庭建立起不同
的规则并发展起合适的支持性反应。

治疗师也必须要知道,该在什么时候以及怎样以更多的时间联
合某个家庭成员。这种方式对于那些僵化地拒绝冲突或僵化地减弱
冲突的家庭,以及总是拒不承认作为整体的家庭是问题之所在的观
念的家庭,尤其必要。治疗师可以通过长时间地——例如四次或五

次治疗会谈——来联合某个家庭成员（通常是父母中的一方）来刺激这些僵化的系统并使之运动起来。如果治疗师长时间地联合夫妻中的一方而对抗另一方，他就对这夫妻两人都施加了压力。这种冲击，对于夫妻子系统的压力阈限、它所惯用的交流方式以及它所偏好的协调或避免冲突的方式，都会发起挑战。

比如，在一个家庭中，夫妻子系统中的冲突通过把儿子视为替罪羊而得以避免。当妻子责怪丈夫没有挣到更多的钱时，丈夫会把注意力转到儿子身上，去纠正他的行为，并由此重新建立起他自己被威胁到的有能力感；而当丈夫批评妻子是一个邋遢的家庭主妇时，妻子就开始谈论起孩子在学校的不良行为。治疗师联合丈夫，与他形成一个联盟来反抗妻子，强烈地支持他希望家中更加井井有条的要求。这个技术马上就使得夫妻之间的冲突显现出来。在治疗师的帮助下，冲突在夫妻子系统中得到调解，而没有把孩子牵扯进来。

当治疗师联合某个家庭成员时，他必须能敏锐地知道他同盟者的忍耐阈限以及其他家庭成员的忍耐阈限。治疗师会冒很大的风险，即会疏远联合所针对的目标成员，并且常常是整个家庭。即使在攻击中，给予被攻击对象一些支持也很重要。如果治疗师是与一位协作治疗师一起进行治疗的话，那位协作治疗师必须去支持联合所针对的目标成员。如果治疗师单独进行治疗，他就必须传达出这样的感觉，即他能在这出戏中体察到被攻击对象的立场。比如，即使当治疗师在帮助丈夫批评妻子邋遢时，他也会把妻子的行为解释成一种对专横控制的反抗。

150　　　当由于目标已经达到或是忍耐阈限被触及、特定的治疗序列宣告结束时，治疗师必须转变他的立场并与先前被攻击的对象结盟。有时，治疗师甚至可能会联合先前被攻击的对象去攻击先前的联盟。

这种技术有一个隐患。被攻击的家庭成员可能会不仅反过来攻击治疗师，而且还攻击治疗师与之结盟的家庭成员。结果就是，已经处于严峻压力之下的家庭成员可能会承担过重的压力。在戈登家中，治疗师联合被作为替罪羊的孩子，并通过攻击母亲而保卫这个孩子,母亲就变得更加敌视她女儿。因此,治疗师在感觉到这种增大的压力之后,就从这个压力过大的联盟中撤离出来。

分派任务

任务可以创建出一个框架,家庭成员们必须在这个框架中履行其职责。治疗师可以使用任务来使一块探索的区域得到突出并真实呈现,这块区域可能并没有在家庭交往的流动过程中得到自然的发展;或者,治疗师也可以突出某块家庭需要处理的区域。

治疗会谈中的(Within The Session)**任务**。在治疗会谈中分配的任务可能是仅仅指出怎样以及跟哪个家庭成员交流。治疗师可以说"在这里讨论这个问题",可以说"以一种孩子愿意听从的方式来跟他交谈",或者是"继续说,别让你哥哥打断你"。

任务可以涉及对空间的操控。治疗师可以说"我希望你把你的椅子转过去,这样你就不能看到你妈妈的暗号了",或说"我希望你坐在你妻子旁边,无论什么时候当你感觉到她焦虑时,你就抓住她的手"。

任务可以对家庭的交流内容进行戏剧化处理以及提出改变。在某个家庭中,治疗师要求孩子们在三分钟内别把某个孩子当成替罪羊,并且把他的表交给最大的那个孩子让他计时。在另一个家庭中,治疗师代表父亲发了话:"我希望你去制止吉姆在治疗会谈中打断乔。"在一个母亲摇摆不定而父亲处于边缘化的家庭中,治疗师坚持在他与这对夫妻单独会晤的会谈中,只有父亲才能提出与孩子们相处方面的问题。如果母亲想要提出一个关于孩子们的问题,她就必须让她丈夫提出来。

通过在治疗会谈中分配任务,治疗师突出了他作为规则制定者的地位。在治疗会谈中,是他决定着行为规则。

在家庭中完成的(Homework)**任务**。治疗师也可以分派要在家中完成的任务。当家庭答复说他们完成了治疗师所分派的任务时，实际上他们是把治疗师带回到了家里。治疗师就变成了规则的制定者，而超越于治疗会谈结构之上。

分派给戈登家庭的任务针对着两个目标：一个是当前的问题，另一个则是隐藏着的结构性问题。当前问题就是作为替罪羊的那个孩子的纵火行为。治疗师指示母亲每天陪着这个女孩度过 5 分钟，教她怎样安全地点燃火柴。而那个执行父母功能的孩子，他的助长行为隔断了作为替罪羊的孩子与母亲之间的直接正面接触，则被分派以任务，即在母亲与作为替罪羊的孩子单独相处时去照看其他孩子。通过这种方式，治疗师确保了那个被指定的患者每天与作为有能力的教育者而非责骂者的母亲有一些接触；而那个执行父母功能的孩子则被阻止去干涉别人，同时不失去他在家庭中的地位。

在总是开着房门的那个家庭中，任务则是以使家庭成员得以分化开为目标。在这个家庭中，父亲与孩子们结成联盟，而母亲则被排除在外。治疗师要求妻子去决定在什么时候把孩子们赶出他们夫妻的卧室，以及什么时候把房门关上；丈夫被要求去配合妻子；大女儿则被要求每周三次把她的房门关上几个小时，在这段时间，父亲如果想要进去就必须敲她的门。

有一对夫妻，妻子对她丈夫许多方面加以控制，包括他的吃饭方式、他的睡眠时间，以及他洗澡的次数。治疗师的任务是企图增加丈夫与妻子之间的距离，以促使这个夫妻子系统进行重构。丈夫在他生命中第一次被要求去为自己买衣服，并且只考虑他自己的喜好与品味。而妻子则被要求继续甚至夸张地不断批评丈夫，因为丈夫需要通过挑战她的不合理权威来帮助她作出改变。

对任务的使用有许多好处。对任务的关注，可以迫使治疗师去处理家庭结构与交往模式，而不是去处理个体成员的特定性格。任务可以把注意力引向重构家庭的新的可能性上去。在规划任务的时候，治疗师必须厘清他的家庭图并建立起特定的目标及朝向这些目标的特定步骤。任务也是一种测试家庭弹性程度的重要方法。

　　然而,像其他许多治疗干预手段一样,任务仅仅是家庭系统的一种探测器。治疗师分派一个任务,但他不知道家庭成员们会怎样去应付它。既然他并不对任务的达成负责,他也不可以对之失望。给予一个任务,就是提供了一个新的交往模式。治疗师用一种朝向能够发掘出可替代交往模式的眼光来观察结果。

　　有时,家庭接受了一项任务后,会发现这一任务引起的替代行为比原先的行为更为适合——也就是说家庭在这种扩展了的领域内可以更好地发挥其功能;而在其他时候,家庭成员则会修改这项任务、与之抵触,或者回避开它。这些不同的反应会使得治疗师与家庭都能够更好地理解,他们正处于何地以及他们必须走向何方。

利 用 症 状

　　在家庭框架中进行治疗的治疗师会把个体家庭成员的症状看成是其所处环境问题的表现。因此,治疗师会强烈反对家庭把关注点放在他们中症状承担者身上的倾向。不过,在另一些情况下,治疗师可能会选择去直接处理所出现的问题。有时,太令人痛苦或是太危险的症状,如纵火、病态性恐惧、神经性厌食症,则可以优先加以处理。有时,家庭在一开始可能无法认可一个不包括所出现问题的治疗契约。

　　关注症状(Focusing On The Symptom)。对“被认定的患者”的症状加以处理,常常是诊断并改变功能不良家庭交往模式的最快路径。“被认定的患者”的症状在家庭系统的交流路线中占据一个特别的地位。它们代表着家庭压力的一个集中纽结,常常是家庭用来对付这种压力的一种方式。无论如何,“被认定的患者”的症状被一些重要的家庭交往模式所支持着。根据弗洛伊德的解释,处理这些症状,是通往家庭结构的坦途。

　　在对戈登家庭的治疗过程中,改变当前的问题即纵火行为,显然

十分迫切。同时也很明显的是,纵火行为及围绕着这个行为而进行
153 的交往,是家庭压力的一个纽结。因此,治疗师并不立即去挑战家庭
对此问题的构想,而是遵循着这样的策略:影响家庭其他成员,使他
们去帮助"被认定的患者"处理症状。尽管治疗师从来没有说过他对
家庭结构的关注,但是他把母亲从家庭结构中的一个位置移到了另
一个位置,增加了母女间的亲密程度,同时增加了女儿与那个执行父
母功能孩子之间的距离。治疗师是通过对一项基于纵火行为的任务
加以利用而这样处理的。

　　布朗家庭中所出现的问题是威胁生命的神经性厌食症,它同样
十分紧迫,并且它也代表着家庭压力的纽结所在。治疗师使这个家
庭围绕着症状演示出父母与孩子之间的冲突,这增加了夫妻之间的
亲密感,并减弱了母女之间的保护性联结。

　　在另一个例子中,一个怕狗的孩子前来接受治疗,他非常怕狗,
以致几乎不敢出门。[2] 治疗师对此的诊断是,这一症状是被隐藏着的
并且没有得到解决的夫妻间冲突所支持的,这可由把父亲排除在外
的母子联盟所表明。治疗师的策略是,在处理夫妻子系统的问题之
前增加父亲与儿子的联结。就这样,他鼓励身为邮差"并且因此很擅
长对付狗"的父亲教自己的儿子如何去对付陌生的狗。这个身为养
子的孩子,也养了一条狗,这样父亲与儿子就参与到了围绕狗的交流
中去。这种行为加强了他们之间的联系,并且促进了母亲与儿子的
分离。当症状消失的时候,治疗师由于父母两人成功地处理了孩子
的问题而对他们加以赞扬;然后他就再进一步着手处理丈夫与妻子
间的冲突。

　　另一位治疗师则鼓励一个尿裤子的孩子维持他的症状,"除非家
中能够发生一些事情"。他告诫父母并让他们仔细考虑,如果孩子停
止尿裤子并"变得正常",对他们可能带来什么后果。这一过程持续
了一个月,这就使得治疗师有时间去探索这个家庭对这个症状的使
用情形,以及揭示隐藏在症状后面的功能不良的家庭状况。

　　夸大症状(Exaggerating The Symptom)。治疗师可以使用他在

治疗单元中的权力来强化"被认定的患者"的症状并增加其强度。这种策略变成了一种重构技术。

有一对中年夫妇前来治疗,是因为丈夫的抑郁症太过严重,以至 154 于他不能工作。治疗师观察到这对没有孩子的夫妇之间缺少相互支持,于是把丈夫的抑郁症解释为对他自己所浪费生命的一种合适评估,并建议他为自己已逝去的部分哀悼。根据这个家庭所信仰的宗教,治疗师建议这个男人每天八个小时坐满七日服丧期(Shiva,在犹太教风俗中传统的七天哀悼期),在此期间,他妻子给他带去食物并安慰他。这个男人连续哭了三天,然后就对余下的四天感到厌烦。他的抑郁症消失了,然后他回去工作了。这对夫妇继续接受治疗,并且了解到,不是丈夫患有抑郁症,而是他们之间的整个关系出了问题。

在另一个家庭中,所出现的问题是孩子偷窃。治疗师判断说,这是对家庭中缺少有效控制的一种反应,他公开地指示孩子继续偷窃,甚至去偷他父亲的东西。治疗师说:"我想看看你技巧是否足够熟练,能偷到你爸爸的东西。"这一方法把这种反社会的行为放到现场直接的场景中来,使得家庭的执行控制功能得以激活。这项技术与A.艾肖恩处理犯罪儿童的技术相类似。[3] 又一次地,家庭中某位成员的不正常行为变成了家庭中的人际规范问题。

不强调症状(De-emphasizing The Symptom)。有时,把症状用来作为一种远离"被认定的患者"的方法,也是可能的。比如,与一个厌食症患者及其家人一起吃午饭,这个技术有助于在吃的方面制造出强烈的人际冲突,这样就得优先处理这种冲突。[4]

有一个家庭,包括父亲、母亲以及年龄分别为十三岁、十岁和八岁的三个孩子。父亲是"被认定的患者",患有心因性呕吐。妻子并不想参与治疗,也不想让孩子们参与。她坚信问题出在丈夫身上。不过,她确实同意前来参加第一场治疗会谈。在与这对夫妻进行的治疗会谈中,很清楚地显示出妻子是这个家庭中的"规则制定者"。丈夫除了呕吐之外,其余事情都顺从妻子。从父母对他们孩子的描述来看,他们十三岁的女儿非常焦虑,总是害怕她父亲会死掉;小儿子则模仿并嘲弄父亲的呕吐。治疗师提供给这对夫妻如下选择:治疗师可以帮助父亲,教会他呕吐时不发出声音;或者限制他只能在浴室呕吐;或甚至是完全止住呕吐。但这些方法都不能帮助这对夫妻得到对方的尊重,也不能帮助生活被父母间冲突所侵占的这两个孩子学着实现个体化,而这些才是更需要处理的领域。

　　转移至新的症状(Moving To A New Symptom)。对症状在家庭中的作用有系统的观念,就可能制定出一个策略,即通过暂时性地把治疗的注意焦点移到另一个家庭成员身上,而对被认定的问题发动攻击。转变焦点的技术被用于一个家庭,这个家庭前来治疗是因为十二岁的儿子睡眠不安稳。在治疗过程中,母亲描述了她自己已有十年的失眠症,后来又暗示她在一些无法成眠的夜里若有一个伴则会暗暗地快乐。转变焦点的技术也用于戈登家庭。在史密斯家庭中,治疗会谈的第二部分,其目标就是歪曲了的疾病标志从丈夫身上转移到了妻子身上。

　　重新标注症状(Relabeling The Symptom)。从人际方面来对症状这个词重新加以概念化,可开启新的改变路径。在一个例子中,一个女孩的厌食症被重新解释为对父母的不服从以及使她父母不称职。

　　改变症状的情感氛围(Changing The Symptom's Affect)。改变围绕着某个症状的交流氛围,可能也是有用的。一个例子就是给予戈登家女孩的任务,这项任务鼓励母亲以一种称职、教导的方式跟这个孩子围绕她在点火方面的问题进行互动。

操控情绪

　　许多家庭会表现出某种占主导地位的情感。不管他们所讨论问题的内容是什么,他们都固着于一种有局限的情绪水平。某个家庭会维持一种抑郁而冷漠的情绪特征,而另一个家庭则总是会相互嘲弄并开开玩笑。家庭交流中的伴随情感是决定治疗师行为的许多种信号之一。情感是这样一种信号,它能让治疗师看出在某个特定家庭中所容许的是什么。

接纳家庭的情感是一种参与运作法,但它也可以是一种重构运作法。治疗师可以使用一种对家庭风格加以夸大的模仿来触发起家庭的反偏离机制。比如,在一个家庭中,母亲是过度控制的并且强有力的,她通过对三个青春期女儿大声呼喝来让她们服从;而治疗师对她们则变得甚至更加具有攻击性,迫使母亲软化她的接触方式,来给予女儿们更多的自主性。在另一些家庭中,治疗师则可能会希望它们表现出一种不同的、更适合它们的情感模式。比如,在治疗一个涉及控制的家庭时,治疗师可以采用一种放松而接纳的情绪。[5]

一些家庭,尤其是贫困家庭或有身心疾病的家庭,习惯了紧急事件,以至于不会区分所遇到问题的轻重缓急。当一个危急的情形出现时,它对这个家庭的冲击就会被"我们又遇上了"的感觉减到最小。治疗师可能会不得不向他们说明危机的强度,使家庭认识到这种情况的严重性,以对之做出适当的反应。治疗师只有通过提高他们对危机的反应强度,才能激起他们认识到家庭改变是必要的。[6]

情感成分可以被用来操控距离。在一个纠缠型家庭中,丈夫指责他妻子幼稚;他们十一岁的男孩联合他的父亲,说:"她在跟我玩游戏时很笨。"治疗师愤慨地跟父亲说,他不应该容忍自己的儿子不尊重母亲。治疗师的操控把愤怒"借给"父亲,可使孩子感到羞愧。愤慨与羞愧都是在制造距离,帮助加强家庭中薄弱的边界。

对一种占主导地位的情感加以重新标定,也可能是有用的。如果母亲是过度控制的,那么治疗师可能会使用这样一种技术,即把她的控制行为称为是对她孩子的"关心"。这样一种重新标定只是一种使母亲对其孩子情感的隐藏方面得以突出的方法。治疗师强调了她的关心,与母亲在同情的领域相关联,以促进母亲与孩子之间出现新的交往模式。

支持、教育与指导

支持、教育与指导,通常是参与运作法,但它们也可能具有重构功能。家庭对其成员的养育、康复与支持,对个体家庭成员以及家庭系统的维持而言是极为重要的。治疗师必须认识到这些功能的重要性,并知道应当怎样去鼓励他们。治疗师常常可能不得不教导家庭怎样去相互肯定。他可能不得不教导父母怎样对他们的孩子们作出不同的反应。比如,在开着房门的那个家庭中,这些所分派任务的一个主要目标就是,提供分化的社会化的经验。

157   如果一个家庭的执行功能很弱,那么治疗师可能必须进入这个家庭系统,去接管执行功能,并作示范;然后,再把执行功能退回,这样就可使得父母能够重新承担起这些功能。有时,治疗师可以教个体家庭成员去应付家庭外世界。比如,一个患有神经性厌食症的十几岁男孩,几乎完全孤立于同伴群体的活动之外。一旦表露出来的症状被治愈之后,治疗师邀请这个男孩到自己的家里待上一个星期,来看看他自己十几岁的儿子与女儿。后来,一个与患者年龄差不多并且完全熟悉青春期同伴群体的男孩,被雇来教导患者如何与同伴群体进行交流。[7]

治疗师可能会经常教导孩子们在学校与人相处的诀窍。当他帮助一个家庭去跟在家庭生活中有重要影响的社会机构接触时,他也会教导他们应当怎样去应付这些机构。

这里所涉及的治疗技术,决不是某位治疗师可以使用的仅有的几种技术。实际上,还有很大一部分技术没有提到,比如通过处理家庭与社会的接触面来治疗家庭的技术。伊利·威塞尔写道,《塔木德》中的论文传统上都从第二页开始写起,以提醒读者,即使他从头到尾地理解了它们的意思，但他还没摸着边呢。[8] 这一章本来最好也从第二页开始，意在表明，即使读者完全了解了所有这些技术，他也还没摸着边呢。

第 九 章

一种"是的,但是"技术:史密斯一家与萨尔瓦多·米纽庆

　　史密斯一家被一位参加过家庭治疗初级研讨班的精神病医生移交给家庭治疗师做咨询。史密斯先生是一位已有十年病史的精神病患者,曾经因为激越性抑郁症而住院两次。最近,他的症状又出现了。他躁动不安、不能集中注意力、忧心忡忡,因此他再次要求住院治疗。对他的精神病医生来说,家庭会谈是寻找一种替代住院治疗方案的尝试。

　　出席会谈的有四十九岁的史密斯先生、他四十二岁的太太、他们十二岁的独生子马修,以及史密斯太太的父亲布朗先生,他从他们结婚开始就跟他们住在一起。上文提到的精神病医生法雷尔也在场。

　　出现在左栏的是会谈本身的记录,在右栏的是评论和分析。治疗的策略和技术以宋体字标明;会谈者和家庭成员在治疗会谈中对于他们自己的以及相互的想法和感受则用仿宋体字表示。顺迎和重构的技术则用"顺迎"和"重构"表示。

(米纽庆在会谈室中走来走去,重新排放椅子。他打翻了一个烟灰缸,又把它放好。)

米纽庆:你在以色列有亲戚吗？

顺迎:把自己界定为这个家庭亲缘关系网中的一员,由此开始这次治疗会谈("我就像你们一样")。

史密斯先生：在以色列的亲戚？没有。

米纽庆：我知道在以色列有一个姓史密斯的家庭。好的，让我们尝试一下——法雷尔医生只和你见过面，而没有见过你家其他人吧。

史密斯太太：对不起，不过法雷尔医生在几年前和我谈过一次。我不知道你是否还记得。就是在医院里。

法雷尔医生：是的，就只有一次。

史密斯太太：对。

法雷尔医生：史密斯先生至少有一年或两年曾是我的病人——

史密斯先生：当时我是你的病人。

法雷尔医生：——当时我在精神病诊所工作。后来就离开那了，哦，我想是四年或五年前吧。从那以后就由波斯特医生负责照看他，今天他本来想到这里来的，不过来不了了——他为此写了这样一张字条。

米纽庆：你每周都去看波斯特医生吗？

史密斯先生：每月一次。

顺迎：将自己和前一位治疗师区分开。他是一个家庭治疗师，治疗的方式会有所不同。

米纽庆：每月一次，那你的问题是什么呢？你知道，我对你所知不多。但我的工作方法之一就是，宁愿不要知道太多，所以我就没有向法雷尔医生咨询。也许你们想告诉我你们自己对于问题所在的看法，这样我们可以从这点开始，那么谁愿意先开始呢？

顺迎：再一次将自己与前一位治疗师区分开，表明他只会信赖自己亲耳听到的全家人所提供的资料。

重构：将他关于问题的第一个疑问直接指向整个家庭，而不是"被认定的患者"，对"有一个病人"的观念提出质疑。

史密斯先生：我想是我的问题，我是那个有问题的人，而且——

160 米纽庆：不要这么确定，永远不要这么确定。（史密斯先生正向前倾斜，非常专心；米纽庆懒洋洋地斜躺着；马修看着史密斯先生，两人都对米纽庆的回答感到好笑。）

重构：对史密斯先生将自己作为问题之所在以维持结构的举动加以反击。治疗师对史密斯先生认同自己的病人身份提出疑问，并用善意的玩笑来回应史密斯的严肃。这也是他对病人和其家庭成员现实经验的质疑。

史密斯先生：哦，看来仿佛是这样。

米纽庆：好的。

史密斯先生：我是那个住院的人，而且所有的事情都因我而起。

米纽庆：是的，但那仍然不能向我表明那是你的问题。好，我们继续。你的问题是什么？

重构：再一次质疑病人的实际情况。

顺迎：鼓励"被认定的患者"谈话，这使他自己可以保持中心地位。

史密斯先生:就是神经紧张,总是心烦意乱。

米纽庆:你心烦意乱?

史密斯先生:是的,似乎从来没有放松过。哦,有些时候,我在有些时候是放松的,但大多数时间不是这样的。但现在我又严重起来,因此我请求他们把我送进医院。在医院里,我一直在跟法雷尔医生谈话。

米纽庆:你认为自己是问题所在吗?

顺迎和重构:在向丈夫认为自己的角色是一个病人的主张提出一系列质疑后,治疗师以问题的形式做出一个追踪性陈述,该陈述带有重构性的怀疑态度。

史密斯先生顺迎先前对家庭结构的攻击,承认可能有人引发他的问题。

史密斯先生:哦,我多少认为是这样的。我不知道这是否是由别人引起的,但我是那个有问题的人。

米纽庆:哦,如果——让我们顺着你的思路的话,如果问题是由外在于你的某事或某人引起的,那么你又会说你的问题是什么呢?

史密斯先生:你知道,我会很惊讶。

米纽庆:让我们想一下,在这个家庭里谁会让你心烦意乱?

顺迎:对史密斯先生的顺迎加以顺迎。结果就是,对人际因果性这个论题的关注就归因于史密斯先生。狭隘的诊断被这样一个宽泛的问题替代:问题出在哪里?

史密斯先生加以反击。

重构:坚持人际框架,并且继续质疑史密斯先生认为自己是问题所在的看法。同时,这种方法也确认了史密斯先生在家中的

161

中心地位。这顺迎了他作为监督员的地位,但同时也是对家庭结构的质疑。

史密斯先生:我认为在家里并没有谁会让我心烦意乱。

米纽庆:让我们问一下你的太太。好吗?

顺迎:承认史密斯先生的监督员地位。

治疗师体验到了这个僵化系统的力量,因为他的质疑一直受到这个"被认定的患者"的反击,这是因为患者坚持认为他自己就是问题所在。于是,治疗师转向与另一个家庭成员接触。

史密斯先生:好的,没问题。

米纽庆:你认为谁是——

史密斯太太:哦,我自己试着考虑过这件事,但我真的觉得是他自己造成问题的。

米纽庆:哦。

史密斯太太:因为他会为诸如付电费那样的事情担忧,而那对每个人来说都是很平常的小事情。他有一份稳定的工作,因此他不必为此担心。他还担心房子,当他回到家里时,——就像房子就要消失一样;嗯,没人要闯进来带走什么东西。这就是为什么我说是他自己造成问题的,我真的没感觉到是我惹他烦恼的,

这一段长长的独白强调了丈夫对于妻子的控制和妻子的服从程度。但是她详细描述丈夫必须控制她的方式,其目的却是把丈夫界定为一个病人。当她讲话的时候,史密斯先生的举动显示出他对妻子谈话中含义的重视。

除非我自己没觉察到。因为我总是试图跳出自己的行事方式——我试着像他那样去思考，并试图把事情搞得让他做起来容易一些。（史密斯先生开始以非常奇怪的方式表现出焦躁不安。他伸出手像要碰一下他的妻子，却相反让手顺着椅子边垂下来。他长长地吁了一口气来释放一下心情；然后检查了一下扶手的角。突然，他弯下身熄掉烟，然后小心地拂拭椅子扶手的每一处地方。他看了一下他的手表，并检查了一下他的手指甲。）比如，我会问他："你想让我去商店吗？"他会回答"不"，因为他总是要自己去商店。"我要下去付账单吗？"不，他想下去。如果我们接到电话邀请我们去哪里拜访，我通常会说："哦，我得先问一下鲍勃。"我就是不能根据我自己的意愿来行事。我总是——因为我觉得他是一家之主，这是他应有的权利。在我自己想要做任何事情之前，我总会先问一下他。因此我不认为——

米纽庆：你没有做过什么激怒他的事情吗？

162

重构：对没有考虑家庭交往环境就把这个男人标定为病人这一做法的有效性再一次提出质疑，

并且再一次质疑家庭成员的现实经验。

史密斯太太：对，嗯，这就是为什么我说，除非——我不知道，我真的不知道。当我最初回到工作中去时，大约十四年前，是吗？对，大约——将近十四年——

史密斯先生：七年——

史密斯太太：他不喜欢我回去工作的想法，但是由于那时我们经济困难，相处也不好，所以我返回去工作了。当时他有两份工作，并且他那时感觉也不好，于是我就对他说，我说的是，也许如果返回工作会对你有所帮助，你就不必做两份工作了。当然他同意了，但他不愿意我工作。不过，他之所以同意是因为那时经济确实很艰难，因此——

米纽庆：你的工作是什么？

治疗师的重构性探测被这段无情的独白和史密斯先生的病态举止扭转了方向。他感到自己被忽略了，有种挫败感；他觉得有必要重新夺回对治疗会谈的控制权。但是，他不能骤然打断这位女士，因为那样会被解释成是对已经是受害者的又一打击。

顺迎：通过和史密斯太太交谈来对她加以确认。

重构：因为史密斯太太一直仅仅从与丈夫的关系来谈论自己，所以治疗师让她从把自己描述为生病男人的受害者转为描述她自己在家庭外的生活。

史密斯太太：我在一家银行工作。

米纽庆：你在那儿做什么？

史密斯太太：我是档案管理员，并且也打字；实际上，办公室里所有的事情我都做。而他——嗯，他从来都不喜欢自己妻子去工作的主意。但总的说来，我上班工作会使生活轻松些。这并不是说我们有债务负担，而是这样的话我们就不必为支出而担忧了。

米纽庆：史密斯先生，为什么你不喜欢妻子工作？

史密斯先生：哦，我现在已经或多或少习惯了。但在她同我谈起的那个时候，我认为女士不应该工作，并且——

治疗师又一次受阻。夫妻两人都顺从地接受了丈夫可能不是唯一问题的想法，这样他们就不会由于不合作而被指责了。史密斯太太已经对治疗师改变她注意力方向的尝试做出了回应。但讲了两段话之后，她重新回到把丈夫描述成病人的话题上来。在这样一个非常僵化的系统中，治疗师放弃了干预。他被受阻的经历使他采取了一种新的策略。他意识到，在他的任何重构操作被接受之前，他必须与他们更进一步地融合。他决定通过逐个加以确认来参与这对夫妻，希冀这样他就可以处于一个能够对他们的交流发起质疑的位置上。实际上，他要说的是："你们两个都是好人，但是你们相互交流的方式却有点问题。"

顺迎：利用史密斯太太独白的内容来和史密斯先生接触。

重构："你不喜欢"这个术语是用于正常行为，而不是用于病人的。

164

米纽庆:你的家庭是一个传统的家庭吗?

史密斯太太:嗯,是的。

史密斯先生:可能是因为我母亲从来没有工作过,我是指她从来没有在外面工作过。我一直想要对她给予支持,并且——

米纽庆:你太太去工作意味着什么呢? 是你不能养她了吗?

史密斯先生:在她跟我说的那个时候,我正在做两份工作。而我有点怨言,那就是为什么她说想要工作——

米纽庆:你做什么工作?

重构:阻止他们又要进入史密斯先生有病的一连串思路中,把谈话转到其他领域。

史密斯先生:是问我在哪里工作吗? 我为一家制造商工作。

米纽庆:你的工作是什么? 你做什么?

史密斯先生:我在实验室做技术员和检查员。

米纽庆:那是指它的生产方面吗?

顺迎:尽管治疗师对史密斯先生的工作不了解也不感兴趣,但他的问题还是打开了一个共同的领域:他们可以在一起讨论事业。

重构:这些内容是"被认定的患者"生活中正常的方面。

史密斯先生：哦，我加班的时候在制造部门工作；而正常工作时间，我就在实验室里，制造样品、进行检测。我们经常要用到显微镜，在显微镜下观测样品。

米纽庆：你在那儿工作了多长时间？

顺迎：探索这个男人的生活，以对他作进一步了解。 165

重构：继续强调生活中正常的方面。

史密斯先生：三十年。

米纽庆：三十年！天哪！

史密斯先生：对，在这个公司里，而不是做这份工作三十年；我大约只是七年前才开始这份工作。

米纽庆：我不知道。我从来不会在同一个地方工作超过七年；我在同一个地方工作过的最长时间也就是七年。很明显，我比你更不安稳，我是一个非常不安稳的人。（他挠了一下自己的头，看了一下手表，并胡乱摆弄了一下外套。）

顺迎：治疗师变得不那么有自信了，他模仿史密斯先生、介绍自己的个人生活、像劳动者跟劳动者一样交谈。

重构：通过参与到史密斯先生一方，治疗师暗示患者或许并没有生病；而且，通过变得"不安稳"，治疗师制造出了一个似是而非的情境，在这个情境中，作为弱者的史密斯先生被看成是强者了。如果这样的混淆是可能的话，那么"被认定的患者"的疾病也许就可以作为问题加以公开讨论了；而这个家庭图式的僵化程度就会受到质疑。

治疗师意识到自己正在寻找一个策略以使自己更进一步地去接近史密斯先生。但他没有意识到自己的举止很笨拙，而且自己的姿态已经使他失去了权力。他以谈论自己的方式来更进一步地接近史密斯，并以这种方式来质疑将史密斯作为病人的界定。治疗师由于他自己的干预现在能被这个系统接受而更觉得有被认可感，并且更放松、更有信心。

史密斯先生：嗯。

米纽庆：很明显，你不是。

重构：坚持使他的讯息更清楚地传达出来。

史密斯先生：是的，我不想说自己不安稳。我的意思是，我睡觉，但我不——

米纽庆：但你坚定地在一个——

顺迎：肯定史密斯先生的能力。

史密斯先生：就工作而言，是这样的；嗯，我十九岁进入这家公司，以后就一直待在那里。

166　米纽庆：你今年是四十九岁吗？

史密斯先生：是四十九岁。

米纽庆：（犹豫、好像在思考）我们同岁。

顺迎：治疗师和史密斯先生在年龄、不安稳及劳动者身份这三方面都有相似之处。

史密斯先生：我们？

史密斯先生这样承认，以顺迎治疗师。

米纽庆:你什么时候开始为事情担忧?

史密斯先生:十年前。

米纽庆:十年了。告诉我,也许可以让你的儿子——他是你的唯一的儿子?

史密斯先生:是的。

米纽庆:(向着马修)你父亲说他自己是问题所在,而你的母亲也承认他是家里的问题所在。但是什么事情使你父亲——被激怒、焦躁不安,以致让他如此恼火?

马修:我不知道。我认为不像——有什么人把烦恼加在他身上,只是——我不知道。

米纽庆:我就是不相信这些,你知道。人们总是其中的一部分——当人们住在一起时,那么

重构:现在和史密斯先生脱离,又成为专家,与需要帮助的病人谈话。

顺迎:确定得到史密斯先生的允许,来跟马修接触。

顺迎:治疗师在同儿子接触的时候,继续把父亲放在"被认定的患者"的位置上。

重构:为了探索可能会激怒史密斯先生的人际交流的因素,而去探询所出现的内心病理(Intrapsychic Pathology)问题。

在同两个家庭成员成功地建立联系后,治疗师转而接纳进第三个家庭成员。他使用适合青少年的语言,并将他作为一个观察家庭中所发生事情的人来接近他。

当米纽庆同马修接触时,他希望找到一个同盟者——一条重构性干预的通道。但相反的是,这个男孩却模仿他的母亲。治疗师被激怒了,而他的受挫也成为他与这个家庭下一次沟通的一部分。

重构:坚持让这个家庭探索人际交往领域。治疗师在同父母亲谈话的时候只是间接地质疑这个

他们就会彼此相互激怒,这你知道。我确信你父亲有时会激怒你;(史密斯太太用力地点点头。)而且我也确信你的外公有时也会惹怒你;而你也会激怒你的外公和父母。对此我很确信。我说得对吗?

167 马修:是的。但我没有那么重地激怒他,就像他现在这么神经紧张。你知道,我有时可能会不太好,但我认为我没有很严重地惹怒他。

米纽庆:你的外公呢?他有没有惹怒你父亲?

马修:没有,他不太说话。

米纽庆:外公不太说话。布朗先生,你有多大年纪了?

布朗先生:我不知道,有时我也觉得自己说得太多了。

米纽庆:你有多大年纪?

布朗先生:你觉得我有多大呢?

米纽庆:哦,像五十三岁。

布朗先生:七十八岁了。

米纽庆:七十八岁啊,你看起来很不错。

布朗先生:不,我现在要告诉你我是怎么想的,我认为是鲍勃自己导致这样的。他总是担心我,

系统,但同儿子谈话时,他却攻击得很激烈。他再一次质疑这个家庭成员的现实感。

顺迎:以一种要求建立联盟和请求认可的方式来结束他的攻击。

顺迎:同男孩交谈,把他当作一个称职的家庭情景的观察者。

顺迎:同第四个家庭成员建立联系,高兴地和他建立联盟。

治疗师觉得应当尊重老人,他也觉得应当保护外公,感觉到他在这个家庭中并没有地位。
外公也在维持着这个家庭结构。

他总是想让一切事情都以确定的方式来做,明白吗?换言之,他很特别,明白吗?如果他看到有些事还没有做,那他就会立刻着手去做;而如果有人说:"我会去做的。"他就会说:"不,我来做,我来做。"这是一件事情。现在,还有另一件——

米纽庆:你是说他喜欢代替——别人做事?

重构:重新标定了布朗先生对于史密斯先生行为的描述。布朗先生称之为"操控",而治疗师则认为这些行为对别人是有帮助的。

史密斯先生:我认为他漏掉了重点。

史密斯先生坚持着他作为病人的立场。他打断布朗先生和米纽庆之间的谈话,从外公那儿引发出一场维持结构的谈话。

布朗先生:不,不,不,是为了他自己。现在,假设地毯上有污迹或类似什么东西,他会说:"地毯上有污迹。"而她会说:"我来清理掉吧。""没关系,我来吧。"而且他会马上去做,将它清理干净。现在我认为他不应该这样做。

168

米纽庆:他这样做是对别人有帮助的。

重构:再一次进行重新标定。

布朗先生:我认为这样不好,而且我觉得他不应该这样做。他做

布朗先生似乎是真诚地关心史密斯先生,而不仅仅是和他女儿

的许多事情都是他不应该做的，他应该让别人也做一些事情。

米纽庆：比如说，谁呢？

布朗先生：我们三人中的任何一个。

米纽庆：他把所有事情都放在自己肩上吗？

布朗先生：几乎所有事情，我——差不多所有事情。

米纽庆：你——刚才你说你叫什么名字？

马修：马修。

米纽庆：马修，你不同意——你外公所说的话。

马修：我觉得他有些地方是对的。我认为他并没有承担——你知道，他确实试图去做很多事情。比如有人要做，他会说："不用，我自己可以做。"我并没有觉得他仿佛承担了所有的事情，当然他会做很多这样的事情，但真的不是太多；而且他仍然会让我去倒垃圾以及所有其他类似事情，像这样的事情，我仍然得去做其中的大部分。

结成联盟。但外公在这个系统中的力量不强，治疗师尊重他，但认为利用外公来进行重构性干预是不能成功的。
顺迎。

顺迎：在同布朗先生建立起关联之后，治疗师转向另一家庭成员，试图用更熟悉的方式同马修建立联系。

史密斯太太：但如果你不做，最终他会自己做的。

史密斯先生：我并不认为那是错的，因为我不——我可以在打扫卫生方面更多地帮助我的妻子。

马修：是呀，就像他会回到家，就像他会用地毯吸尘器吸尘一样。

史密斯先生：那都是些很快就能做完的事情。

马修：是的。

史密斯太太：不过帮了我很大的忙。

史密斯先生：粗重的打扫工作我不会帮她；还有洗碗，我也不会帮她做。是的，从我结婚以来，我确实帮她洗过碗，但并非总是这样，只是大部分时间罢了。

马修：我觉得他的意思是，如果家中有打碎东西之类的事情发生，或者——

米纽庆（愤怒地）：等一下！等一下！谁这么认为的？

马修的抱怨听起来是青春期儿子和父亲之间的典型问题。史密斯太太同史密斯先生结成联盟，划定父母子系统的界限。史密斯先生重新确立了他作为病人的地位，并重新激起儿子将他作为病人来对待。 169

重构：向史密斯先生示范一种界定代际边界的方法，这是因为发怒是一种强大的分离力量。

治疗师觉得马修太过放肆地指责他的父亲了，因此他决定攻击儿子，表达出他的愤怒。

马修:我的外公。

米纽庆:你的外公,你正在解释你外公的想法。

马修:是的,就像如果家里有什么东西被打碎或类似的事情,他会想要自己去处理什么的。

史密斯先生:不是,我不是一个那么能干的人。我很可能会希望事情能立即做好,这是我的特点——

马修:是的,就像你希望事情能马上做好。

史密斯太太:他没有足够的耐心去等。

这三个人的叙述都维持着把史密斯先生当作病人的看法。在这个功能不良的交往模式上他们达成一致,这使得这个家庭紧密地结合在一起。

史密斯太太:但我并不认为这样不好,很多人都是这样的。

史密斯先生又一次开始把自己描绘成病人,这激起了史密斯太太的保护性态度,以阻止其病情进一步扩大。

170 米纽庆:妈妈在说:"不要批评爸爸。"

顺迎:维持并规定夫妻子系统的界限,这样,支持性的、积极的交流才能够产生。

治疗师感觉到自己对史密斯太太的评价过于消极了,因此作了自我修正。

马修:她怎么了?

米纽庆:她刚刚说:"不要批评爸   顺迎

爸。"因为你刚才正说着:"他没有耐心。"然后你妈妈就说:"哦,你知道的,很多人都是这样的。"她这是在保护你父亲吧?

马修:我并不这么认为。

米纽庆:这样并没有什么错,我觉得这样很好。

顺迎:再一次支持夫妻子系统,详细阐述夫妻间的正向交流,这就向马修再一次保证,他不必被牵涉进去。

马修:我觉得,她是有点这样。但我觉得她不是真的过度保护。

米纽庆:我只是说以一种好的方式来保护。按照你外公所说,很明显你爸爸以相同的方式保护着家里其他的人。这是真的吧?你丈夫正试图做些事情,他试图去做些你的事情吗?

顺迎:肯定史密斯先生和太太正面的、好的方面。

重构:通过强调夫妻关系中的积极方面来对家庭结构图式发起质疑。

史密斯太太:是的,他过度担心我。

(史密斯先生大声咳嗽了一下,然后突然站起来,脱掉夹克,大步走过去把它挂好。接着他点了一根烟。)

治疗师感觉到自己正在失去史密斯先生,因为他的目光呆滞、冷漠。治疗师感觉有必要同史密斯先生接触一下,但史密斯太太继续说着,而治疗师又不想粗鲁地打断她。

米纽庆:他担心你。你却不喜欢这样吗?

史密斯太太:是的,我认为他不应该这样,因为我觉得自己是一

史密斯太太以一种冷漠的交流方式来讲述丈夫的问题,来对治

个个体,他不应当这么担心我。因为他自己也有很多应该去关心的问题。

171 米纽庆:你是说他担心你,有时这会使你烦恼。给我一支烟,好吗,史密斯先生?

疗师先前企图增加夫妻间接触的运作作出回应。

重构:通过支持夫妻子系统来肯定夫妻两人的关系,用以反击史密斯太太维护原先优势结构的企图。

史密斯先生:当然可以(给治疗师一支烟)。

米纽庆:我只有在不知道做什么的时候才会吸烟,而这一次我不知道做什么,因此我感到烦恼,才会抽根烟。(治疗师脱掉他的外套,将它挂起来,然后走回去向史密斯先生借火。)

顺迎

这些都是些自发的模仿动作,它们源自治疗师的关注。史密斯先生的病态行为和史密斯太太疏远的表现再一次让治疗师觉得自己被排斥而且无能为力。现在,治疗师和史密斯先生都在吸烟,并且两人都穿着衬衫。

米纽庆:你太太叫什么名字?
史密斯先生:罗斯玛丽。
米纽庆:罗斯玛丽。你呢?
史密斯先生:鲍勃·罗伯特。
米纽庆:鲍勃,罗斯玛丽说你有时太担心她了,她是什么意思呢?

顺迎:试图通过称呼名字来缩短距离。

治疗师回顾自己的步骤,发现同史密斯太太的直接接触会激起史密斯先生的不安;现在,他通过丈夫来接触妻子。通过尊重丈夫的中心地位,模仿丈夫脱下外套与点烟的动作来顺迎丈夫，米纽庆再次感受到他正在接触史密斯先生。

史密斯先生：哦，我——我真的不知道她那是什么意思。我很关心她，我很爱她，我觉得我并没有过多担心。

米纽庆：让我们找找，让我们找找看。（他做了个手势，表示史密斯先生和太太应该谈话。）

重构：分派给他们相互交谈的任务。

治疗师觉得这个家庭的成员现在会去遵照他的指示，所以他开始会谈的另一个阶段，并指示参与者相互交谈以激发他们展现出以往惯用的交往模式。现在他想使自己尽可能地置身于他们的讨论之外。 172

史密斯先生：我不知道你的意思——

史密斯太太（说话时很少看着史密斯先生）：哦，有时确实这样，就像当我下班回家之后或什么时间，比如说星期六，嗯，也许不是星期六，而是任何一天。

史密斯先生：嗯。

米纽庆：你明白什么事了吗？你坐到那张椅子上去，那一张，你们中间的那张。（他将那把椅子移开。）

重构：利用空间的再分配来继续对夫妻间的疏远机制发起挑战。

史密斯先生：开始懂得更多了，

嗯——（他换了把椅子。）

米纽庆：是么。

史密斯太太：就像他过问我所有的活动一样，没有一件事——

米纽庆：你能看着——你能转一下你的椅子吗？

重构：增大他探索的强度。

史密斯先生：转椅子吗？

米纽庆：对，这样你就可以看着她了。（他站起来帮助这对夫妻调整椅子角度，这样他们就可以面对面了。）

重构：继续质疑空间布局，增加夫妻子系统的压力，这样也许有助于揭示出其他交往模式。

史密斯先生：好了。

米纽庆：因为你也许没有——你漏掉了某些内容。

顺迎：当向史密斯先生解释这样要求的原因时向他表示致意。在增加压力的同时，伴随着支持性的论述。

史密斯先生：过去的二十三年。

史密斯太太（笑着）：没有，但就像，他总是会——这很难解释，对此我真的不知道该怎么解释。

史密斯先生：我想她的意思是——

夫妻双方都在维持着以往所偏好的交流模式，都同治疗师谈话而不是夫妻相互交谈。

173 米纽庆：不，不，不。（他做着手势表示他们应该同对方交谈。）

重构：坚持让他们相互交谈，而将治疗师排除在外。

史密斯太太：不是的，但他总是——

米纽庆：跟他说，跟他说，跟他说。

史密斯太太:好吧,就像我回到家时,"这个人说了什么,而那个人说了什么?"那是我去了美容院的时候。当你去了某个地方见了某人、探访了玛丽或者其他人的时候,我就会问"玛丽说了些什么"——当你这样问我时并没什么问题。但是在这同时,他并不告诉我。不过在另一种情况下,比如说我生病了,他下班回家,我正躺在床上而且正等着,等你上楼来看我怎么样了。但你却没上来。你会坐下来然后喝杯啤酒、吸根烟,然后才决定上楼。何况,我——记得我住院的时候吗?你让我在医院的时候多么难过啊?你——你变了。我真的不知道对此该怎么解释。

史密斯先生:是么。

史密斯太太:但是,我知道他——你爱我,而且我爱你。但——也许这就是问题,也许你不知道该如何表达爱。你认为可能是这样吗?

史密斯先生(对着米纽庆):可以回答吗?

米纽庆:可以的,可以的,请你回答她。她问了你一个问题。

为回应夫妻距离的缩短及夫妻子系统界限的稳定,另一种模式出现了。这不是妻子对生病丈夫的关心,而是妻子对自私且喜欢操控的男人的抱怨。

重构:加固夫妻子系统的界限。

史密斯先生：嗯，我认为这不是一个好的理由，我也不认为这不是个问题，但我认为这不是我的问题。我知道很多时候我都会关注你个人的事情，我知道你不喜欢，而且我也不应该关心这些。但是，嗯，我的意思是，她——事情确实是这样的。我已经回到家，并且我也知道她生病了，但我没有立即上去，不过——

米纽庆：鲍勃，罗斯玛丽刚才问了你一个问题。你不必回答我，因为她是在问你问题，所以你回答她就行。

史密斯先生：你的问题是什么？

史密斯太太：哦，现在我忘了，因为我觉得还有这么多其他事情。

法雷尔医生：你刚才说，也许他不知道该如何表达爱。

史密斯太太：哦，对，也许这就是原因所在。

法雷尔医生：是的。

史密斯太太：你觉得这就是问题所在吗？就像即使我知道你爱我，因为每隔一段时间你就会告诉我（米纽庆笑了），但你从来不知道该如何表达它。

史密斯先生正试图重新建立以往偏好的交流模式，将自己视为一个病人。他向米纽庆先生述说自己，将他拉入到夫妻冲突中，以此作为增加距离的一种方式。他也从他一贯的软弱立场来抚慰他的妻子。

重构：加固界限。

174

米纽庆:很有趣啊。

治疗师觉得这段陈述很有趣,于是开始笑了;但他突然发现自己的笑不太合适,因为这并没有感染到其他家庭成员。

史密斯太太:真的,这些虽然都是小事,但对我来说却很重要。

米纽庆:当然。

史密斯先生:这是一个很好的问题,你怎样去表达你的爱呢? 你能怎么表达呢? 用物质的东西吗,或者,用——

史密斯太太:好的,我不认为你是用物质的东西来表达的,我相信你不是用物质的东西来表达的。我觉得你是通过帮别人做些事,而且是通过你的方式相互帮助,使相互之间都觉得轻松。这就是我的观点,也许你对此有不同的看法。

史密斯先生:哦,我觉得我们正在偏离问题。

史密斯先生对于距离的缩短以及他和妻子间出现人际问题感到不舒服。 175

史密斯太太:没有,我们正在谈论——

米纽庆:也许我们正在接近问题而不是在偏离问题。我很有兴趣知道你们两个人是怎样相处的。

重构:加固界限,并将问题维持在人际层面。

史密斯太太:嗯,鲍勃并没有太多

妻子受丈夫前面的话的刺激,再

话要说。事实上，我总是跟他说："你怎么能这么安静呢？"

史密斯先生：我不会讲太多话——

史密斯太太：他不会说太多，大部分的话都是我说的，但我觉得半数时间他没有听我讲。不过如果我说："你听到我说什么了吗？""是的，我听到你说的了。"对吗？

法雷尔医生：你刚才说他让你在住院的时候，有一段时间很难过？

史密斯太太：嗯。

史密斯先生：不是你上次住院时吧。

史密斯太太：嗯，不是上次，因为我们已经弄清楚了。但是我患了腰椎间盘突出，医生让我在医院里待上十八天，不是，我忘了多长时间了。对不起，我忘记了。

史密斯先生：你住了大约两周。

史密斯太太：是的，我住了这么久。但甚至在我刚住进去的第一周，他就由于我住院而变得非常烦恼。他给医生打电话，想让我出院，而且给我打电话，实在是

一次对治疗师讲述她自己，减弱夫妻子系统边界的强度。

当丈夫开始说话时，史密斯太太打断他，使得丈夫保持沉默者地位，但同时却抱怨丈夫的沉默寡言。

她把丈夫作为记忆库，加强了他对她的控制。

坚持要让我出院，因为他觉得我可以躺在家里做牵引，就像躺在医院里一样。甚至我的医生同鲍勃谈话，他说他无法让鲍勃理解这一点，他觉得就像在对着一堵墙说话一样。他只希望我跟他一起待在家里，所以最后就是我只得回到家里；并且事实上我问过医生他能否让我回家，在家里安装牵引和设备，这样，鲍勃就满意了。

（米纽庆改变了一下位置，拂拭了一下桌子，显得坐立不安。）

同治疗师谈论自己丈夫的妻子已经展开她的抱怨，结果就是又回到对丈夫病情的关注上。治疗师对她冗长的讲话表现出不耐烦。

史密斯先生：我觉得她所说的事情也可以在家里做。她只是在医院里躺在床上做牵引，况且——况且我觉得我应该保持沉默。这是我开口说话的一次，但这已经是三年或四年前的事情了。

史密斯太太：三年前。

米纽庆：你从中间移开一些，他在说话——你问了鲍勃一些问题，而你正试图回答。你知道，我总是在想，鲍勃，如果你遇到什么困难，我总是会试图找出你

重构：重新分配任务，探索两人间的人际问题。经历了这个家庭系统对于要求改变的强大抗力之后，为了推进这项任务，治疗师开始更加坚持不懈地进行干预。

176

和妻子之间究竟出了什么问题。所以,这就是我想让我们现在加以考虑的事情,好吗?

治疗师认为史密斯先生是通过道歉并宣称自己无能来转变史密斯太太所有的批评。他决定通过鼓励史密斯先生去反对他的妻子、增加冲突,来进行探测。

史密斯太太:嗯。

米纽庆:因为在我看来似乎罗斯玛丽——刚才表达出了某些批评性的观点,你知道的。或许她想要你回答其中的某些事情。

顺迎:支持妻子的抱怨,但同时用一种友好的方式同丈夫谈话。

177　史密斯太太:哦,我以前已经问过他这些事情了。

史密斯太太与治疗师谈话,她拒绝接受这项任务。

米纽庆:现在就问他吧。

史密斯太太:就像我——记得吗,你总是走进来看看我的衣服、检查我的衣服,看看它们是否每件都在,还打开我的抽屉,我不认为——并不是我不认为你不该这么做,嗯,我觉得你不应该做这些,还好我还没有因为你这么做而疯掉。

米纽庆:哦,你是气疯了,罗斯玛丽,你确实气疯了,别告诉我你没气疯。

重构:助长冲突。

史密斯太太:没有,嗯,请让我对此作进一步解释。因为我觉得这都是我的事,而我不——因为他已经告诉我了。他甚至不会让我擦他的办公桌,因为我不能去动任何东西。但他却总是打开我的抽屉,确定所有的东西是否都在,就像我会把它们送给别人一样。我不会扔掉任何东西的。况且我已问过他很多次了,你为什么一定得检查我的衣服和个人物品?

(米纽庆走到史密斯先生后面,让他移了下椅子使他能更直接地面对着妻子;然后,米纽庆在这个男人旁边坐下。史密斯先生移了下废纸篓,让它处于自己和米纽庆之间,他掐熄烟蒂扔到废纸篓里;米纽庆把它往回移了一点。)

史密斯先生:我认为这仅仅是个习惯。

史密斯太太:但你却不想让我做你的事情,你甚至不愿意让我清理你的办公桌,为什么?

史密斯先生:我不知道为什么,我想是因为我会记住像——东西在哪里之类的事情——我不知道这是正常还是不正常。你是对的,当她动了我的文件和东西时,我会发怒;而且我只是觉得我可以自己清理桌子,就这些。

重构:剥夺掉他们所偏好的交往模式,即维持史密斯先生为病人并隔离开这对夫妻的交往模式。通过维持夫妻双方因接近而产生的压力,治疗师促成了冲突的出现,这使得史密斯先生从偏离状态中解放了出来,现在他看起来像一个平凡而自私的丈夫。

178

史密斯太太：是的，但是桌子已经很长时间没有清理过了。这样，因为当他查看——他查看我东西的时候，这就会让我生气；还因为你不让我看你的东西。

史密斯先生：我并不关心抽屉里有没有什么东西。（他正在躲避妻子的目光，米纽庆拍了拍他的肩膀，示意他应该看着她。）

史密斯太太：如果不是因为这个，那么我觉得我不会为此而气疯。但处于这种情况下，那就是为什么我会生气的原因。你应该——如果一方可以做的话，为什么另一方却不可以做呢？

史密斯先生：如果你想打开看我的抽屉，我不在乎的。

史密斯太太：这就是我感觉到的，但是你还是会很生气的，你知道的。

史密斯先生：我真的不会生气。

史密斯太太：哦，鲍勃，你真的会大喊的。你知道自己会怎么做的，诚实些吧。

史密斯先生：我认为我不会生气——

史密斯太太已经顺迎了治疗师增加夫妻子系统边界强度的要求。在这时通常她会拉进另一个人，她开始拉进治疗师。但之后她没有通过治疗师来转移夫妻冲突，而是继续和丈夫对抗。

史密斯先生正试图通过抚慰妻子来维持系统；而她没有对他的暗示加以回应，他们的分歧已经达到了可以允许的极限。是做出转变的时候了。她继续与他对抗，丈夫退却了。

米纽庆：她脾气很大吗？

顺迎：通过批评妻子来参与史密斯先生一方。在对抗妻子的联盟中支持丈夫，这样也可以让冲突继续下去。

179

史密斯先生：没有，我们曾经
——

米纽庆：不，她，她。

重构：不允许退却。

史密斯先生：不，她没有。

史密斯太太：哦，我现在要大喊啦，我要喊啦。

史密斯先生：嗯，过一会儿你就会喊的。

米纽庆：你正在遮掩她脾气很大的事实吗？

史密斯先生：没有，我从来没有觉得她脾气大。

米纽庆：哦，我在这看到了，你知道的。她就像胡椒粉，像胡椒粉，她很容易就能——

史密斯先生：她能很好地表达自己。

米纽庆：她变得很兴奋，是吗？

治疗师已经认识到，既然史密斯先生不会自己去攻击妻子，那么他的攻击必须得更为直接。治疗师也正对他们快速偏离他的探测做出反应，即便是在他已经开始意识到他们的讨论正在引向其他地方之后。

史密斯先生：我不这么认为，你
是这么认为的吗？

史密斯太太：我是这么认为的。

米纽庆：哦，对。

史密斯先生：我们是在电视上播
出吗？

面对妻子和正在致力于对抗夫
妻子系统的治疗师所形成的联
盟，史密斯先生跳出这个环境，
变得全神贯注于电视摄像机，而
这在会谈之前治疗师已经向他
作过解释。这是一个信号，表明
史密斯先生可以承受的压力已
经达到了极限。

随着会谈的进行，受到史密斯先生恐慌的激发，治疗师在继续
自己的探究之前将当前目标调整为进一步顺迎史密斯先生。冲突
的内容开始显露出来；史密斯先生披露说，有时他觉得祖父在他们
的生活中占据了太多的空间，但他并没有把它解释清楚。史密斯
先生觉得自己是个很容易生气的人，如果他放任自己的性子，那就
能做出有破坏性的事情来。史密斯太太承认这一点，说他的脾气
会吓到她。

到目前为止，显露出来的冲突模式再次出现。史密斯太太抱怨
丈夫，而史密斯先生对此加以否认，于是史密斯太太打断他的讲话，
然后史密斯先生通过指出自己的不足来抚慰她；或者是史密斯太太
抱怨丈夫，然后史密斯先生就赞同她，认为自己的行为应该表现得有
所不同。无论什么时候治疗师质疑史密斯先生将自己当成病人的看
法，并质疑他的妻子有同样的看法，或者是指责史密斯太太，史密斯
先生都通过指出自己的不足来加以回应。治疗师的输入一再地被史
密斯先生宣告无效，尽管不是被史密斯太太宣告无效。

　　下一个治疗阶段在半小时后开始。米纽庆已经要求布朗先生和马修离开房间，将会谈转到这对夫妻所回避的性生活话题上去。

米纽庆：你对罗斯玛丽有什么责备吗？

重构：试图引出史密斯先生对太太的责备，这样就会平衡已经被扭曲的夫妻秩序。

史密斯先生：责备她？你觉得我责备你吗？

史密斯太太：我不知道，鲍勃。治疗师在问你呢，我不知道。

史密斯太太已经更进一步地顺迎着治疗师，但是那个带有僵化交流模式的系统仍然在自我维持着。

史密斯先生：如果她想去什么地方，我——

米纽庆：我在问你是否有什么事——我知道她在责备你。我在问的是，你在什么地方责备罗斯玛丽。你想让她在什么地方有所改变吗？

史密斯先生：没有。

米纽庆：哦？

史密斯先生：没有，我不这样认为。我爱的就是她这个样子。而且——

米纽庆：法雷尔医生给我留了张小条在这里，上面说史密斯太太从来没有性反应。我不知道——

治疗师觉得自己一次次地受阻，现在又提出了一个新的策略来介入到这一被扭曲的夫妻关系中去。他将全力以赴把妻子看成病人，而这只有通过自己和感觉勉强的史密斯先生建立起紧密

181

的联盟才能实现。基于这一策略的过渡期交流模式增加了对于这个僵化系统中其他可替代模式的利用。

史密斯先生：好的，我觉得我们就要谈论到这些了。我已经同法雷尔医生谈过了，我们已经触及到这个话题了。她只是——我跟我妻子谈过，她就是我所说的冷血人。哦，她不是很——我不知道该用哪个词——性倾向吧，这是几年前我很在意的事；但现在我已或多或少地对此加以接受了。何况——可能因为我已经老了，性欲也减退了。但是有时我们有性方面的问题，我曾让她去看医生，她确实向我们的家庭医生提起过，而——这是几年后了，而且——但是我已经多少对此加以接受了。我的意思是，我觉得这不是离婚的理由，也不是无关的事情；其他事情——我觉得在这个世界上除了性之外还有其他的事情，因为这是婚姻生活的一个很大的部分——

米纽庆：但你们当时确实有性生活呀。

史密斯先生：对，好吧，我的意思

是，你们这些人是医生；她从来
没有否认过我的这项权利，只是
她没有很投入而已。最近几年，
我开始相信这是因为我自己的
感觉方式；你必须在一种好的状
态之下做爱或是做其他事情，
而——这是一个特别难于谈论
的话题。

米纽庆：你们两个最近一次做爱
是在什么时候？

史密斯先生：最近一次？哦，我
想就是在我住院之前。但我不
知道对于做爱是否有一个正常
的安排规律，或者还是当你有欲
望的时候就可以做。

米纽庆：嗯，你感到有性需求的
频率是怎样的呢？

史密斯先生：几年前我——我每
天晚上都有欲望，但这一两年来
可能是每两周一次或差不多。
我的心里还想着其他的事情；我
想如果不是因为这个，很可能我
有性要求的次数会更多些。

米纽庆：罗斯玛丽是怎么回事
呢？你怎么啦？你只是不在乎
吗？

史密斯太太：我只是——我从来
没有——我不知道啊。当我去

顺迎：支持史密斯先生。

182

史密斯先生已经开始顺迎治疗
师。他几乎把他目前的病症与
他和妻子的人际问题联系起来
了。

重构：当把史密斯太太作为问题
来加以探究时，强调史密斯先生
的正常性和潜力，治疗师的问题
受到轻微的贬抑。

看医生时,他告诉我——就像我
们现在谈论这个问题一样——
他说我是一个高度紧张的人,我
必须放松。但我不知道该如何放
松,这就是问题所在。实际上,鲍
勃,如果你记得的话,在那个特别
的时候,医生建议我晚上喝点鸡
尾酒或什么东西来放松一下自
己。这些看起来似乎有帮助,不
过,一切都必须得很顺利才行。
就像在我们上床之前,我不能有
任何烦躁;如果我变得心烦意乱,
那么我似乎就不能进入状态。

米纽庆:当你不能进入状态而他   顺迎:追查。
进入状态时会发生什么?会发
生什么事情?

史密斯太太:哦,我总会让他做   重构:探究冲突,现在妻子被作
的。通常我会让他抱着我,你知   为不正常的人了。
道,即使我不想做。

米纽庆:当这些发生时,他会觉   重构:操纵感情,将拒绝和愤怒
得好像你并不关心他。   的感受"借给"史密斯先生。
                            同史密斯先生结盟的治疗师因
                            为丈夫没有保护好自己而对丈
                            夫感到恼怒。他的愤怒由对史
                            密斯太太的攻击而表现出来。

183 史密斯太太:我并没有那种感觉。
米纽庆:哦。
法雷尔医生:他告诉过我,当你
们都还年轻时,他经常为此而生

气。你没有意识到吗？

史密斯太太：因为就像他所说的那样，他每天晚上都有心情，如果当天——我由于累了或者别的什么事，我就没心情——就像我所说的，我是那种一切都必须顺利的人。我不能有任何烦躁，因为我如果烦躁，就不能——这就是为什么我去找医生的原因。

史密斯先生：哦，可能有段时间那是我最大的问题，我知道有这样的问题是正常的。

米纽庆：你是个有强烈性冲动的人？

顺迎：强调史密斯先生的权力。

史密斯先生：好吧，现在我赞同你说的话。如果我想把它发泄在别人身上，那么把我当时的状态提出来，可能会有些用处。因为我知道，在我妻子参加工作之前，那时我总是会盼望回家后和她做爱；而这在当时总是使我很烦躁。

史密斯先生同意治疗师的观点，即他的问题和妻子的问题是互补的。

米纽庆：你喜欢抱着她，你还喜欢吻她？

史密斯先生：是的，是的。

史密斯太太：我宁愿在这个问题上直率一些。

史密斯太太接受病人的标签。

米纽庆：显然这是鲍勃的一个方面，他浪漫的一面，他感到你并不接受他的这一面。

重构：在治疗会谈的中途，治疗师试图让史密斯先生直接同他的妻子相对抗；但现在他却作为史密斯先生的代理人,自己对抗史密斯太太。而史密斯太太则接受了治疗师作为她丈夫的代言人。

184   在会谈的后期,史密斯太太再次描述了自己的丈夫。面对着丈夫和治疗师的强大联合,她以攻击丈夫、即联合中较弱的一方作为回应。熟悉的交往模式又开始了:史密斯先生抚慰他的太太,但史密斯太太却不理他并继续埋怨。但是有一个小小的改变迹象,由于羁绊于对妻子的抚慰以及对自己盟友即治疗师的顺迎之间,史密斯先生表明放弃这种无能姿态。这一模式的内容显现如下:

史密斯太太:但他没有——看,这就是我感觉的错误所在。我们的房子是黑白两色的,但我觉得那不是我们的房子。我害怕邀请人来,因为我觉得鲍勃——就像他几分钟前说的那样,当他生气时,他是真的生气了,我总是害怕会惹他心烦。就像我有很多朋友他都不喜欢,我就不会邀请他们,因为我知道他会生气,所以我甚至都不邀请他们。	攻击。
米纽庆:我觉得你没有这么怕他。	
史密斯太太:哦,我是怕他。当他生气时,我——我很怕他。	
史密斯先生:什么时候——你的哪些朋友我不喜欢?	防卫。

史密斯太太:哦,当马莎来的时 攻击。
候你不喜欢,你容忍——你说你
容忍他们,但你不跟她们说话。
你从来都不喜欢安,你似乎从来
没有关注过她。

史密斯先生:哦,但我一直都喜 防卫。
欢乔安妮。

史密斯太太:还有当巴巴拉以 继续攻击,不认可他的防卫。
前来我们家时——但当你的朋
友,尤其是和你一起工作的同
事——当他们来时,你竭力招待
好他们。而当他们来我们家时,
我总是对他们很好而且总是试
图不厌其烦地招待他们。

史密斯先生:等一下,等一下 试图防卫。
——

史密斯太太:但你还是不会那样 继续攻击而不认可其防卫,但改 185
对待我的朋友的。 变了重点。

史密斯先生:我不是一个善于言 用能力不足来防卫。
谈的人,我知道这一点。

史密斯太太:是的,但你和你的 认可他所说的,并支持他。
朋友很健谈,鲍勃。

史密斯先生:哦,我跟你朋友不 用人际关系来防卫。
像跟我同事那样有那么多共同
点。但我——医生不同意我这 顺迎治疗师。
一点——我觉得这不是我问题 维持系统。
的根源,这可能是间接的。不过, 顺迎治疗师。
是什么让我急着去做我所做的事
情呢?这就好像是一个冲动。 维持系统。

（在这个小时的会谈结束的时候，米纽庆为这对夫妻做了个总结，指出他们的问题是人际关系，而治疗系统将会以此为前提继续下去。）

史密斯先生：你认为我的问题出在那里吗？

米纽庆：我不知道，但我认为你的问题就在这里，在你们两人之间。你把一切问题都归咎于自己，但问题是在这里，你自己没有看到这一点，你没有看到你们两个人相互对待的方式。你看，你们已经接受了——你们两个人都已经接受了——如果你说"那是我的错"，这比起去考虑一下你们两个人之间发生了什么更为容易。为什么说"这是我的错"，比起说"罗斯玛丽，这是我们一起跳舞的方式，只不过没有伴奏的音乐而已"会更容易呢？你知道，这就是你们所说的事情，这场跳舞是没有音乐的，我们会在这儿停一下。但法雷尔医生你看，我确信，除非罗斯玛丽改变，否则你根本不能帮助到鲍勃，你知道的，而且对他自己也没什么帮助。

因为比起跟妻子交谈来,他更喜欢说:"那是我的错。"

法雷尔医生:嗯。

史密斯太太:我不知道该如何改变。

米纽庆:不,鲍勃,这是你的任务,需要你去改变她。

史密斯先生:我从来不觉得这是她的错。

米纽庆:当然,如果你认为这是你的错,这会更容易些。你要不要帮帮她?

史密斯先生:什么?试着去改变她?

米纽庆:是啊。

史密斯先生:我需要好好考虑一下。

米纽庆:不,这不需要考虑;这需要——你只需要去做。好不好?

史密斯先生:好的。

186

史密斯太太接受了她作为病人的角色。

重构:指出一项任务,即史密斯先生要去改变史密斯太太。

在这个家庭中,大家都一致认为史密斯先生就是问题所在。对于他在家里的这个地位,史密斯先生是最响亮的支持者。十年来医疗机构所一致认定的史密斯先生有精神问题的观点,使得这一异常僵化的家庭结构一再得到加强。

米纽庆的策略在于,使得史密斯先生从不正常的位置中脱离出来。为了达成这一点,他首先削弱史密斯先生的既往经验,即他认为自己是不正常的;然后质疑这一经验在史密斯先生那儿以及在其家庭中的有效性。

他的第一个质疑是基于爱丽丝房间的隐喻。如果爱丽丝的房间变大而爱丽丝没有改变,那么爱丽丝就会感觉到变化。因此,米纽庆就模仿史密斯先生,史密斯先生反复确认自己是不正常的那些动作被治疗师加以模仿:当史密斯先生吸烟时,治疗师也吸;当他脱掉自己的外套时,治疗师也这样;治疗师还指出他们同龄,并且他们都是劳动者;还有,治疗师也同样地焦躁不安。

这些模仿反应动摇了史密斯先生的不正常地位。由于治疗师是一个专家,也是治疗体系中最有权力的人,和他相像就不可能不正常。同样的"制造双胞胎"策略也向其他家庭成员的经验发起了挑战。如果这个家庭中不正常的人同治疗师相像,那么他就不能再被认为是不正常的。这个过程在会谈的起始阶段就开始了。当史密斯先生说"我就是问题之所在"时,治疗师回答:"不要这么肯定。"

随着会谈的进行,治疗师坚持认为史密斯先生的行为是针对家中重要事件而起的反应。虽然这个观点受到了强烈的抗拒,但最终为家人所接受;史密斯先生的行为开始被视为是对其他家庭成员行为的反应。家庭成员经验的有效性再一次受到质疑。

在会谈的最后,治疗师开发出一个将史密斯太太当成病人的新策略。由于这一观点同把史密斯先生视为不正常的家庭经验是直接对立的,因此它遭到了反对。不管怎样,史密斯太太接受了有病的标签,因为这一标签提供了满足她需求的承诺,而直到现在她的需求一直从属于史密斯先生的需求。先前的互补关系被颠覆:奉献自己去帮助不正常的史密斯先生的牺牲者史密斯太太,现在变成了病人;而先前的"被认定的患者"则被要求去帮助这个新的不正常的人。

同时,史密斯先生仍然保持着在这个系统中的中心地位,这一地位对于他和他的家庭都明显很重要。不过,他人格中一度不再使用的方面现在可以显现出来了,他成了一个帮助者而不是被帮助者。

这个策略产生作用并最终成功,是由于如下几个因素而成为可能的:治疗师曾直接支持史密斯先生,因为与治疗师结成联盟使得史密斯先生感觉到被肯定,这对他是有用的。为了维持这一联盟,史密斯先生必须接受史密斯太太的需要这样一个事实,并且必须接受认为自己是在帮助她而不是总是从她那里获得帮助这一事实。这一改变打破了家庭的常规,史密斯先生的经验作为内在因素和外在因素的产物而得到了改变;他不再被视为一个不正常的人,而是治疗师的"双胞胎";他也不再被当成一个被帮助者,而是帮助者。家庭结构的这一转变,使得迄今还潜伏的交往模式得以显现出来;而这些新的模式,除了能自身保持外,也会在治疗中得到加强。

在治疗会谈后,治疗师同法雷尔医生讨论继续治疗这对夫妻的策略。由于法雷尔医生认为她自己在家庭治疗中没有足够的背景去治疗这对夫妻,这个案例便被转交给家庭治疗师、医学博士玛丽安诺·巴拉根。巴拉根在十个月内同这对夫妻会晤了大约二十次;并且治疗关注点转移到史密斯太太身上以及这对夫妻的性问题上,马斯特斯和约翰逊所开发出来的技术被引入其中。[1] 除了这对夫妻的生活空间之外,治疗师也帮助这个家庭为布朗先生建立起一个更为确定的生活空间;而外公则开始更经常地外出拜访朋友,在晚上,他就回到自己的房间。这个案例经双方同意后结束,三年后的追踪调查表明史密斯先生仍然出色地做着同一份工作,并且家庭运转和谐。在这一案例中,家庭导向的干预使得住院治疗得以避免。

第 十 章

一种"是的，而且"技术：多兹一家与卡尔·A.惠特克

在由一位心理学家和一位社会工作实习生所组成的家庭治疗小组治疗了一个多月之后，多兹一家接受了卡尔·A.惠特克的家庭会谈，这是针对费城儿童指导诊所的工作人员所做的示范性会谈。转录到这里的会谈内容受到示范内在困难的限制，因此会谈者将不会再同治疗师或者这个家庭有联系；他联结着两组听众——要求治疗的家庭和受过训练的专业人员。不过，这种示范性的会谈有它的优点，它可以引出会谈者风格中的某些重要特征。

卡尔·A.惠特克向多兹家庭发起挑战，并且通过在每个家庭成员身上安置一种能够加以扩展的现实性来作为改变这个家庭的手段。他支持家庭成员去回应环境，传达出对他们试着去应付问题的尊重。他参与到这个家庭中，把注意力集中在他们的积极方面和潜力方面。当多兹先生和太太在一年半之后提起他时，还会说他是个"非常好的人"，因为他增进了他们的自我尊重及相互尊重。从这个立场出发，惠特克建议不要去改变而是去扩展自我（Self-expan- sion）；不是因为别人需要这样，而是因为这样对自身有好处。比如，多兹先生形容自己性情温和平静，惠特克就说："当你真的强硬的时候你妻子会害怕吗？"而对于妻子，惠特克则说："当他强硬的时候，你就温和起来；他采用你的方法，你就采用他的方法。"

"被认定的患者"是个性格恬静并且受到惊吓的十一岁男孩，他被喜欢操控的母亲所控制。惠特克继续探索某位家庭成员得自于与

其他家庭成员互补性结合而体验到的可能感受,他问这位家庭成员:"你曾经在打牌的时候赢过她吗？她对此有什么反应？她受到伤害了吗?"后来又问:"你曾想过做你妈妈的妈妈吗？从来没有过吗？哦,这很好!"

惠特克没有向母亲和儿子间的亲密关系直接发起挑战。相反,他通过扩张参与者的自我感来尝试改变人际交往的接触面。从结构上来看,他通过支持丈夫和妻子之间的交往来增强他们的亲密关系,由此将母亲和儿子分开,并减弱母亲的中心地位。通过这些策略,家庭成员的经验就能发生变化。

下面这个会谈展现出一个有趣技术,即"改变爱丽丝的房间"。在治疗会谈中,惠特克开始感到自己的权力太大了,于是他就移到地板上坐下;当他显得更低更小时,其他人的地位便升高了,并且变得更有权力。他位置的改变以及他同孩子的玩耍使得在这个平时被严格控制且充满罪恶感的家庭中可能发展出一种友好且相互支持的气氛。

下文所展示的只是会谈中前 20 分钟的内容。当会谈开始时,心理治疗师简短地介绍了一下惠特克医生;年龄幼小的孩子当时也在场,他们是九岁的卡西、七岁的戴维和婴儿。参与者的座位排列如下图所示:

　　　　多兹太太　　　　多兹先生(用一个奶瓶喂着婴儿)

　　　怀斯(诊所治疗师)　　　　　卡西

　　戴维　　　　　　　　施瓦茨(诊所治疗师)

　惠特克医生　　　　　　　　　　　贾森

观察者在单面镜后面及通过视频监视器来观察,这样他们的出席不会对会谈造成干扰。

191 施瓦茨:……在贾森的尿床问题上,家里人对此的看法有些分歧。多兹太太觉得这是个重要问题;而多兹先生似乎对此更为大度,觉得这件事情以后会慢慢消失。

惠特克:对于他刚刚说的,你们　　　重构:将问题引导给全家人。
还有什么要补充的吗?

多兹太太:嗯,把我们这几周以来同治疗师所谈论的情况讲清楚,这点并不容易。我想经过这几次会谈后,我发现我对我的大儿子、即长子期望太多。我希望他承担一些责任,这些责任我觉得对于十一岁的孩子而言并不太过分,也适合他现在的这个年龄。我不认为要求他做些合理的事情是期望过多,比如让他把脏衣服从房间里拿出来放到篮子里那样的事情。在晚上——由于每天早上床单都是湿的,所以我就不会在早上整理床铺,因此我说:"贾森啊,你很能干的,那里有很多干净的床单,你可以去拿一个铺在床上。"晚上,床单稍微干一些之后,我会进入房间。我在房间里喷一些除臭剂,因为他是一个大男孩了。你知道，我是想要除去房里可能会有的气味。

惠特克：他反感这些气味吗，还是这些气味仅仅使你烦恼？

顺迎：跟着谈话内容进行下去。

重构：暗示了一条个体化的讯息。

多兹太太：嗯，这会使我烦恼，因为我当然不想让这气味留在房间里。而像他这种年龄的男孩子——如果没有在一定程度上受到好好的照料——我不知道你是否清楚这种情况，但是医生啊，这确实发生了。我曾经去过别人的家，房间里散发着尿味，我就想："啊，我的天哪。"你知道。

惠特克：仅仅是尿味使你烦恼呢，还是别的气味也会使你烦恼？

192

顺迎：治疗师顺着谈话内容继续同母亲接触，而后者已经将自己界定为家中的中枢角色来跟治疗师接触了。

重构：治疗师不是将重心集中在孩子问题上，而是问什么事情使母亲烦恼，将她作为一个患者来看待。

多兹太太：我想，如果你的房间里有大蒜的气味，你不希望它的气味太强烈吧。

惠特克：不是，我是指关于他的。

多兹太太：哦，没有啊，我们让他洗澡的。

惠特克：你的话听起来好像有人反对，仅仅是贾森反对呢，还是

顺迎：追踪（顺着谈话内容）和结构维持（与中枢谈话）。

重构：探究与父亲和儿子结成联盟来对抗母亲的可能性。

他爸爸也有点反对你竭力去除气味？

多兹太太：不，不，他——这全是我自己做的。我觉得，杰克在白天有半数时间都不知道我是如何叫喊着："把这些湿床单从床上拿下来！放到篮子里！"每天篮子都被装满，我每天都要洗。我的意思是，我并不是世界上最干净的人；我家里，如果你早上到我家里来的话，医生，也许你要跨过玩具，或者你知道的，孩子的东西都扔在地板上，而餐厅需要好好擦洗一下，不过——

惠特克（对着怀斯）：你能帮我一下吗？和贾森换一下位置？

（贾森和治疗师换了一下位置，所以现在贾森坐在戴维和他母亲之间。）

重构：改变座位的安排，而本来贾森是坐在家庭外围的。

多兹太太：关于孩子的卫生习惯，我想我有点敏感，尤其是我知道他尿床。何况，他就要成为一个大男孩了，每天早上他必须洗澡，一切东西都必须清洗干净并弄干。我必须确保他洗干净——嗯，你不想带着气味去上学吧。因为我有这样的经历——其他孩子靠近我，而他们身上就有气味，就像不会熏到别

人一样。而他,如果有时他逃脱
了,而我没有训斥他的话,他就会
忘掉;而他从我旁边走过时,我就
会说"你没有换衣服",或者说"你
没有洗干净"。这就像早上他还
没去上学之前——

惠特克:当你说这些话时,眼睛
里像在冒火。

顺迎:尽管对母亲谈论自己儿子
的方式有所批评,但治疗师这样
的做法却并不意味着批评她这
个人。这段话可以看作是在赞
扬她的活力。

多兹太太:——我是觉得:"你不
能这样去上学。"

惠特克:有什么关系呢,嗯?

多兹太太:我们也许不是穿着最
好或什么的人,但是得让自己做
个干净卫生的人,肥皂花不了很
多钱;不过这件事情非常困难。
我认为他应当能够做到这一点,
就是把脏衣服从房间里拿出去
放到篮子里。

惠特克:爸爸,你得开始说说话
了。

顺迎:对父亲所调整的姿势作出
回应,来跟他建立起联系。

多兹先生:他也有个问题,就是
把自己搞得很糟糕。不过最近
几个月好了很多。

惠特克:告诉我,你对你们的治
疗师小组有什么看法?

重构:提醒父亲和其他人,他的
角色是咨询者。他想使自己同
其他治疗师明显地区别开,以能

够按照自己的探索路线进行，更
多地涉及成长和可能性而较少
地涉及病情。

194 多兹先生：哦，他们似乎做得不错。

惠特克：你和他们合作得好吗？
你和他们一起感觉轻松吗？

多兹先生：对，很轻松。他也讨
厌用手纸，我不知道这是为什
么，他会从篮子里随便捡起什么
东西来擦屁股。我不知道他为
什么讨厌手纸，这是另一个经常
困扰我们的问题。

惠特克：也许他担心自己的手指
会碰到它吧。你觉得怎么样呢？
自从到这后，你和家人的相处变
得好些了吗？（贾森看着母亲。）

顺迎：为孩子的行为提出一个合
理的原因，而不是把它看作愚蠢
的行为。治疗师把父亲的讲话
作为与"被认定的患者"直接接
触的桥梁，而这个"被认定的患
者"之前一直只是被谈论而已。
治疗师的问题跟"被认定的患
者"同家庭间的人际交往有关；
这并不是在探究病情。

多兹太太：他在和你说话呢，贾森。

惠特克：来这里你喜欢吗，还是
会让你苦恼呢？（贾森耸耸肩。）
今天你穿得很整齐，你总是穿得
这么整齐吗？（贾森摇摇头。）你
看起来像十七岁的孩子了。

多兹太太：你上学了吗，贾森？
你每天早上都穿成这样吗？

顺迎和重构：同"被认定的患者"
谈话，他一直被认为是身上有气
味而且穿戴邋遢的；治疗师夸奖
他仪表整齐，并且看起来很成
熟。

贾森:是呀。

多兹太太:哦,为什么刚才说没有?这是他的校服,因为我们打算会谈后让他们直接去上学,这就是我为什么让卡西穿制服的原因。

惠特克:你看起来非常庄重,我真想让我十一岁的孩子也能穿成这样。

重构:拒绝了母亲代表全家人继续与治疗师接触的企图。

顺迎:继续保持跟"被认定的患者"接触,并认为他是值得效仿的。治疗师也表明自己的孩子也有着相同的年龄,但不太乖顺。

195

多兹先生:不过啊,他回到家后就不是这个样子了。

多兹太太:他现在看起来像外出的样子,而不是回到家里后的样子。

惠特克:谢天谢地!

重构:加强这样一个讯息:即偶尔一次不整洁是正常的。治疗师的口气很随意,并不特意针对某个人;然而,这一陈述是他向这个家庭所传达的一系列价值体系中的一个。

多兹太太:学校里要求他每天都穿白衬衫和夹克衫,所以每天早上他们出门的时候都穿得很干净。这是他的校服,哦,裤子是新的,但——

惠特克:你刚开始穿长裤吗?

顺迎:将母亲的话作为同其他家庭成员接触的桥梁,而并没有反驳她所说的话。

多兹太太:他在和你说话呢,戴维。

惠特克:多久以前开始穿长裤的?

多兹太太:戴维,请回答这位先生的问题。

惠特克:太早穿上长裤,真是件可怕的事。我认为孩子们在——你几岁时穿着宽松裤子的啊?你现在多大了?十岁吗?

顺迎:虽然这些谈话内容只表明治疗师无意于改变孩子的风格,但他要和孩子建立对话的意图却是明显的。

多兹太太:你不会说话吗?告诉医生。

施瓦茨:你们知道,这是我第一次和戴维见面,这也是我第一次见到你。我很惊讶戴维和贾森回答问题的神态动作竟然如此相似。我觉得我们和贾森在这里谈话的一个体验就是:我们有时很难谈到一块儿去。我们不能确定出现这种情况的原因是什么。有时,多兹太太会插进来,并回答问题。

顺迎:施瓦茨在先前的治疗系统和咨询者之间提供了一个桥梁,他的风格与惠特克的完全不同,施瓦茨所处理的是病情和阻抗。

惠特克:在我听来,像是妈妈的声音带有很多怒气,所以才会让他有些犹豫,是吗?

重构:通过儿子和母亲的相互作用来解释孩子的行为。这个一再被重复的隐喻并不是负面的,因为它不影射母亲的操控和愤怒。这个比喻使人想起女神,她可能会激发起畏惧、尊敬或者爱慕,以及犹豫。

多兹太太:没有,我没用任何方式刺激他们,因为我不知道你要

母亲感觉遭到质疑,于是就顺迎治疗师。

问的是什么问题。我唯一想说
的就是——贾森，告诉惠特克医
生，如果别人问你问题，我是怎
么和你说的。

贾森：什么？

多兹太太：我在家时跟你说过，
无论别人问你什么——我跟你
怎么说的？

卡西：回答问题。

多兹太太：什么，卡西？回答问
题。这是我给他唯一的敦促。
如果有问题被问到，不管是什么
问题，都要回答。

惠特克：来呀，爸爸，你要去解决
这个问题吗，也就是母亲用优雅
平静的方式来表现得这么强硬
的这个问题？

重构：同父亲接触，避免直接回
答母亲的问题或对她质疑。治
疗师对夫妻间的互补性做出一
种解释，并且再一次使用强调正
面的词：母亲强硬、父亲和蔼。
而另一个治疗师则更多地关注
病态，他可能会称母亲是有控制
欲的，而称父亲是被动的。

多兹先生：对，我觉得我们性格
正好相反。就像你说的那样，她
很容易就发火。

惠特克：你欣赏这一点吗？你喜
欢吗？

197

多兹先生：是啊，我觉得在某种
程度上这还是挺好的。

惠特克：我有点觉得这就像我的

顺迎：夫妻二人以及他们的交往

婚姻,由于我是那种温和并且好相处的人,于是就娶了一个脾气火暴的妻子。

模式都得到了支持;夫妻子系统的界限被确定下来,而这就保护了这对夫妻。母亲作为控制中枢,就像会谈开始时的样子,不再孤立;而父亲作为哺育者也不再孤立。(从他喂养婴儿时就一直保持沉默。)增加夫妻间的主动接近,也会使"被认定的患者"从母亲无所不在的注意中摆脱出来。治疗师的模仿也是对丈夫和妻子的支持,表明他喜欢他们。

重构:同父亲交谈,使他处于更为中心的地位,降低母亲的影响力。

多兹先生:她的生活就像宴会般丰富。

惠特克:不,我想我从她的火气中知道了很多;而我猜这还有别的意思。她同你结婚,可能是希望降一下自己的火气吧。

顺迎:治疗师的模仿增强了他对这个家庭的顺迎;治疗师和父亲由于相似的经历而变成了双胞胎。

重构:传达给妈妈一条间接讯息,建议她有所改变("降一下自己的火气"),就好像这条讯息来自她一样。通过指派给丈夫以积极帮助妻子的职责,治疗师加强了夫妻子系统的边界。

多兹先生:我也这么觉得,这有平衡的效果,很不错。

惠特克:我常会幻想,如果两个像你妻子一样火爆的人结了婚,那么他们家就会冒出烟来;而如

果两个像你或像我一样温和的
人结了婚,那么我们就会以无聊
乏味而结束。

多兹太太:这一点我同意,我常
常会这么说:"我的天啊,如果他
与一个跟他相似的女孩结了婚,
那会发生什么呢?没有一点趣
味,哎呀!"

多兹先生:这是真的,我觉得这
可能是你们为什么在一起的原
因。

惠特克(对着婴儿):喂,你想过
来看看我吗?过来,过来。(他
把婴儿放在腿上。)怎么样?你
想下来吗?(婴儿下来了。)

多兹太太:他是一个非常友善的
孩子。

惠特克:笑得多甜呀,拜拜!(婴
儿爬到母亲那儿。)

多兹太太:来,给这位先生看看,
你能够站得很好了,不要跳。

惠特克:好极了,你想跨过我的
手指吗?来吧。(他坐到地板
上,向婴儿张开双臂。)

198

顺迎:治疗师抱起婴儿,通过这
种方式参与这个家庭的教养方
面,而这个婴儿一直被家庭中不
同的人轮流抱过来抱过去。

顺迎:不再强调礼仪。这个动作
也要求家庭顺迎治疗师以及他
所表达出来的价值体系——抚
养、娱乐、对于差异的接纳以及
一种温和而轻松的方式。

重构:暗中支持父亲,使得作为
治疗师双胞胎的父亲,也变得
"温和而强硬"。

多兹太太(婴儿爬向她):你决定要妈妈了吗? 好的,来吧。你就想站在那向医生问好吗? 他是个很不错的人,可不是吗?

为回应治疗师的行为,另外一种交往模式现在出现了。母亲变得更加温柔,几近诱人;她带着骄傲满足的心情,将婴儿视为中心。

卡西:喂! (她抱起婴儿。)

惠特克(仍然在地板上):这些男孩像妈妈一样脾气火暴呢,还是都像你一样?

重构:继续以父亲为中心,为孩子们构建起模范的父亲形象。

多兹先生:我不知道,他们性情很温和,有时也会发脾气。

惠特克:你有时也会发脾气吗?

顺迎:追踪,探索父亲行为的另一方面来对他加以确认。

199 多兹先生:有时会。

惠特克:在什么样的情况下?

多兹先生:很少吧,肯定是一个问题累积了很久,然后我才会真的发火。

惠特克:当你真的强硬起来时,妈妈会害怕吗?

重构:表明在家中一向有着温和平静个性风格的家庭成员也有可能产生"令人害怕的"行为。治疗师在扩展个体选择的可能界限,这一技术他在后面还会用到。

多兹先生:不! (父母两人都笑了。)

多兹太太:我不想笑,但杰克真的没有让我害怕过。他会大喊,我就任他去;当他发火时,我就任他大叫。

惠特克:当他像你那样时,你就像他那样;当他变得强硬时,你就变得温和。

多兹太太:如果我觉得他是完全不对的,或者——唉,我甚至不记得我们吵些什么,真的,这也许很严重。他也许因为某些事而大吼,我会想,哦,好吧,随他去吧,我就是不理会他。如果争论的事情很重要、似乎我就要对此大发脾气时,我们会等到孩子上床后再讨论。我们会商量任何事情——即那些必须要做出重要决定的事情。我们在孩子面前不是什么事都说,但我们并没有太多不能说的事情;而对于有些我们必须做出决定的事情,我们就不会在孩子们面前讨论。

惠特克:你们是否曾想过让他们——如果他们没见到过你们吵架的话——

多兹太太:大部分——哦,不,我们不会掩饰的,比如,对于涉及孩子的、某些我们能够或者不能够承担的事情所做的重要决定。当这种情况发生时,当场就会得

顺迎:一个教育性的输入。

重构:强调夫妻行为的互补性。

顺迎:继续同母亲接触,她已经　200
将自己看作中心人物了。

重构:引入另一种不同的价值——孩子看到父母吵架、争论或解决矛盾,这些对于孩子发展的重要性。

到解决；我的意思是，贾森不会不
知道杰克和我也许为此争吵过。
但是，当我做出任何重大决定时，
我也许会很紧张——由于杰克
是个安静的人，所以我们才会平
静地讨论。而我会说："现在看
吧，让我们只看看这件事吧。"

惠特克：当你紧张时，他就在某
种程度上变成了你的治疗师。

多兹太太：对，我也这么认为。
因为我确实尊重这样一个事实，
即他在做出一个决定之前，会经
过很长时间的并且很辛苦的考
虑，然后对我想做的事说"是"或
"不"。比如，我们来这里之前已
经讨论过并且明白这件事情的
正反两方面。我们明白这样一
个事实：即我们必须付出时间。
我们努力这样做了——你知道，
像有几次因为生病就只好错过。
但当我们下定决心要来时，我们
就一起做出决定，我们两个一起
来——如果爸爸也被要求过来
的话，他就也会来。现在他来
了，而这对于一个工作的男人而
言是很重的负担，他要赶回家里
还要赶到这里。在家里他就可
以舒服地坐着，但他说："不，亲
爱的，我会直接赶过去。"

重构：再一次强调夫妻的互补
性。

惠特克(逗婴儿玩):如果他逃避问题,真的说"不",那你仍会这么说他吗?

多兹太太:不会,如果他指出他所感觉到的事情无关紧要、并非事实,我通常会遵从他的判断。但没有发生太多这样的事情,杰克多多少少会给我些自由。他觉得我整天在家,觉得我必须得去忍受某些事情。我的意思是,你不可能太特殊化了,医生,因为我必须得——

惠特克:不,这没关系的。你有没有感到这确实是个负担,你把一切都背负在自己的肩上?

重构:引入一个他稍后会加以发展的观念来加以重新标定——妻子的"职责"(她的过度操控)是繁重的。

顺迎:以一个表达关心的问题形式重新加以标定,以此表达同情与尊重。

多兹太太(犹豫):没有,我不觉得这是个负担。我觉得我不是总能把事情做得最好的,你理解吗?

惠特克:当然,我们不都是这样吗?这是为人父母者应该做的一件事情。

顺迎:"我们都仅仅是人,而不是其他物种"(H. S.沙利文)这条讯息,贯穿于治疗师的很多评论中。这是他人道主义的、正常化讯息的一部分。

多兹太太:我担心贾森,我不知道

201

这是为什么，因为他从来没有遇到过麻烦。他是一个好孩子，我们在家里玩游戏，玩得很开心，或是——我们玩的是什么游戏？（对着贾森。）大富翁吗？他是个有点惨的输家；玩拉米纸牌我赢了他 500 分，诸如此类还有——

惠特克：你有没有打败过她？

重构：再一次为某个家庭成员提供行为扩展的可能性。"打败"这个词通常在两种意义上使用——获胜和击败。治疗师对贾森这个安静男孩所采取的行动和对待他父亲是相似的。

贾森（笑了笑）：有时会吧。

惠特克：真的吗？那她会怎么样呢？她会伤心吗？

顺迎：肯定"被认定的患者"是母亲行为的合格观察者。

202 多兹太太：看着医生。

惠特克：过后会对你发泄吗？

贾森：不会。（她笑了笑。）

惠特克：不会吗？

多兹太太（对着惠特克）：哦，不会。

惠特克：当你打败她时她会为你骄傲吗？

重构：再次扩大"可接受的我"的边界，引入"被认定的患者"甚至都没有想象到的可能行为景象——如果他打败母亲，她可能会接受他，甚至可能为他骄傲。

贾森：没有。

惠特克：我还记得我儿子第一次让我难堪的事情。

顺迎：谈到自己作为父亲的经历。在这里，含混的"打败"显然采取的是其暴力方面的意义。

多兹太太:我说的是打牌的事情。

惠特克:当他做不好的事时我就生气,不过我也有点高兴;你们知道——一个敢作敢为的儿子。

顺迎:示范正常的行为:觉得生气但也骄傲。治疗师起初曾声明自己是父亲的双胞胎,而现在是母亲的双胞胎;治疗师表达他自己的感受,并且暗示他的"双胞胎们"也可能有这种感受。

多兹太太:这仅仅是在玩牌游戏中而已。他还从来没打过我,我说的是"还没有",因为有时我想,当我追问他某件事的时候——你知道,只是因为我是他的母亲,他才会把拳头放下,就是因为他对我非常气愤。

惠特克:所以你像你的父亲,你只是有时才会发脾气。你觉得会发生什么事——(停下来逗婴儿)——如果和母亲争论时你赢了,而且最终证明是她错了,你觉得会发生什么事情?

重构:表明儿子回应母亲的行为与父亲相似。治疗师在与儿子谈话的同时,也向父亲传递了一个讯息。

贾森:我不知道。

惠特克:假设你打败了她呢?你知道,你确实打败了她吗?(他逗着婴儿玩。)

多兹太太:贾森,告诉医生你是怎么想的。

惠特克:你觉得她会哭吗?你见

重构:再次扩展其他家庭成员的

过她哭吗?

贾森:有时会吧。

惠特克:好,那时你会是她的妈妈吗?你是否曾想过做你妈妈的妈妈?你知道,如果她真的紧张、烦恼、感觉像要哭泣,你会过去拥抱她,让她感觉好受些吗?你曾这样做过吗?

贾森:没有。

惠特克:你从来没有吗?哦,这很好啊。有一天,我从办公室回到家里,感觉很不舒服,就躺到沙发上闭上眼睛,跟我的孩子们说是否可以让我一个人待会儿。我一个人在那儿躺了几分钟后,我六岁的小儿子跑过来亲了我一下,你知道吗,就像魔术一样,我的头痛马上消失了。

多兹太太:不要看着我笑,贾森,那样很愚蠢,现在看着医生,他正同你说话呢。

惠特克:也许他从来没想过成为自己母亲的母亲。当你紧张生气时,他们会知道你为此羞愧吗?

经验。在治疗会谈的开始,治疗师要求母亲将她的儿子看作一位庄重的、比治疗师的儿子更优秀的"十七岁"孩子。而现在,他要求儿子把他的强势母亲看成是软弱的。

重构:运用"做你母亲的母亲"的隐喻来激发起这个男孩把他自己看成是一个母亲。治疗师已要求家庭成员们运用扩展意象来像对方一样思考并去感受。

顺迎:回到跟这个家庭相仿的自己的家庭,现在是作为一个对孩子的行为有亲身体验的父亲;就这样,治疗师要求这个家庭顺迎他的体验方式。

妈妈可能会由于自己不能像治疗师那样说话行事而感到不好意思,她攻击儿子。

顺迎:以支持来回应妈妈的不舒服,并富有洞察力地突破她的感情。

你很害羞——当你紧张时,会为
你的紧张不好意思?

多兹太太:我不这样认为。

惠特克:你会害羞吗?——为自
己的软弱有点不好意思吗?

重构:帮助妈妈在全家人面前,
尤其是在贾森面前,暴露出她的
软弱。

多兹太太:我会为自己的发怒
而生自己的气。有时,你知道
吗——似乎是我更容易生自己
的气而不是羞愧。可以这么说:
我不会因为自己对他们大吼或
者自己有情绪而羞愧;只是因为
我不知道该怎么应付局面,然后
我就生自己的气。对,由于我当
时就会发脾气,其实我应该等到
他父亲回家,或是——

204

惠特克:你感觉你应该更——

多兹太太:——但我从来都不认
为得把问题留到父亲回家后处
理,因为到时也许你会忘了什么
事,或者是孩子会忘了他为什么
会大吼,在这个意义上——

惠特克:这样对你好一些。

顺迎:支持。

多兹太太:所以大多数的管教是
由我来结束的。

惠特克:你道歉的时候是怎么回
事呢?你道歉吗?是告诉他你
错了吗?

重构:教导。治疗师为人处世的
价值观导致他提出了这样一些问
题。他的一条重要的价值就是人
们相互肯定、相互接受的能力。

多兹太太：哦，是的，我有过这种情况。我没有过吗，贾森？（贾森笑了笑。）是向你道歉，我没说过"哦，对不起，贾森，我——"吗？让我想想，那是我在不久前说的——后来我发现我搞错了。

贾森（笑着）：那是什么时候？

多兹太太：就说这件事吧：前几天我带你去上学，我说很抱歉一直把你逼得很紧，不知道你在学校怎么样，我没有这样说过吗？不知道你所受的压力。

会谈开始时，母亲是家庭的中心，她总是对的，喜欢操控他人，抱怨儿子让人失望。治疗师的干预将母子的交往模式转变成另一种可能的替代模式，在这种模式中，羞愧而内疚的母亲向儿子道歉。

惠特克：那他很好地原谅你了吗？

重构：再次将"被认定的患者"从一个无能者转变成一个有权力去原谅或不原谅有内疚感母亲的人。

205 多兹太太：你原谅我吗，贾森？

贾森（笑着）：原谅。

多兹先生：他不太富有同情心。就像如果他惹母亲恼火，让她母亲要崩溃、痛哭或者——

惠特克：他有点喜欢这样，是么？

多兹太太：我没有说他喜欢这样，但他不会走过来努力弥补一下或者做些类似的事情。不过，有时当一切都很好时，他会走过来给妈妈一个吻或者拥抱等。

多兹太太:哦,是这样的。

惠特克:我刚才有个疯狂的想法。你喜欢疯狂的想法吗?我热爱我的疯狂想法,它们要比一般的东西有趣多了。我的疯狂想法是:他正试着教会你如何去控制你的妻子。可能你太大度了吧。

重构:通过打破分隔界线和个体角色界限,治疗师向父亲暗示,他可以向他儿子学习。

第十一章

初次会谈：戈登一家与
布劳里欧·蒙塔尔沃

　　家庭会谈的目标是帮助规定治疗师怎样去进行治疗会谈的一个因素。与瓦格纳一家及雷宾一家的治疗会谈探索的是有效的家庭功能；治疗会谈的输入在很大程度上局限于顺迎家庭以及对家庭的诊断性探查方面。而在与史密斯一家和多兹一家的治疗会谈中，治疗师则变成了咨询者；史密斯一家刚刚开始进行家庭治疗，而多兹一家则已经接受了几个月的家庭治疗，但两位治疗师都知道他们不会继续治疗这两个家庭。与戈登一家的治疗会谈，记录的是治疗师同这个家庭初次接触的内容，他打算继续治疗这个家庭。

　　初次会谈的独特性在于，这是两个陌生的社会单元之间的会面。因此，起初采取的是社会性聚会的形式，这样就会有很多的犹豫、试验和试探性的寻找合适接触面的探寻。治疗师主要关注的是建立起一个治疗单元，但他也必须开始绘制出这个家庭的结构、扩大关注点（如果显露出来的问题是单个家庭成员的话），最重要的是至少建立一个过渡性的治疗契约。

　　在所有的治疗会谈中家庭治疗师都会有某些任务要完成，但在初次会谈中这会以特定的形式出现。在会谈的开始，治疗师必须扮演这个家庭的主人角色，他也必须小心翼翼地同家庭中每个成员建立联系。

　　因此，初次会谈可以暂时性地被分成三个阶段。在第一个阶段，治疗师遵循文化中的礼仪规则；在第二个阶段，他向每一个家庭成员询问他们认为家中的问题是什么；在第三个阶段，他通过帮助这个家庭实际演示出家中的情景，来探查这个家庭的结构。当然，这些阶段可以由有经验的家庭治疗师加以更动和修正。

作为主人的家庭治疗师

与一个家庭的初次接触可以看作是一种主客关系。这个家庭会觉得拘束，他们不知道游戏的规则，他们也不认识治疗师，除了他们可以推测治疗师是个可以帮助他们解决问题的专家，如他们所认为的那样。他们是在治疗师的地盘上；他们希望作为主人的他能够建立一些规则，藉此他们可以和他建立起联系。

治疗师首先考虑的就是让这个家庭的人不感到拘束。他向这个家庭介绍自己，并帮助这个家庭中的成员们介绍他们自己。如果他已经从电话中或从接待秘书的便条中知道了他们的名字，他就会将名字和本人对应起来，这就显示出他是为这个家庭做过准备的。如果可能的话，他会在这个家庭到来之前在房间里准备足够的椅子；如果有小孩子要过来，他会要求准备小椅子以及一些不会发出声音的玩具。

当这家人坐下来后，家庭治疗师应当注意到他们是如何安排座位的；通常他们的座位安排方式会给他一些家庭联盟的启示。座位的安排方式仅仅是一个很小的资料，对此治疗师不会过度重视；不过，有时它的确提供一些线索，这些线索在后面能够得到验证。

治疗师可以花开始的几分钟闲聊几句；如果需要用到特殊的仪器，比如录音机或录像机，他会对此做出解释；他也可能会问他们来的路上是否顺利。这是客厅中的惯常行为，符合文化中的礼仪规则。

建立治疗契约

当治疗师看到这家人都感觉比较自在的时候，他就会询问他们，是什么问题让他们前来接受治疗会谈的。这个问题可以表明一个专业助工和一个需要得到帮助的家庭聚在一起的任务是什么。这家人的反应本身表明,他们是如何调整与外部世界的边界的;以及作为一种意象,这个家庭想要投射的是什么。

这时,这个家庭是在一种人为的环境中同一个陌生的治疗师会见。因此,他们会表现得非常"正式":一个与外在世界边界薄弱的家庭也许会立即开始将治疗师牵扯到他们的冲突和争吵之中;而另一些家庭可能会为了保护自己而表现出正式化的一面,只有等到治疗师在治疗体系中同他们融合到一起之后,他们才会对治疗师直言不讳。

治疗师的第一个问题通常都是用很平常的话语提出的,而且不会明确针对家庭中某个特定成员。比如,他可能会说"哦,让我们谈谈你们为什么到这里来"。但是,治疗师也可以决定向家中某个特定成员提出问题;如果父母坐在一起,治疗师就可以看着他们的方向,向他们提出问题。

有时候,第一个问题是由这个家庭的文化价值观或者通常的价值体系所决定的。比如说,一个男性治疗师也许基于通常的价值体系而先同父亲谈话,或者由于其他的原因首先同父亲谈话可能会更有用。比如说,当治疗一个贫困家庭时,治疗师就会假定母亲被赋予了养育孩子并与外界机构联系的责任和义务,因为人们会自然地认为母亲对孩子的问题比较了解,对于同外界机构打交道也比较在行。然而,如果治疗师的第一个问题是对母亲提出的话,父亲可能就会被孤立在外。向父亲提出第一个问题会传达出这样一个讯号,即治疗师认为父亲是应当参与家中事务的一个重要人物。即使父亲后来让他的妻子去回答这个问题,他也在那时已经跟治疗师有过接触了;而父亲让他的妻子去回答这个问题的行为本身也是一种参与的形式。

接下来,治疗师开始扩大他的接触面。在一个完整的家庭中,他开始接触夫妻中的另一方。如果母亲介绍了问题的情况,治疗师就会询问父亲对此的看法;而如果父亲已经说过了,治疗师就会询问母亲。

　　治疗师会特别注意父母双方在陈述问题方式上的异同。比如说,母亲会强调孩子的不听话,而父亲却可能会把这段话修正为孩子很不听妻子的话。这种修正的性质,或甚至仅是语调的变化,都可能会暗示治疗师需要在这个领域进行探索。当治疗师继续进行探测时,父亲可能会说这个孩子是听他的话,但他的妻子却太纵容孩子了。这时,治疗师很快发现自己已陷入夫妻的冲突之中。五分钟之前,父母还明确地指出问题在于孩子的不听话,而现在却已经扩大到夫妻之间不和这一方面。

　　治疗师的下一步行动取决于他对这个家庭的评价。他可能会允许甚至鼓动夫妻之间发生冲突,将它发展成一个策略,以把"问题"的标签从孩子身上取下来,并对这个功能可能失效的夫妻子系统进行探测。不过,在他的治疗系统还没发展到可以对有压力的家庭成员提供支持的时候,治疗师必须小心翼翼地不要打开有压力的领域。如果这样一种夫妻间冲突在初次治疗会谈中太早出现,治疗师也许就只是将它记录下来,把它作为未来探索的一个领域,并将问题转移到其他家庭成员身上来使之得以缓解。

　　治疗师不仅会听取家人讲述问题的内容,而且还会观察他们的行为方式。从非语言的方面来说,他们很可能受到更少的约束,因此他们的行为就很可能更类似于他们平时惯用的模式。治疗师会注意孩子和父母之间的非语言交流:如果孩子好动不安宁,他们是走来走去呢,还是先同母亲商量事情?如果父母中的一个开始讲话,那另一个是打断他来修正他说的话呢,还是否定他所说的话?当家中的一个人开始说话的时候,其他的人会听他说吗?在治疗会谈的情景中,对于什么内容可以交流而什么不可以交流,家庭成员们所发出的暗示对方的信号是什么?最终家庭治疗师还需要知道,这家人如何交往,以及他们是如何处理家中的压力情形的。从非语言的层面来观察这些事情,是了解它们的第一步。

　　在家庭治疗师引出父母对问题的介绍之后,他会询问第三个家庭成员的看法。一般而言,这个人应该不是"被认定的患者",因为如果父母已经把某个孩子作为问题来关注，那个孩子就处于一个防卫的立场。如果治疗师同他接触，他也许会觉得治疗师已经参与并且接受父母责备他的联盟。先同另一个家庭成员接触可能会使得问题的另一个不同方面得以呈现，打开家庭问题的一个新领域。

治疗师有时应该顾及在场的每一个家庭成员，包括年龄最小的孩子。一个幼小的孩子也许不会被要求表达对于问题的看法，但治疗师也应该与他交谈几句或对他表现出一些关怀的行为，让他感觉到自己也是治疗会谈的一部分。

210

治疗师没有必要依次跟每一个家庭成员进行接触、直到与每一个家庭成员都进行接触之后才进行下一步；但在初次会谈中，让每一个成员都感觉到自己是在和治疗师一起参与探索问题，却是十分重要的。

探索家庭结构

到目前为止，家庭成员们已经大体上都将自己介绍给治疗师这个专家了。治疗师通过审前调查的方法引出了他们的看法；他倾听他们的话，但他首要关注的是试着去了解这个家庭的运作方式；他通过观察这家人说话的先后次序，开始对这个家庭的结构有了一个印象；他观察这个家庭的成员们是如何相互关联的，是否母亲扮演着中枢的角色、所有的联系都要通过她？是否父亲会打断她、说话声音比她大？是否发展出了一种两人间互动？这种互动是否会扩大？两人间互动是否会因为另一个人的参与而减弱？

与此同时，治疗师正在策划他的下一个行动，他在思考一些最可能使这个家庭自身得以显现出来的有效策略。到现在为止，这个家庭已经将他们排练好的交流内容呈现给一个没有提出质疑而接受了他们交流内容的人，即治疗师。治疗师很可能是治疗会谈中最活跃的一个人；至少从他引导会谈中交流的进行并要求家庭成员一一讲话方面来看，他是治疗会谈中一个有帮助的领导者。

治疗师已经勘查出家庭结构的某些方面，并且他拥有很多参与其中的策略；现在他觉得他的干预不再是随意的，他有许多想要确证的假设。由于他很小心地根据家庭结构来同家庭成员们交往，他在家中的位置逐渐在加强。结果就是，作为治疗系统中的一个成员，治疗师有压力的干预可以被其他家庭成员接受了。

到目前为止，家庭治疗师也已经对家庭成员们的期望做了答复，家庭成员们所求助的专家向他们指出，他们应当怎样向他叙述问题。而现在，治疗师必须改变这种情景；现在他必须将球踢还给他们，观察他们怎样用自己的方式来处理这种情况。如果这一点都无法做到的话，治疗师就不能观察到这个家庭模式的更广阔领域。因此，他必须根据自己对家庭的评估将家庭组织成子系统，以进行更自由的探查。如果他已经观察到夫妻之间存在着不一致的领域，他就可以引导夫妻互相交谈来开始他的探测；或者如果在母亲和儿子之间有一个问题，他也可以激发起母子两人间的交流。 211

当被挑选出来的子系统成员正在相互交谈并彼此协商时，家庭治疗师就可以使用起广角镜头来，因此他无须对此干预。由于这是一种在家中经常出现的情形，因此随着这个家庭治疗会谈的进行，他们的情感也在逐渐增强。如果父亲和母亲正在讨论孩子之间的差异，家庭治疗师就会观察父母二人的交往以及其他家庭成员对于这种交往的反应。

这时，家庭治疗师的作用就很像一个戏剧导演，他通过引导某些家庭成员彼此交谈，以此来印证他对于家庭运行方式的假设。他对不一致的方面进行探测，并观察这种不一致是怎样得到处理的以及这个家庭是如何解决问题的。他也在为他的下一个策略收集信息，这个策略可能是让另一家庭成员参与正在进行的协商，或者可能是对另一个二人组合进行探索。

在这场初次探索中，治疗师根据的是他关于功能有效家庭的观念。他正在寻找分化的性质、界线的刻画以及系统弹性；但同时，他也在寻找功能不良的区域。

扩大关注点

把家庭组织成一个个子系统的技术同样也有助于扩大问题的关注点。通常一个家庭会带着"被认定的患者"前来治疗。他们的目标和治疗师的目标并不相同:家庭已经调整过自身,使得关注点放到了"被认定的患者"身上,有时非常关心对这个关注点的维持;而家庭治疗师则恰恰相反,从一开始他就假定,"被认定的患者"的出现是对家庭交往中功能不良部分的反应,而解决"被认定的患者"问题最好的方式就是突出这些功能不良的部分并对之加以改变。通常,初次治疗会谈会在这两个观点之间摇摆:家庭治疗师将探索重点从"被认定的患者"身上扩展到家庭组织的不同方面;而家庭又将问题推回到对"被认定的患者"的关注上来。家庭治疗师提出需要探索这个家庭的运作方式,并提供这样做的方法;而这个家庭可能会接受到这一讯息,有时甚至会对此作出反应,但过后他们会再次缩小关注点,将它放到"被认定的患者"身上。

家庭治疗师可能会用很多策略来扩展关注点:他可以挑选另一个病人作为关注点;他也可以讨论其他的问题;他也可以探索相关的领域。比如说,如果一个孩子由于在学校里有问题而被送来治疗,他可以询问孩子在家是否有问题;而如果提及的问题是在家里发生的,那就可以就人际交往方面进行讨论。

对二人组合的探索也可能会有帮助。如果父母之间有问题,那么孩子和父母之间的问题或者孩子们之间的问题也可以公开加以探索。寻找"被认定的患者"的积极方面并促使家人对此加以接受,是很有帮助的。

如果治疗会谈进行得很顺利,家人和治疗师也许会达成共识,认为有必要探索"被认定的患者"以外的方面。这样的结论也许对于家庭有压力,但它也提供了一点希望。家庭因为不能够解决"被认定的患者"的问题而前来接受治疗,通过将问题扩展到家庭所关注的重点之外,治疗师增大了如下的期望,即以一种不同的方式去看待问题会带来一种新的解决方法。

从很多方面来说,初次治疗会谈是家庭在以后的治疗中将会发生事情的缩影。因此家庭治疗师必须得探查有压力的部位,但他也必须知道这家人所能承受的压力程度。当家庭成员开始变得局促不安时,治疗师必须使得这个家庭再次恢复轻松自如,在这种情况下他通常采用的是维持运作法。治疗师必须将自己置于领导者的地位,并且维持住自己的地位。最后,所有的治疗干预都必须遵循这样一种清楚的意识,即治疗策略的首要原则就是让这个家庭愿意再来接受下次治疗。

家庭的个体特征和家庭治疗师的个人风格是横亘于初次治疗会谈目标和初次治疗会谈实际状况之间的因素。通常在建立治疗系统的过程中,治疗师和家庭之间必须相互顺迎。如果两者的特征不能得以融合,就谈不上什么治疗。

下面这个初次治疗会谈是由有经验的家庭治疗师布劳里欧·蒙 213 塔尔沃指导的,它所遵循的是在某种程度上得到修正的次序。这个会谈的第一个阶段很短,治疗师很快地同化进这个家庭系统;然后,他同每一个家庭成员进行接触的企图却被强行打断,家庭成员们将注意力集中到"被认定的患者",即七岁的曼迪身上。不过,初次治疗会谈的所有预想任务都完成了。

治疗师对戈登一家的结构性评价是:这个家庭中有一个执行子系统,这个子系统是由妈妈和执行父母功能的孩子,即十岁的莫里斯所组成的;而"被认定的患者"就是这个执行子系统的替罪羊(图43)。

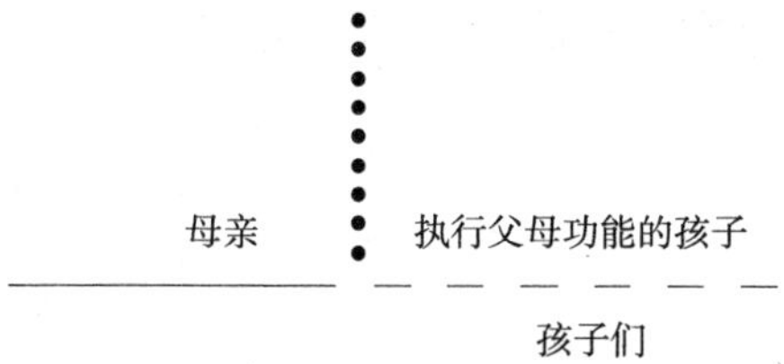

母亲　执行父母功能的孩子

孩子们

图 43

治疗师的首次干预就是意图联合作为替罪羊的孩子，将执行父母功能的孩子从母亲和"被认定的患者"的冲突中分离开（图44）。

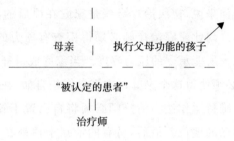

图 44

这种干预会被母亲、很可能还会被执行父母功能的孩子所吸收，输入先前所存在的、父母分居之前的家庭结构中。于是，母亲和执行父母功能的孩子就联合起来反对父亲和"被认定的患者"，而母亲则通过"被认定的患者"来攻击父亲（图45）。

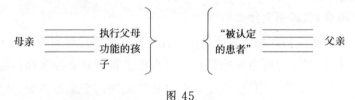

图 45

因此母亲对于治疗师同"被认定的患者"联合起来所作的回应，就是增加对这个女孩的攻击。

214   结果就是，家庭治疗师改变了他的策略，为了支持"被认定的患者"而去支持母亲（图46）。

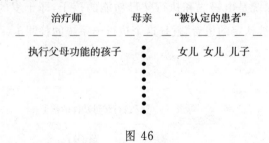

图 46

治疗师指派了一项需要完成的家庭任务：即让母亲和"被认定的患

者"直接相互作用，以加强这个子系统；而在同时，也让执行父母功能的孩子将注意力转移到其他的兄弟姐妹身上（图47）。在第二次治疗会谈结束时，治疗师已经开始转而去加强母亲及执行父母功能的孩子和他们家庭外伙伴的联系（图48）。

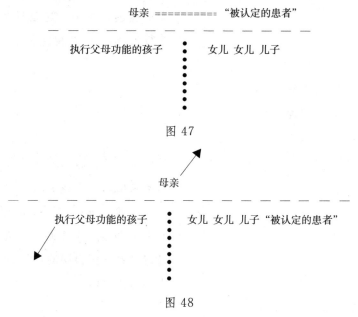

图 47

图 48

　　下面是治疗师跟这个家庭初次会谈的部分内容。家中的另外两个孩子也在场：八岁的乔伊斯和两岁的戴比。当这个家庭进入治疗室之后，他们自己安排座位如下：

莫里斯

戈登太太　　　　　　　　　　　　　　乔伊斯

戴比　　　　　　　　　　　　　　曼迪

蒙塔尔沃

蒙塔尔沃：她今年多大？　　　　　　顺迎：首先同母亲接触，接受她 215
　　　　　　　　　　　　　　　　　作为家中执行者的地位。

戈登太太：四岁了。

蒙塔尔沃：四岁。莫里斯多大了？

顺迎：知道孩子的名字，这表明治疗师先前已和他们有过接触，并作为新的社会系统的一部分而加速进入家庭。这是日常社交行为，治疗师礼貌地同母亲交谈。

戈登太太：十岁。

蒙塔尔沃：安妮呢？

戈登太太：八岁。

蒙塔尔沃：这是安妮吗？

顺迎：笨手笨脚，先是弄错名字，后来又记错一个孩子的年龄，让这家人通过克服对于绝对权威的害怕而放松。治疗师表明自己也是容易犯错误的，因而也是很容易接近的。

戈登太太：这是乔伊斯。

蒙塔尔沃：乔伊斯。

戈登太太：乔伊斯八岁。

蒙塔尔沃：八岁。

戈登太太：曼迪七岁。

蒙塔尔沃：七岁，八岁，十岁和两岁。

戈登太太：四个孩子。

蒙塔尔沃：四个。男孩，哦男孩，昨天你给我打电话时，你——

顺迎：提及先前唯一的一次接触，即一个电话，给以持续的印象以及认识很长时间的印象。

戈登太太：我——昨天我非常生气。

蒙塔尔沃：你当时很生气。

顺迎：认可戈登太太的忧虑并对之加以抚慰。

戈登太太：是的，因为这样确实很危险，她以前就这样做过。如果莫里斯在我工作时给我打电话，告诉我家里又着火了，消防队已经在那了，我真不知道我该做些什么。

蒙塔尔沃：你那时在工作——

戈登太太：是的。

216

蒙塔尔沃：——而莫里斯给你打电话。

戈登太太：他没有给我打电话，因为他知道我会非常生气。

蒙塔尔沃：哦。

戈登太太：他没有给我打电话，是因为他已经把火灭了。

蒙塔尔沃（对莫里斯说）：我明白了，这样看来，是你自己解决了火的问题？

顺迎：继续追踪母亲所说的内容。

重构：接触其他家庭成员，开始进行交流规则的教导：家庭成员们只能谈论各自的事情，居间调停是不受鼓励的。因为莫里斯在家而妈妈不在，所以这是莫里斯的事。这是第一个有违礼节的策略：治疗师打断母亲的话而让莫里斯自己说话。

戈登太太：不要摇头。

戈登太太纠正莫里斯的举止来挑战治疗师。她想维持自己一家之主的地位。

蒙塔尔沃：是谁点的火？

莫里斯：曼迪。

蒙塔尔沃：曼迪？他不是一直都很会——你用的什么？水吗？曼迪？

顺迎：同第三个家庭成员接触。治疗师与"被认定的患者"谈话，他在寻找信息；治疗师的行为是严肃的但却不是在指责。

戈登太太：大胆点说吧。

蒙塔尔沃：他用的什么？水吗？

曼迪：是的。

蒙塔尔沃：是吗？还用别的什么啦？要把火扑灭，他还用了什么别的东西吗？

重构：引入第二个可以导致改变发生的策略。治疗师操纵着谈话的内容和情感来处理能力问题——问题是如何得到解决的——而不是谁应该受责备。处于危机中的家庭容易把重点放在对犯错者的指认上，而治疗师必须清楚应当在什么时候对这一行为发起挑战；在这里，挑战仍然是隐藏着的。治疗师的治疗模式既关注问题的解决，又尊重孩子的能力。

217 曼迪：只用了水。

蒙塔尔沃：只用了水？他没有用衣服或其他什么来把火扑灭？

重构：通过关注对事件的描述来改变创伤性事件所产生的影响。这可帮助曼迪与治疗师发生互动。

曼迪：没有。

蒙塔尔沃：没有。火真的很大吗？

顺迎：用具体的方式来问问题，这样，受到惊吓的七岁孩子就可以用"是"和"否"来回答治疗师；当她开始觉得放松之后，治疗师的问题才会变得稍微复杂一些。

曼迪：是的。

蒙塔尔沃：大约这么大吗？（他举起两只手。）还是有那么大？

曼迪：那么大。

蒙塔尔沃：那么大？哦，好小子，这真是件麻烦事，他做的好事！

重构：继续运用一种有能力的和配合的口气。这是在打下伏笔。在随后的治疗会谈中，他会重新对这个主题进行探索；而现在，他正对家庭成员们责难他的情感发起挑战。他没有同母亲正面对抗，而只是暗示了一个不同的方向。

曼迪：嗯。

蒙塔尔沃：你帮他灭火了吗？

曼迪：没有。

蒙塔尔沃：没有？你想过要帮忙吗？你想过要帮忙灭火吗？（曼迪喃喃自语。）嗯？对不起，我没听清你的话。

戈登太太：大声点说话。

戈登太太将治疗师当成促成者来接受；同时，她以控制的姿态重新获得家长的地位。

曼迪：他告诉我不要做。

蒙塔尔沃：你能为我解释一下吗？她说了些什么？

顺迎：将母亲当成翻译，对她争取领导权的企图表示认可。他遵循这个家庭的交流路线，将母亲作为中枢。

重构:把支持和配合的语言带进母亲和曼迪的二人组合中去。

218　戈登太太:她说他告诉她不要帮忙。他也许是让她闪开吧。

蒙塔尔沃:哦,为什么你不想要她帮忙?

重构:再次阻止母亲代替莫里斯说话,对这条规则加以强调:即家庭成员应该自己说自己的事,而不应该有中间人。

莫里斯:因为她碍手碍脚。

蒙塔尔沃:哦?她妨碍你了。

莫里斯:因为我抓起正在着火的床垫,抓起它并且拿着它跑到浴室,放到浴缸里,打开水龙头用水浇熄它。

蒙塔尔沃:嗯。

莫里斯:然后我脱下她身上的衣服放到浴缸里。

蒙塔尔沃:你确实做得不错。你以前做过这样的事吗?

顺迎:治疗师用适合十岁孩子的语言来夸奖他的能力,同时也追查家庭对这个执行父母功能孩子的夸奖。

莫里斯:以前有一次,整个床垫都着火了,但我把床垫抬起来,让它靠在门上,只有床垫着火了。火一直很小,只有床垫着火了。

戈登太太:我甚至不清楚他是怎么做的,因为我自己一个人都不能抬起垫子。他把垫子从床上

母亲在与莫里斯的关系中只强调正面部分,夸奖他作为执行父母功能的孩子这一角色。

面移开,他自己也说不知道怎么
移开的。他只是很激动,你知道
我的意思吗? 想着只要把垫子
搬下来,就不会整张床都着火。
这样,他就开始把它搬出房间。
但他举着它走了很长一段距离,
所以垫子卡在门口了,这样,他
就让垫子卡在门口;我不知道为
什么他身上没有着火。

219

莫里斯:我一进门的时候,当时
我刚刚从学校回到家,当我刚进
去的时候,看到垫子上还只烧了
一个小洞,我就泼了许多杯水到
上面,但似乎我倒的水越多,火
就蔓延得越大。

蒙塔尔沃:嗯,是从垫子的中间　　顺迎:追踪。
开始着火的吗?

莫里斯:嗯。

蒙塔尔沃:你问过曼迪是怎么着　　顺迎:治疗师试图利用先前所接
的火吗?　　　　　　　　　　　　触的家庭成员的谈话内容,去激
　　　　　　　　　　　　　　　　发起母亲和曼迪之间的交谈。他
　　　　　　　　　　　　　　　　正在使交往模式实际展现出来。

戈登太太:她拿了几根火柴把它　　*母亲回答治疗师的问题,而没有*
们划着了,她没有说她点着了些　　*同曼迪交谈。*
什么。

蒙塔尔沃:你能问一下她吗? 现　　顺迎:维持将母亲作为中枢的家
在跟她说一下吧。(他打了一个　　庭结构。
手势,让戈登太太直接同曼迪说　　重构:指示母亲跟曼迪交谈;而
话。)　　　　　　　　　　　　　　母亲则抵制治疗师的干预。治疗

师坚持着,他想看看母亲同女儿是如何交流的。

母亲顺迎治疗师,开始用探查的方式跟曼迪谈话。这是预测家庭弹性程度的一个很好指标。

戈登太太:你当时做什么了? 明确告诉我吧,当你进入我房间后你做了些什么。你点着了什么?当你划着了火柴时,你是把什么东西放在上面让它着起来的?你是怎么让火蔓延起来的?

曼迪:我划着了火柴。

戈登太太:就这样点着蔓延起来了。

母亲的语气变得带有警告性,但很快地她就回复到原来的语调。不过,这个预兆仍然是好的,因为这显示出戈登太太有能力去回应治疗师所做出的示范。

曼迪:是的。

戈登太太:你是说这样就烧起来了吗?

曼迪:我当时正在做一个实验。

戈登太太:那么发生了什么事?我听不清你说的话。你在做一个实验?

220 莫里斯:她在——

蒙塔尔沃:对不起,莫里斯,因为——继续说,曼迪。

重构:隔断莫里斯的干预,又恢复他在母亲和曼迪之间的居间功能。

曼迪:我正在试着——

戈登太太:用的是莫里斯的化学设备吗?

曼迪:嗯!(曼迪正在哭,治疗师

重构:运用距离的缩短来加强对

示意母亲同他换一下座位；曼迪站起来走向母亲，这样，母亲就顺从地坐到了曼迪旁边。)

莫里斯：后来你说你想要喝水，于是你就出去了。她在里面待了很长一段时间，所以我就想看看她在做什么。等我到了房间里之后，她就跑过来对我说："妈妈的床着火了。"

蒙塔尔沃：是的，莫里斯想要帮忙，他确实也帮了。你确实很会帮忙，但曼迪就没有机会讲完她自己的事情了。

戈登太太：等等，让我和她说吧。所以你拿了化学实验品，开始胡乱摆弄了。

曼迪：是的。

戈登太太：因为你要做一个实验，所以你就去拿了火柴。

曼迪：是的。

戈登太太：当莫里斯这样做的时候，你看到他点着火柴了吗？

曼迪：没有。

话的实际呈现。在以前，治疗师示范过对曼迪的保护；而现在，治疗师让母亲坐在他的位置上，希望他先前的行为能够对母亲产生影响。

那个执行父母功能的孩子正在向母亲解释另一个孩子的行为。治疗师作为母亲和年幼孩子们之间的调解者，正在遵循着家庭的结构。

顺迎：维持一个肯定的姿态，把莫里斯的行为标定为试图帮忙。

重构：再次标定莫里斯的帮助是不适当的；治疗师阻止这种行为，坚持使得母亲和女儿之间的对话得以实际展现出来。

母亲顺迎治疗师，告诉莫里斯不要插嘴；她已经接受每个人只能说自己事情的规则。家庭系统变得具有弹性了，这是一个好的预兆。

221 戈登太太:哦,那你为什么点火柴呢?(曼迪的声音几乎听不见。)什么?(曼迪再一次喃喃自语。)她说——嗯,莫里斯在圣诞节得到了一套化学设备——她总是摆弄它,因为她摆弄所有东西、所有的东西!然后曼迪把它拿到我的房间里,以免莫里斯又去摆弄它。所以莫里斯要求去拿一点水,但她没有下楼,而是进了我的房间拿起那套化学设备。她想做一个化学实验。我不知道她本来要用火柴做什么。

蒙塔尔沃:嗯。

莫里斯:我所做的一个实验——

戈登太太:莫里斯,不要插嘴。

母亲向治疗师进一步阐发曼迪的讯息,接受治疗师参与她和曼迪的谈话。然而,尽管她又以探测的方式同曼迪谈话,但她的语气却非常严厉。母亲一直在责备曼迪,曼迪很害怕;她喃喃自语,几乎听不见。母亲开始接受治疗师的模式来改变自己,后来又回复到自己原先的地位,这些都是改变过程中的特征。

母亲已经接受了治疗师的规则。她顺迎治疗师,阻止莫里斯打断谈话。

蒙塔尔沃:是否——我注意到——她叫什么名字?

戈登太太:乔伊斯。

蒙塔尔沃:乔伊斯很害羞,她总是这样的吗?

顺迎:越过孩子直接同母亲谈论孩子,以此来维持家庭结构。

重构:第一次强调弱点:乔伊斯的害羞。他正在扩大问题,以改变原先的个体诊断,使它成为家庭诊断。

戈登太太:是的,她一直都很安静的。

蒙塔尔沃：很安静？乔伊斯，你也看到垫子了吗？

顺迎：同第四个家庭成员接触。他和家庭中每一个成员交谈，并且表达对他们的关注。

乔伊斯：没有。

蒙塔尔沃：没有吗？

乔伊斯：没有。

蒙塔尔沃：事情发生时，你在哪里？

乔伊斯：在房间里整理东西。

蒙塔尔沃：是谁告诉你发生了什么事？是曼迪告诉你发生了什么事的吗？

顺迎：治疗师把所有孩子都包纳进来，并且尊重孩子之间的交流。他对他们提的问题是具体的，即要求回答"怎么样"，这一举措鼓励了孩子的交流，让他感觉到自己是治疗会谈中很重要的一部分。

乔伊斯：她告诉我衣服着火了。

蒙塔尔沃：你害怕了吗？

重构：引入对孩子情感体验的关注。

乔伊斯：没有。

蒙塔尔沃：当时你做了什么？

重构：从有效性的角度来跟孩子说话。当她必须要去做事情的时候，她就能去做。

乔伊斯：我告诉了莫里斯，于是他就上来了。我告诉莫里斯床着火了。

蒙塔尔沃：所以当你回到家里时，你一定非常恼火。

重构：回到与戈登太太的谈话上来，尊重她家长的功能和核心交流中枢的功能。治疗师表达对戈登太太的关心，像一个好兄弟戈登太太：嗯，对，当我走进家里时，我就闻到一股焦味，嗯，莫里斯还没睡，他就告诉我发生了什么，于是我就走到门口，然后他——他说："妈妈，我得告诉你一件事，你一定会很生气的。"我就说："好吧，首先要告诉我你为什么还没睡？还有我闻到的焦味究竟是怎么回事？"

蒙塔尔沃：你有没有试着去发现到底发生了什么事情？

戈登太太：是的，但她——这是我最大的发现。

223　蒙塔尔沃：嗯，你是否发现她有什么地方烧伤了吗？

那样去关心她；治疗师再一次埋下伏笔。到后来，当这个家庭系统接受了这种关心之后，治疗师会引入对曼迪的关心。

莫里斯作为执行父母功能的孩子使得他有责任对母亲不在时所发生的事情负责。莫里斯仿佛也是母亲的保护人，他自己承担起解决危险问题的责任。

顺迎：通过扩展戈登太太对着火事件的了解来对之加以追问。

重构：使得戈登太太从对事件的描述转到对家庭交往的实际展现上来。治疗师倾听了她的话并且给了她支持，他知道现在自己可以向她提出挑战了。治疗师要求戈登太太和曼迪之间用关心的口吻说话，而不是戈登太太的马虎从事。治疗师通过操纵从母亲到孩子的谈话内容和谈话方向，来试图引入一种新的情感(关心)。

戈登太太:你有什么地方烧伤了
吗?

曼迪:没有。

戈登太太:没有,她没烧伤自己。
我看过,当我——

蒙塔尔沃:她是否害怕了? 这确
实是件可怕的事情。

重构:支持"被认定的患者"。他
不接受戈登太太提供的信息,因
为他关注的是带有情感关怀的
对话的实际展现。他从对生理
伤害的关心转移到了对心理伤
害的关心。前面他对乔伊斯和
戈登太太先后埋下的伏笔促进
了这种方式。

戈登太太:是的,她是——

蒙塔尔沃:你能确证吗?

戈登太太:当时你害怕了吗?

重构:坚持让互动模式实际展现
出来。

曼迪:是的。

戈登太太:烧起来后你就害怕了?

曼迪:对。

戈登太太:不过你就是不知道为
什么要这样做?

曼迪:不。(她开始哭。)

戈登太太:嗯?

曼迪:不!

戈登太太:好吧,你知道的,对不
对?

曼迪:对。

224

戈登太太:因为这不是你第一次这样做,对吧?

不顾治疗策略而再一次坚持把曼迪当作替罪羊的行为。以往的伤害行为和对伤害行为的反应,已经经历了很长一段时间,因此它们抗拒着治疗师矫正措施的输入。

(在治疗会谈的后期,曼迪一直都在安静地看书。)

蒙塔尔沃:顺便问一下,曼迪好像喜欢看书。是这样吗?

戈登太太:我不知道,我甚至不能确定她是不是在看那本书。

蒙塔尔沃:我们为什么不问一下看看,你为什么不询问一下呢,你试试看吧,她能读给你听吗?

在当前交流的一个中性区域中,治疗师把话题回到曼迪身上。

顺迎:追踪这个女孩看书的事情,并把它转变成一种实际呈现出来的交往模式。

重构:利用一项任务来建立起母亲与孩子之间的互动。

戈登太太:好吧,你能朗读这本书吗?

曼迪:可以的。

戈登太太:这是你在学校里用的课本吗?

曼迪:嗯。

戈登太太:行了,读吧。(曼迪开始朗读。)我听不见你的声音。

曼迪(朗读着书):"《姜饼男孩》。这是一个身材矮小的老年妇女……"(她继续读着。)

蒙塔尔沃:你认为她读得怎么样?

曼迪："……我要做一块男孩形状的姜饼来吃,然后她就这样做了。"

戈登太太:曼迪,你在学校里读到哪儿啦?这些你已经读过了,对吗?你在学校里读到哪儿啦?

戈登太太再次觉得治疗师和曼迪结成了一个反对她的联盟,于是她就再次对这一联盟的年幼者发起攻击。这个功能不良的替罪羊装置的扩散,可能是因为戈登太太感觉到治疗师已经改变了他的联盟对象而再一次去支持曼迪。戈登太太攻击曼迪 225 首先是因为她不知道怎样读书,其次是因为"她朗读的时候没有集中注意力"。

曼迪:在学校里,我读到最后面了。

戈登太太:到最后了。

曼迪:嗯。

戈登太太:哦,当时你在做什么呢?只是再读一遍吗?通读一遍还是其他什么?

曼迪:通读一遍。

戈登太太:你为什么要读这本书?为什么不集中注意力?

蒙塔尔沃:对不起,你的话是什么意思?

戈登太太:我问她,为什么她要读这本书;为什么她不集中注意力?

蒙塔尔沃:她读得还不错。

治疗师为曼迪辩护。现在,他和戈登太太陷入一场将曼迪作为棋子的权力角逐中。在这场角逐中,戈登太太投注于曼迪的能力不足;由于治疗师支持曼迪,因此如果她承认曼迪有能力,仿佛就是承认自己的失败。而治疗师则正在获取这个家庭结构的经验知识。相同的情节——治疗师同曼迪结成联盟,而戈登太太则攻击曼迪——在前面也发生过,但这并没有使治疗师感到有改变自己行为的强烈需要。治疗师现在认识到这样一个事实,即戈登太太把对曼迪的直接支持转变成治疗师同曼迪联合起来反对她。治疗师可能会有一个猜测,即他正在重新塑造出一个先前存在的家庭结构,这个家庭结构当父亲还是家中一个永久性成员时还存在着;治疗师可能会先把这个猜测放在一边,以留待将来检验。但在这个时刻,治疗师正在经受着戈登太太对于他支持曼迪这一行为的抗拒;而他必须把这种抗拒包纳进他的治疗行为中去。

226 戈登太太:哦,这些她已经看过了。

蒙塔尔沃：好，你想试试她能不能往下读吗？

戈登太太：好啊。

蒙塔尔沃：你为什么不看看她是否有能力读呢？ | 重构：强调他前面提出的任务。

戈登太太：结尾在哪里？

曼迪：在这里，这一页。

戈登太太：这是结尾？

曼迪：嗯。

戈登太太：你知道这里说了什么吗？

曼迪：嗯。

戈登太太：你能读一下吗？这里你已经读过了吗？

曼迪：还没有。

戈登太太：你能读吗？

曼迪：可以的。

戈登太太：读吧。

曼迪（开始朗读）："《三只熊的故事》。从前有三只熊住在森林里，一只是熊爸爸，一只是熊妈妈。"

蒙塔尔沃：好了，曼迪！不错啊！

戈登太太：哦，她读得还可以。

蒙塔尔沃：但你看看，你看看吧，我讲给你看："是的，她可以做到，是的。"你是怎么回事嘛？ | 重构：模仿戈登太太的说话方式和行为方式。他直接攻击戈登太太，因为她不放弃对曼迪的指责。

戈登太太：你说我是怎么回事，你

指的是什么呢？

蒙塔尔沃：几乎每件事——她可以做好很多事情：你知道，她读得很好；她很友善——你一定教她做了很多事情。这是因为，她在阅读或其他方面并不像你说的那么差劲。

重构：表明曼迪的优点所反映出来的是母亲的优秀，以此来修正自己对戈登太太的攻击。批评掺杂赞赏，使得戈登太太更容易接受批评，这样就使得她不能为自己作辩护。

戈登太太：不——哦，不，她并不是很差劲的。

蒙塔尔沃：是呀。

227　戈登太太：这只是因为我不能总是待在她身边。比如说我让她待在楼上而我则下楼去做些事情，两分钟之内就会有人喊我，她准做了点什么事。

戈登太太坚持不承认曼迪的优点，这可能是她对治疗师的一种反应方式。

蒙塔尔沃：谁喊你呢？是莫里斯吗？

重构：通过改变谈话内容、改变情感，引入另一个家庭成员来转移对替罪羊的攻击。

戈登太太：不，不仅仅是莫里斯。

蒙塔尔沃：还有谁呢？

戈登太太：乔伊斯、戴比——所有的孩子。

蒙塔尔沃：像这样的事情，最近一次发生时是什么样的情形？

戈登太太：可能就像——当我打发他们上楼、我对他们说"打扫一下你们的房间"时。然后这两个就会照我说的好好打扫；但是曼迪，除非我站在那里看着，否则

兄弟姐妹们都与戈登太太保持一致，对曼迪加以指责。从这点看来，曼迪在家庭生活中很容易成为目标。当兄弟姐妹们都和妈妈一样指责她时，替罪羊曼迪

她不会去做什么事情。乔伊斯就会跑下楼告诉我："妈妈，曼迪说她不想做什么事情。"而如果我到楼上去看看的话，乔伊斯可能正在整理鞋子，曼迪就会把它们搞乱；乔伊斯把东西挂好，曼迪就把它们拿下来。

蒙塔尔沃：你读得不错，曼迪，读得很好。我们都忘了告诉她，她读得不错。

戈登太太：对，很好。

蒙塔尔沃：看吧，我所关心的是——当然，我们会想尽办法试图查明。我确信，当你外出之前你必须得做些事情，这样才能让自己觉得安心。她不会做那些你不在时所做的事情。但你知道，我发现乔伊斯有点羞怯，所以我对此更加关注一些。不仅仅是曼迪，乔伊斯也有点害羞，并且不喜欢说话，我看出曼迪有点害怕。

戈登太太：不，她不怕我。她现在可能在害怕着什么——这是我所感觉的。我觉得她害怕是因为某个晚上发生的事，但她

的罪恶感就得到加强。

顺迎："我们"这一说法使得母亲参与到治疗师一方。

重构：改变谈话内容，集中于曼迪有能力的方面。

戈登太太赞同治疗师的说法，也许是因为通过夸奖曼迪她可以和治疗师重新建立联盟。

重构：从对曼迪的关注转到对她两个姐妹及她们情感生活的关注。在治疗会谈的不同时期他都使用过这一策略。这一策略似乎在一段时间内有效，而随后，将曼迪作为家中唯一问题的关注则再一次出现。

戈登太太接受治疗师将关注的范围加以扩大，把乔伊斯也作为有问题的人包括进去。尽管强调曼迪优点的策略已经被挫败了 228

并不怕我。现在,她对我说的话
要比乔伊斯对我说的话多——
讲所发生的事情。或者她会过来
告诉我今天在学校发生的事情或
者其他所发生的事情;但乔伊斯
从来不会和我说学校里的事情。

蒙塔尔沃:好吧,你说她不害怕,
并且她还会和你聊天;你说得很
对,这些都是好征兆。至于她要
做一些被禁止的事或者是不应该
做的事,对此你是否有什么预感?

戈登太太:关于这些,我从她身
上是看不出来的。但她有一次
确实对莫里斯说,她想和父亲
住在一起,因为他会让她做她
想做的任何事情。哦,当他还跟
我们在一起时,他就说过我对她
太严厉,因为我不让她做她想做
的事情。但他也没有正确地教
育过他们,就像如果他们要做一
些事,那他就会让他们去做。你
知道吗,他不会让他们受到任何
惩罚,或为任何事责罚他们。现
在戴比已经被宠坏了。就像她
现在——她一向这样顽劣,你不
能带她到任何地方去,因为你会
被搞得很尴尬。比如说最近有
一次杰里带她出去——那是他
回来的时候,现在他根本不回来

几次,然而治疗师使用通常的
"关心"模式已经被母亲接受,而
且乔伊斯也被包括进来。

戈登太太把对孩子的控制问题
引入她与丈夫的争吵中,使之成
为她与丈夫争吵的一部分。看
起来仿佛是丈夫和妻子在双亲
的职能方面发生冲突、互相争
吵;父亲似乎是与孩子联合起来
反对母亲。人们可以推测:莫里
斯和母亲、曼迪和父亲是两个跨
代联盟。

了——他们要去买东西或什么的。所以我说我打算把她留给保姆，因为我不想带着她，我知道和她在一起时她会怎么样。但他说："我想让她去。"所以我就让她去了。这样，我们到了一家店里——一家杂货店，我要买些东西。但她也要一些东西，我就说："哦，戴比，你不能买这个。"她就躺到地板上，开始踢货架上的瓶子和别的什么东西。嗯，杰里不让我打她："别打她，等到回家后再说，等到回家后再说。"然后——

蒙塔尔沃：曼迪也会这样吗？

戈登太太：不，她从来不会这样。

蒙塔尔沃：我的意思是，你和杰里是否在很多事情上——

戈登太太：哦，对，他不想让我对她说任何事情。

蒙塔尔沃：我明白了，所以你和杰里在对待孩子方面有很多问题？他不让你对他们说任何事情。

戈登太太：不让，他不想纠正他们，所以——

蒙塔尔沃：杰里最喜欢谁？（妈妈指了一下。）曼迪？我也这么认为。我想知道——你今天晚上是否要去工作？

229

重构：探查戈登夫妇利用孩子来转移夫妻冲突的做法。

重构：探测跨代联盟的界限，暗示曼迪是父亲与曼迪反对母亲而结成联盟中的一分子。

戈登太太：今天晚上？是啊。

蒙塔尔沃：大约几点？

戈登太太：哦，我跟他们说过我会晚一些。

蒙塔尔沃：我想让你回家去拿那些化学实验设备。莫里斯可以先照顾乔伊斯和戴比一段时间。我想要你带着曼迪，教她怎样划火柴才不会烧着自己，或是教她怎样把火扑灭。你可以拿些小纸片，只在她觉得轻松时才做；如果她哭，你就别做了。好吗？

230

重构：安排家庭任务。这项任务只安排给两个家庭成员；而另一项不同的任务则安排给其他的家庭成员，让戈登太太和曼迪单独待在一起。治疗师用熟悉的字眼在积极的情绪中详细地解释了这项任务。这是一个为戈登太太和曼迪单独设计的游戏，而戈登太太则处在为曼迪付出的立场。这个任务的特点就在于设计出一个场景，在这个不同于日常家庭生活的场景中，让妈妈和作为替罪羊的孩子彼此相处。戈登太太是有能力的，并且可以给予曼迪所需要的帮助；而曼迪则获得并接受母亲的帮助。

戈登太太：好的。

蒙塔尔沃：不要做得太过头了。你有煮鸡蛋用的计时器吗？烹饪时用的计时器？

戈登太太：有啊。

蒙塔尔沃：只做十分钟就行了，别超过十分钟，你十分钟内就能做好的。曼迪，你知道妈妈要带着你去做什么吗？听好，莫里斯，

重构：把这个任务描述成一个游戏，在这个游戏中曼迪扮演着重要的角色，以此确保曼迪的合作。在得到戈登太太接受这项

你要照看好乔伊斯和戴比。这只是曼迪的事，你不能参加，不能参加，好吧？你是唯一一个要和妈妈一起做事的人。妈妈要教你怎么划火柴才不会烧着自己，同时也不烧着其他的东西，好吧？你会教她你所知道的所有事情吗？会教她所有你知道的——你知道怎么划火柴吗？（他跪在曼迪旁边，拍着她的胳膊。）

曼迪：嗯。

蒙塔尔沃：你会教她怎么做这事吗？

曼迪：会的。

蒙塔尔沃：好，教她你所知道的所有事情，好吗？现在我要你抓住妈妈的手，行吗？现在，妈妈要教你怎么划火柴才不会烧伤自己，也不会烧伤其他人，好吗？

曼迪：好。

蒙塔尔沃：但只有十分钟，行吗？

曼迪：行。（戈登太太放开她的手。）

蒙塔尔沃：好的，你知道，以后我会每周和你们家见一次面。你们可以保证时间吗？也许我们可

任务的保证之后，他就可以直接和曼迪说话，向戈登太太示范教养行为，同时分派一项可能会带来压力的任务。他强调曼迪有能力，并且可以为了母亲发挥出自己的能力。这项任务对母亲的中心地位加以扶持，但也用于在戈登太太和曼迪之间建立起新的交流模式。

重构：利用身体的接触来强调他的任务。治疗师围绕着获得技巧和避免痛苦的谈话内容来建立起亲密感和积极的情感。

重构：对这项任务加以限制，因为他知道戈登太太和曼迪的过多接触可能会产生出更多的摩擦来。

重构：在治疗会谈将要结束的时候，明确地将问题界定为家庭问题。

以慢慢来。因为在我看来好像——还有很多事情我根本没有了解。你们知道,或许你们可以帮助我了解到底发生了什么事情。坦率地说,我对乔伊斯的关心就跟你们对曼迪的关心一样,尽管曼迪的事情显然很重要,因为房子可能会烧起来。但你们知道,有些事情是你们必须得去面对的,你们无路可逃。你们必须教会曼迪更好地照顾她自己。

会谈又进行了五分多钟。治疗师重新打开夫妻的领域,指出这将是治疗会谈的一部分。他告诉戈登太太,她要在十分钟的任务中好好地去保护曼迪。他让母亲第二天给他打电话,告诉他任务完成得怎样;并且他还告诉她任何时间都可以给他打电话。她呵斥戴比;而他则告诉她,治疗会谈可以帮助她在孩子面前放松神经、减少紧张。母亲赞同,表示她乐意在这方面好好努力。

下面是同这个家庭在一周后进行的第二次治疗会谈的部分内容。在开始时,治疗师问戈登太太要不要咖啡。他称赞她的到来;赞扬乔伊斯看起来总是很快乐的样子;询问母亲当天早上她花了多长时间给孩子们穿好衣服。然后,治疗师以主人的身份开始了这次治疗会谈,并使得这家人感到轻松;他也对这家人的情绪做出了反应(模仿)。

232 蒙塔尔沃:曼迪今天看起来很不一样,她看上去很高兴。

戈登太太:今天她是有点不同,我猜她——上周,我想她有点——你知道,对遇到的事情有点烦恼。

治疗师承担起切入治疗会谈的责任。戈登太太已经接受了治疗师的示范。她对曼迪的描述强调的是孩子的情感方面。

蒙塔尔沃：你怎么做的呢？你在电话中跟我说的事情，我觉得很好。

戈登太太：是啊，嗯，发生了什么事情呢，她所做的事情就是，她打开了火柴盒，然后就划着了火柴。她是左撇子，所以她做什么事情都和别人相反。

顺迎：支持戈登太太，突出他们之间关系的连贯性。

蒙塔尔沃：让我看看，曼迪，让我看看你的左手。（她举起左手。）

戈登太太：她就划着了火柴而且点着了整盒火柴，你知道吧。并且它——我想它有点烧到她了，烧到一点点了，所以她扔掉了火柴——丢到地上。

顺迎：用一种同曼迪年龄相符的沟通方式来跟她接触。

戈登太太的描述与任务得到恰当执行有关。现在她将曼迪的纵火行为描述为意外事故或者缺乏能力，而不是恶意行为。

蒙塔尔沃：你知道的，显然你做得不错，知道她在哪里错了并且教导她。

顺迎：将曼迪的进步同戈登太太的能力连接在一起，维持以戈登太太为中心的家庭结构。

重构：把戈登太太和曼迪放在一个对戈登太太有利的子系统中结合起来，改变先前替罪羊式的交往方式。他对这个新的交往方式加以强化。

戈登太太：嗯。

蒙塔尔沃：对于她知道如何去更好地处理事情，你现在是否更有信心？

戈登太太：是啊，她做得好多了。（她高兴地笑着。）

蒙塔尔沃:真的吗？

戈登太太:是呀。

蒙塔尔沃:哦,有多少——做了很多次练习吗？你和妈妈做了很多次练习吗？

顺迎:支持曼迪,强调一起执行任务。

重构:通过支持其中的小辈成员来支持新的子系统。

曼迪:对。

233 蒙塔尔沃:是吗？多长时间一次？

戈登太太:哦,我每天都做。有时我——

戈登太太叙述自己如何出色有效地完成治疗师的任务,以此回应治疗师的支持。

蒙塔尔沃:每天！

顺迎:对她们两个都很满意,以此作为回应,母女二人也都对她们自己很满意;处处弥漫着好的情绪(模仿)。

戈登太太:嗯,在她从学校回来后、我出去之前的这段时间中,在我去上班之前,有时我会有时间做两次;不过大多数日子中我只做一次。

蒙塔尔沃:我希望每次都不会超过五分钟。

戈登太太:没有,没有。

蒙塔尔沃:我在想是否——你愿意——你能为我点一下火吗？

重构:利用症状来降低这项任务的重要性。他已通过这项任务做出过解释,即纵火行为就是一个不良功能系统的后果。在这个功能不良的系统中,那个执行父母功能的孩子莫里斯打断了戈登太太和曼迪之间的交往,这样就发展起替罪羊行为。现在他把纵火行为放到新近界定的戈登太太和曼迪所组成的子系统的背景中来使之实际展现出来。这项任务的成功将会有助于在这一子系统成员之间建立正面的关系。

曼迪:现在吗?

蒙塔尔沃:好好表现啊,就像妈妈教你的那样。好的,这里吧,就在这里做吧。好,现在让我看一下吧。她能不能做好这项任务?你会来帮帮她的,好吗?不要烧着你自己了,嗯?好,为什么你不靠近她一点,这样你就可以帮帮她?(戈登太太和蒙塔尔沃换了一下位子。曼迪在烟灰缸里点了根火柴。)

重构:维持新的家庭结构,把戈登太太作为协助者,以此缩短她和曼迪之间的距离。

蒙塔尔沃:好啊!

戈登太太:别把纸掉到地板上,因为它会烧着什么东西。

234

蒙塔尔沃:嗯,做得确实不错。你知道怎么灭火吗——她知道吗?

顺迎:支持戈登太太的中枢角色。

重构:一开始想自己引导曼迪,但很快停下来,让戈登太太承担引导的职能。

戈登太太:你怎样才能让火停止燃烧?

曼迪:用水。

戈登太太正在仿效治疗师的示范去做。

蒙塔尔沃:很好,你看——

戈登太太:哦,你会——在你点着了火之后,你会去拿水或什么东西吗?

曼迪:我会在点火之前先拿好水。

蒙塔尔沃:这就像你要去参加一个晚会。在你要去打牌之前,你需要一个男人陪着,你不能自己一个人在那儿。在她把火点燃之前,她需要先准备好水。我可以——莫里斯,为什么你不给她拿些水呢?你知道水在哪里吗?

莫里斯:嗯。

蒙塔尔沃:他可以给你拿些水吗?曼迪?

曼迪:嗯。

蒙塔尔沃:好的。(对着莫里斯)我会告诉你水在哪里,我会告诉你水的确切位置。(对戈登太太)你可以帮助她找到如何处理这些灰烬的办法。也许她应该检查看看——你知道的——没有什么还在烧的东西。(他和莫里斯离开。)

戈登太太:你得去检查一下,看看有没有东西还在烧。你会怎么做呢?

(治疗会谈的后半阶段)

戈登太太自己推进探查行动。

重构:从母亲作为成人而与她的孩子们相分离的成年生活中引出一个主题。这是在埋下伏笔,在下文中会得到详细解释。

顺迎:将莫里斯作为帮助者,来支持家庭结构。

重构:支持曼迪可以决定何时需要帮助的权利。

重构:感到莫里斯现在需要帮助,就和他一起去取水。他让莫里斯帮助曼迪,也让戈登太太继续和曼迪在一起。同时,这项任务的实际展现,可以继续使戈登太太与曼迪所组成的子系统得到支持。

戈登太太帮助曼迪去探索。治疗师不在,现在她模仿着治疗师所做的示范行为。

戈登太太:他们任何一个人使用火柴,我都不放心,我不——

蒙塔尔沃:但她(指着曼迪)做得很好。

重构:支持家庭成员之间的分化。他将曼迪从"把所有的孩子都分成一类"这个陈述中分离出来。 235

戈登太太:是啊。

蒙塔尔沃:她现在做得好多了,你已经完成任务教会她了。

重构:将曼迪的行为跟戈登太太的作用联结在一起,并由此来引导戈登太太去支持作为一个有能力个体的曼迪,以此强调先前的一段陈述。

戈登太太:我从来没有见过乔伊斯能够——不过如果她有火柴,并点着了,我觉得她不能正确地去做这事。

通过探查乔伊斯的行为,戈登太太参与到治疗师一方。她还是用"缺乏能力"来形容乔伊斯。

蒙塔尔沃:好,为什么我们不在这里试一下呢,就在这张纸上点火吧。对吧,乔伊斯。

重构:开展一项与前面那项任务相类似的点火任务,但改变了角色安排,因为缺乏能力的标签已经从曼迪身上转到了乔伊斯身上。现在乔伊斯要学习,而戈登太太和曼迪要教她。这项任务使得曼迪从学习者的角色转到教导者的角色,增强了戈登太太和曼迪相联合的强度,并扩大了曼迪在兄弟姐妹子系统中的权力。

戈登太太:乔伊斯。

乔伊斯:嗯?

戈登太太:让我看看你怎么点火。

蒙塔尔沃:她会成为老师的,曼迪会成为一个老师的。

戈登太太:你得给她示范一下,让她看看你是怎么做的。

蒙塔尔沃:喂,曼迪,你得示范给她看看是怎么做的,妈妈说了。现在,你给她示范一下——你向曼迪解释,她应该这样向乔伊斯示范,千万不要让乔伊斯烧着,好吗?

236 戈登太太:那向她示范一下——听我说,你知道我是怎么向你示范、你怎样才能不被烧伤的;这我向你解释过的,是吧?你能对乔伊斯解释一下吗,就像我对你解释的那样?

曼迪:嗯。

戈登太太:让我听一下你是怎么向她解释的吧!别划火柴,只向她解释一下就行。

曼迪(对着戈登太太):你把——

戈登太太:跟她说。

这时,母亲和治疗师结成了团队。

重构:使用原先帮助和关怀的语言来对曼迪的新身份加以支持。

戈登太太扩展了治疗师使用过的同一个主题。她就像治疗师委派她去教导曼迪一样去委派曼迪。该委派改变了原先的结构,因为在原先的结构中只有莫里斯是协助人员。

戈登太太快捷地实现了自己作为中枢的功能。她的干预又一次与治疗师原先的治疗干预非常明显地相似。她指引曼迪同乔伊斯进行一段对话。戈登太太通过委派任务来恢复自己的执行功能。

曼迪：我不知道该怎么做。

蒙塔尔沃：妈妈可以帮助你。

戈登太太：你——她拿了火柴，对吗？她用它们来做什么？

曼迪：那你去拿些水吧，把一杯水放到桌子上。然后划着火柴，让它们点燃纸或其他什么东西。

戈登太太和曼迪正在模仿原先的母亲与治疗师组成的二人组合，而治疗师正在退出。曼迪使用较长的句子，她的传授清楚明确。

戈登太太：哦，你为什么要拿水呢？

曼迪：这样的话，如果火烧到什么东西，你就可以把杯子里的水倒上去——

戈登太太：你拿着水，把火浇灭，对。嗯，好，至于那根火柴，那根点着的火柴，你会怎么处理呢？

曼迪：你拿出一根火柴，然后合上火柴盒，划着火柴。

蒙塔尔沃：也许她可以示范——也许乔伊斯可以把同一件事情做得很好。

重构：分配一项任务。

戈登太太：乔伊斯，你明白了她跟你说的怎么去做的方法吗？她说是怎么做的？（乔伊斯的话几乎听不见。）对，嗯，你现在有水了。（乔伊斯又一次喃喃自语。）

237

蒙塔尔沃：继续啊，曼迪，给她示范一下。很抱歉，我打断你了。

曼迪：你拿张纸，把它放到上面，这样就烧不到桌子。

蒙塔尔沃：我可以把这张纸放在那儿，你可以点着它吗？你可以示范给曼迪看。对不起，在这里，这是一根火柴，两根。现在真的去帮帮她，行吗？就像妈妈说的一样，真的去帮她点上，还有小心她的手指，因为她还不知道该怎样使用火柴。所以你要教教她该怎么做。

顺迎：指导曼迪，但很小心地突出戈登太太的教导，仿佛他是戈登太太的代理人一样去行事。在这层覆盖之下，他再一次说出关心的话语。

戈登太太：在她划着火柴后，她该怎么拿着它呢？

曼迪：像这样，向上拿着。

戈登太太：向上怎么样？

曼迪：这样。

戈登太太：向外。

曼迪：像这样向外拿着它。

戈登太太：对，到这里来，在烟灰缸旁边点着那根火柴，示范给她看。

莫里斯：你不能像那样用手去点火柴。（莫里斯示范给乔伊斯怎么点火柴，试着以此来帮助乔伊斯。）

蒙塔尔沃：莫里斯，这不是你做的事。喂，莫里斯，到这来，莫里斯。莫里斯这个孩子帮你做了这么多事情。

顺迎：同莫里斯接触，他的中心地位已经被取代，因此他就需要特别的支持。

重构：缩短自己和莫里斯之间的

距离,通过蒙塔尔沃与莫里斯的二人组合来将莫里斯从戈登太太与莫里斯的二人组合中移去。

戈登太太:对。

蒙塔尔沃:放松点,小伙子。你现在可以休息一下了,好吗?(他让莫里斯搬到他旁边的椅子上坐下。)

重构:把他的改变方向重新标定为是一个送给莫里斯的"礼物",把莫里斯原先对别人的帮助重新标定为对他而言是一个过于沉重的负担。

238

戈登太太:回到那儿去。

蒙塔尔沃:回到这里来吧,这样他们就可以自己做这件事了。你知道,他们必须去学着自己去做这件事情。因为有时——你不能什么时候都看着他们,不能什么时候都照看他们。

顺迎:支持莫里斯作为戈登太太协助者的身份,将他作为另一个可信赖的成员来跟他说话。

戈登太太:你不知道点它的哪一部分? 用平的这一头来点。

蒙塔尔沃:她也可以问曼迪。

曼迪:用这头。

蒙塔尔沃:对了。

重构:再次标明:"帮助"就是"让他们去做自己的事情"。

戈登太太:怎么了?

乔伊斯:我不想做。

戈登太太:你不想做。

蒙塔尔沃:小心一点,慢慢来。她——你还没确定吗? 她还没有切实地加以掌握,你看。曼迪,你可以做一次吗? 这样就可以让她看看怎么做了。你先看

顺迎:认可乔伊斯的害怕。

重构:坚持使任务实际展现出来,指导曼迪完成这项任务。

清楚曼迪是怎么做的吧。真的
小心点，慢慢来吧。

（曼迪划亮火柴。）

莫里斯：嗯。

戈登太太：你没有点着另外的火柴。

蒙塔尔沃：很好，很不错。曼迪，也许在乔伊斯准备好之前她还不应该做这件事。你看，由于曼迪做了好多训练，你确实在她身上花了很多时间。你也知道，你以前做了很多练习。现在，或许当你教乔伊斯的时候，曼迪就应该在旁边看着并去教教。因为我觉得现在她可以操作得很好，她的手指做起事来真的很灵巧。让我看看吧，划着了吗？再划一次，再把盒子合上，很聪明，做得很好。现在，关于这些事情你们有什么规定吗？在房间里使用火柴或者烧什么东西，你们有什么规定吗？我不知道，你们告诉我你们会怎么做吧。

重构：支持曼迪的新功能，但说明曼迪的能力是她与戈登太太互动的结果（支持戈登太太与曼迪的二人组合），以此来保护乔伊斯。然后，治疗师把这个二人组合加以扩大，引出戈登太太、曼迪与乔伊斯的三人组合——女人组成的子系统，这个子系统将莫里斯和那个小婴孩排除在外。他再一次以具体的方式跟莫里斯接触，增加他们之间的亲密程度和身体接触，为母亲做出示范。

239 戈登太太：是啊，我已经把火柴都收起来了，所以他们不知道它们放在哪里。如果我在家，我也许会把香烟放那里，但我不会随手放火柴。

蒙塔尔沃：这是唯一的办法，好的，不错。

重构：对这种实际的控制办法加以支持。

第一次治疗会谈后,曼迪的纵火行为就消失了。治疗师同这个家庭保持了一年半的联系,直到母亲搬回到她娘家居住的那个城市为止。治疗师密切地跟学校合作,为曼迪设计一套方案,来帮助她增强在学校中的能力。学校给她安排了一个最好的、最善解人意的老师。在学校和老师双方的积极关爱下,她成长起来,变得越来越快乐,能力也越来越强。

在母亲生病后,期间有几次治疗会谈是在家里进行的。在有一次拜访这家人时,治疗师发现由于母亲紧急住院,孩子们就由一位年老的邻居照看。在戈登太太住院期间以及她刚出院回到家里的最初几天内,治疗师安排了一个管理家务的人来照看孩子。治疗师送了她一盆植物,这似乎传达出滋养与栽培根本的象征性寓意。

治疗师也帮助莫里斯从他作为一个执行父母功能孩子的过多责任中解放出来。但当莫里斯跟他的同龄人交朋友时,这个家庭又遇到了费城的帮派问题。之后不久,母亲就搬走了。她每年都会给治疗师寄圣诞卡和每个孩子的照片。初次治疗后两年内的追踪表明,这个家庭仍运转良好。

这个案例揭示出治疗师工作的一些其他方面。尽管家庭内部的改变能够有效并且持久,但如果脱离家庭的环境,这些改变就不可能实现。将家庭放到它所处的环境中来处理,对于改变家庭以及维持这些改变是至关重要的。

第十二章

240 一个纵向的观察：布朗一家与
萨尔瓦多·米纽庆

前面所提到的治疗会谈的类型都是治疗师或咨询师与家庭的第一次会谈。在这种情况下，参与技术与不同治疗师风格的其他方面都很容易被辨认出来；而要讨论第一次会谈之后在治疗中发生了什么，则比较困难。直接交往模式的戏剧逐渐消退之后，注意力就会逐渐转到为达到预期结果而作出的勇敢努力上来。无论如何，如果没有对像布朗家庭案例那样的治疗的整个过程有一个全面的概览，那么家庭治疗的学习就不会完成。[1]

布朗家庭是通过治疗他们十岁女儿萨莉的儿科医师介绍过来的，萨莉由于被诊断为神经性厌食症而进过医院。神经性厌食症是一种心身综合征（Psychosomatic Symptom），其主要症状是由于不能吃东西而体重急剧下降。萨莉在十周内体重下降了 15 磅：她在进医院时体重是 42 磅；在那里过了一周后，她的体重就成了 40 磅。她看上去像一个憔悴消瘦的老年妇女，带着忧郁而僵硬的笑容。

萨莉一家包括：父亲，一位四十五岁左右的建筑师；母亲；以及三个兄弟——十四岁的迈克尔，十二岁的罗伯特和八岁的约翰。他们自认为是一个"普通的美国家庭"，唯一严重的问题就是萨莉不愿吃东西。他们前来接受家庭治疗，仅仅是因为儿科医师的坚持。

根据希尔德·布鲁克的说法，神经性厌食症的典型症状是：患者
241 对其身体比例的观念中有妄想的障碍；对其身体中出现的刺激，有知觉障碍或认知解释的障碍，无法把身体需要营养的征兆视为其最突

出的缺陷;活动过度与感觉不到疲惫,这是另一种对自己身体状态认识错误的表现;对自己的能力不足麻木无力,而这渗透到了患者所有的思考与行为之中。[2]

根据这种理论取向而设计出来的治疗,将会采用多种方式,包括饮食调节、药物治疗以及心理动力治疗或对行为加以调整。所有这些技术都主要是针对个体病人的,即疾病的"承担者"(Container)。

家庭治疗师则从不同的角度来治疗神经性厌食症。像其他的症状一样,心身失调症状也可能是家庭功能不良在"被认定的患者"身上的体现。[3] 这种症状可能是患者想去解决家庭功能不良的一种方式,就像史密斯家庭的案例那样。或者,它也可能是由于某个家庭个体成员的特定生活环境的原因而出现在这个人身上,并作为一个系统维持机制为其家庭系统所支持。无论如何,如果某个家庭治疗师把"被认定的患者"看成是与其环境相分离的,则是不可思议的。针对"被认定的患者"的治疗方式,是把他放到家庭中来加以处理的。

如果把个体看成社会系统中受到潜在结构制约的、活动着并对刺激起着反应的一个个成员,那么,"被认定的患者"的概念就会发生改变。疾病不再只局限于"被认定的患者"本人身上;尽管他的症状是问题最明显的表现,但他的特殊疾病最多只是呈现出了部分事实。疾病是在生活环境中发展起来的。实际上,个体患者的症状树立出了形象(Figure),而所有其他事情则构成了背景(Ground)。但随着治疗的进展,其他家庭成员的行为与相互作用就会成为形象(Figure),暂时地承载着"有症状的"负担。治疗的目标是在强调相互依赖、相互关系以及相互支持的氛围中来改变家庭系统。

心身因性家庭模型

治疗布朗家庭的方法,在观念上是由心身因性家庭模型(Psychosomatogenic Family Model)来指引的。[4] 这种模型是在经历了治

疗许多家庭的过程中发展起来的,在这些家庭中,"被认定的患者"们
242 有着各种不同的心身失调症状与心因性症状。因此,治疗师使用这
种模型来进行干涉,就不会仅仅局限于他自身对当前家庭交往模式
的反应。当他参与家庭时,他会有一个模型来指导其探测,他也可以
依此模型来测试特定家庭的特殊环境。根据这种概念模型,一个孩
子的心身疾病的发展与三个因素有关,它们包括特定类型的家庭组
织与功能、孩子卷入父母之间的冲突以及孩子有生理弱点。

此种家庭的功能有如下特征:纠缠性,过度保护,僵化,以及不能
解决冲突。就纠缠性而言,家庭成员之间相互过度干涉并过度反应。
人际间的界线变得模糊,家庭成员之间相互干涉对方的思想、感受以
及交流。子系统的边界也变得模糊,这引起了角色的混淆。个体的
独立自主性严重地受到家庭系统的限制。

在一个过度保护的家庭中,其成员之间相互高度关心对方的幸
福。保护性反应不断地被引发并得到维持。比如,当一个孩子生病
时,全家都会牵涉进去;在这个过程中常常会出现冲突;于是孩子就
觉得有责任保护家庭。

僵化地组织起来的家庭,则常常表现得不需要或不愿意家庭中
的任何改变;偏好的交往模式总是维持不变。

最后,家庭不能解决冲突,意味着这个家庭有一个很低的冲突阈
限。有些家庭只简单地否认任何冲突的存在;而在另一些家庭中,夫
妻中的一方提出问题,而另一方则逃避问题;还有一些则时有口角,
但力图回避真正的冲突。这样,问题便得不到协调与解决。患有心
身失调症的孩子成为关注的焦点,而在其家庭回避冲突中扮演了重
要角色。该系统强化了这个孩子的病态行为,以保存其免于冲突的
模式。

典型的心身因性家庭的第二个特征是孩子卷入父母冲突之中。
在夫妻子系统与孩子间界线模糊的家庭中,生病的孩子对于迂回转
移夫妻间的冲突尤其重要。当隐藏着的或没有得到协调的冲突威胁
243 到夫妻二人组合时,"被认定的患者"就会被卷入(实际上,是他自己

进来的），形成一个僵化的三人组合（Rigid Triad）。

对于心身失调症的出现而言，孩子在生理上易受伤害是一个必要的但非充足的部分。比如，一个患糖尿病的孩子出现心身失调症发作的情形，取决于这个心身因性家庭的其他组成部分。神经性厌食症患者是否有生理易受伤害的情形，是值得讨论的。

布朗家庭的诊断

心身因性家庭的诊断模式可帮助家庭治疗师来处理神经性厌食症的案例。但通常地，由于特定的治疗师与特定的家庭参与，从目标的形成到这些目标的达成之间的路径就被独一无二地加以规定了。要治疗有患厌食症孩子的家庭，有时如下方式是有用的：通过制造出一些危机，以使家庭被迫去应对曾经隐藏的压力的方式来建立起家庭的交流。治疗师监视着产生出来的危机，制造出经验上的情形，使得家庭成员能够并且必须在其中学着以新的且不同的方式来相处。

比如，布朗家庭坚持认为自己是一个"非常正常的"家庭，只除了其中一个成员患有需要治疗的疾病。在这种情况下，一场疾病导致的危机可能会显露出那个制造症状并对之加以支持的交往模式的重要性来。症状的范围给出了到达这一危机的明显通道。

以下是记录的治疗内容：开始时全家都在场，包括四个孩子，还有治疗师，都在一张设在治疗室内的午餐桌旁坐下。治疗会谈在 11 点开始，在会谈的第一阶段之后，治疗师要求这个家庭点菜吃饭。

与一个厌食症家庭一起吃饭的技术之所以可贵，有几个原因。首先，它可使得事情在与治疗师的会谈中得以发生。在这种情况下，围绕着吃饭的冲突能够在治疗会谈中被实际地演示出来。如果仅仅是谈论食物，那意味着浪费时间。其次，围绕着所出现的症状来制造一场家庭冲突，则使得对症状进行直接干预成为可能。若干预只限于个体层面，探索厌食者对食物及吃饭的想法，只可能增强症状并使症状更加具体地表现出来；而如果围绕着症状而制造一场家庭危机，凸显的就不再是症状本身，而是父母与孩子围绕着吃饭问题而引发的人际协调。不吃饭变成了背景（Ground），而不是作为互动因素显著出现之结果的形象（Figure），因此变得能对之加以干涉，以引起改变。

244

在布朗家庭中，治疗师告诉家庭成员们萨莉必须要吃饭，由此开始制造出一个家庭危机。由于萨莉除了冰淇淋外几乎不吃任何东西，她的体重下降很快；现在，她必须吃饭，以延续生命。治疗师要求这个家庭点午餐。萨莉拒绝点除了冰淇淋与蛋糕外的任何食品，因此治疗师要求父母来为她点些食物。他们给她点了一个汉堡，并说她过去一直喜欢汉堡。

每天都会出现的争夺自主权与控制权的情景开始出现，一场家庭危机就这样产生了。这场治疗会谈从头到尾都为一种高涨的情绪所主导。萨莉哭着、尖叫着，有时还出手打人；以在家庭中能避免冲突为自豪的这对温和的父母，突然发现自己处于一场无法逃避开的交流冲突的中心。就像这个家庭一贯如此的那样，父母相互认为对方对萨莉的要求不合适，结果就是萨莉绝望地哭着，但仍不吃饭。于是，治疗师指示父亲单独去让她吃饭。

　　米纽庆：她必须得吃饭，所以我要你去帮助她吃饭，布朗先生。

　　布朗先生：你可以在饭后再吃冰淇淋。

　　萨莉：我不吃！我不吃！我不要吃！（她站起来，并跑到屋子的角落里哭了起来。）

　　布朗太太：她想要喝可乐，但只拿到了牛奶。

　　布朗先生：我今天晚上给你可乐，好吗？（他站起身来，跟在萨莉后面。）

　　布朗太太：你要过可乐吗？

　　米纽庆：对，她要过。

布朗先生:别担心,我向你保证,今天晚上我会给你可乐。现在别哭了,萨莉,(萨莉把他推开,)你觉得我现在有可乐吗?过来,萨莉!

布朗太太:你要别的吗?

布朗先生:她真的又生我的气了。(他试着把萨莉带回到餐桌旁,但她却抗拒着。)

萨莉(尖叫着):我恨他! 我恨他! 这位先生,我恨你!

布朗先生:萨莉,你恨谁呢?

萨莉:他。

布朗先生:谁呢,医生吗?

萨莉:我不喜欢他!

布朗先生:他是一个很好的人呀。

萨莉:我不喜欢他!

布朗先生:好吧。

萨莉:医院里的医生们都会答应我的要求,但他不是这样的! 我不想待在这里了! 我就是要吃冰淇淋! 我就是要吃冰淇淋!

布朗先生:你吃完这个汉堡就可以吃冰淇淋了。

萨莉(尖叫着):我不要吃汉堡!

布朗先生:为什么不要吃?

萨莉:我不想吃!(她无法控制地呜咽起来。)

布朗先生:好吧,别哭,别哭。

萨莉:爸爸,我不想吃! 我不想吃汉堡!

布朗先生:你以前一直喜欢吃汉堡的呀!(他用手臂环抱着她。)

萨莉:我不要,现在让我自个儿待着,我不要吃! 我不要吃汉堡,我就要吃冰淇淋,走开呀!(她推开布朗先生。)

布朗先生:你这孩子为什么这么爱生气?

萨莉:我就要吃冰淇淋! 我不要吃汉堡! 你松开我不行吗?

245

布朗先生：要摆脱医生，唯一办法就是去吃饭。

萨莉：我不想吃！我不想吃！我不想吃！我不想吃！我不想吃！（布朗先生放弃了，回到座位上坐下；萨莉仍然待在角落里；其他三个孩子开始哭了起来。）

米纽庆：布朗太太，你能帮助她吃饭吗？

布朗太太：我不知道啊，但我没他那样有耐心。（她站起来，走向萨莉。）

萨莉（尖叫着）：我不要吃！我不要吃！

布朗太太：萨莉，这是为了你好，来，来呀宝贝。

萨莉：不，我不要。

布朗太太：你难道不想变得好起来吗？

萨莉（尖声大叫）：我不要变好！呜，闭嘴！我不要吃！

布朗太太：你不想回到家里吗？

萨莉：我不要吃！我不要在这里吃任何东西！

布朗太太：我们希望你能吃一点。

萨莉：我不吃。

布朗太太：我希望你能吃一点。

萨莉：我不要吃！（她打了她母亲一巴掌。）

布朗太太：别打我，别打我！我跟你说过！

萨莉：我不要吃！

布朗太太（高声呼喝）：别打我，我跟你说过！我要你吃饭！

萨莉：我不要吃。

布朗太太：你想要去死吗？

萨莉：我不想去死，我想回到医院里去。

布朗太太：除非你吃完午饭，否则你不能回到医院里去。打我会让你高兴吗？你喜欢打我吗？你高兴吗？

萨莉：是的，因为这样你就不会咬我了。

布朗太太：我不会咬你的。

萨莉：我就要吃冰淇淋。

布朗太太:我们希望你吃午饭。

萨莉(尖叫着):我不在乎! 我不要吃午饭!

布朗太太:你想让我也对你这样大喊大叫吗?

萨莉:我不在乎! 我不要吃! 我不要吃! 我不想吃! 我不要吃!(她开始呜咽起来,并跺着脚。)

布朗太太:我希望你现在会高兴起来了,因为你终于使得我不高兴了。

萨莉:我不要吃。

布朗太太:那你晚上吃晚饭吧。

萨莉:我不要吃! 我不要吃!

布朗太太:为什么不吃?

萨莉:走开,让我自个儿待着!

布朗太太:你为什么不要——?

萨莉:让我自个儿待着!

布朗太太(对着米纽庆):我还应该继续下去吗?

米纽庆:萨莉,你必须要坐下来。

萨莉:我就是要吃冰淇淋!

布朗先生:你先得坐下来!

米纽庆:坐下来吧。(他站起来,指着一张椅子。萨莉坐下。)

　　萨莉坐下,这标志着治疗会谈开始进入一个新的阶段。全家已经筋疲力尽,并要去寻找一种方法,来脱离这个他们感到深陷其中的功能不良的僵化模式。治疗师提供了一种协调模式,他建议了几种作为替代的食物,萨莉必须从中作出选择。通过对这些食物的选择,萨莉对她在医院的生活及饮食安排作出了决定。在这场治疗会谈中,治疗师给出了将近40种可选择的食物。萨莉作了11次选择,而治疗师则每次都对她的选择能力表示支持。萨莉显然对她拥有些许操控环境的感觉很享受。

在接下来那部分的治疗会谈中,治疗师运用了提供替代食物的策略;这是萨莉与治疗师两个人之间的一场交流,由一位儿科医师担任治疗师的助手来加以协助。父母加以干预的试图都被阻断,这就产生出了萨莉与她父母间的一种疏离感,并在萨莉与治疗师之间制造出了一种治疗性二人关系(Therapeutic Dyad)。

米纽庆:萨莉必须吃饭,这不是一个她可以选择的问题。她必须得吃饭。现在的问题在于,你可以选择一些你想吃的东西来取代你不想吃的东西,但这需要医生的同意。因为你需要吃东西,所以你得告诉他,你想吃什么东西。告诉他你喜欢吃什么东西吧。

萨莉:我不知道。

米纽庆:你需要告诉他,因为只有这样他才可以叫厨房做你想吃的东西。选择你更喜欢吃的东西吧,你最喜欢吃什么呢?

布朗先生:哦——

米纽庆(用手势让他们安静):不,不要,这是萨莉的事。现在是她要吃东西,而且这里是医院,这是我们现在需要去处理的事情。

萨莉:我不知道。

米纽庆(对着住院医师):她需要吃些什么东西呢?

住院医师:鱼,还有一些肉。

米纽庆(对着萨莉):哦,那让我们先从这个开始吧。你喜欢用什么方式烹调的肉?

萨莉:我不知道。

米纽庆:哦,这样的话,厨房怎么做,他就会给你什么样的了。

萨莉:好吧!

米纽庆:你想要跟这位医生单独商量吗?你知道,你可以先点这些,回头再和这位医生单独商量。你喜欢那么做,还是现在接着点菜?(萨莉点头。)他说你需要吃些肉。她还需要吃些其他东西吗?

住院医师:一些蔬菜。

米纽庆:你喜欢吃哪些蔬菜呢? 是西红柿吗?(萨莉摇头。)其他什么蔬菜?

住院医师:它们可以是任何一种蔬菜,像豌豆、豆角、菠菜。

米纽庆:你喜欢吃哪种?

萨莉:豌豆。

米纽庆:你还喜欢其他什么蔬菜吗? 豌豆,好吗?(萨莉点头。)这样,我们有了肉和豌豆。你喜欢鸡肉吗? 你喜欢鸡肉还是猪肉?

萨莉:鸡肉。

米纽庆:好啊,这样你就有了鸡肉。炸的还是烤的? 你想要怎么做的鸡肉?

萨莉:我不知道。

米纽庆:炸的好吗? 或者你想要烤的?

萨莉:我不知道。

米纽庆:这都一样吧? 这样我们有了鸡肉和豌豆。她还需要吃别的什么东西吗?

住院医师:淀粉类的东西——土豆或面条。

米纽庆:你喜欢什么?

萨莉:都不喜欢。

米纽庆:还需要什么?

住院医师:餐后甜点。

提供替代性食物的策略立即产生了效果。在治疗会谈中,萨莉就开始吃东西,在医院里又住了两天都能继续吃东西,并且回到家里后也继续吃东西。一个月后,她回复到先前的体重。

当萨莉的症状——它们把潜在问题具体化了,并以戏剧性的方式呈现出来——一旦消失,萨莉与家庭中的其余成员的关系就显得更加复杂了。同时,家庭结构图也变得更加清楚、更加细分了。就像通常的那样,扩大关注点的办法使得在家庭中维持所出现问题的诸种力量显露出来了,而这使得它们更容易接受治疗师的干涉。

治疗师对布朗家庭的评估认为,他们是在一个紧密纠缠的系统中活动;两两交流很少发生,他们之间的交流是三个人的或是更多人的;这种交流的特征是以一种僵化的程序进行,这使得所有家庭成员都有一种模糊感与混淆感。比如,如果父母中一方批评一个孩子,那么父母的另一方或某个兄弟姐妹就会参与进来保护这个孩子,接着,另一位家庭成员也会参与批评的一方或被批评的一方。这样,原来的问题就会变得模糊起来,只在以后同样的程序中才会再次出现,并且同样地得不到解决。

布朗家庭中纠缠性的交流具有一种有益的与保护性的性质。他们回避侵犯或甚至回避不一致的特征十分明显。整个家庭都认为自己的交流是很和谐的。不过,在治疗师的评估中,还是有许多没有得到调解的丈夫—妻子间的冲突。这样一些冲突隐藏着,并且从来不容许被呈现出来。然而,这些冲突却在家庭的组织结构之中表现出来:母亲与孩子们结成一个联盟对抗丈夫—父亲,使他陷于一个无助的地位。父亲被母亲与孩子们看作一个绝对的专制暴君,但事实上,他在家庭中的权力是可以被忽略掉的。母亲负责照顾抚养孩子,而丈夫—父亲则被分隔开,并处于边缘的地位。只有在子女教养方面,夫妻之间的不一致才表现出来:父亲觉得母亲对孩子们太纵容了。

夫妻之间另一种可能与厌食症的选择有关的分歧,表现为母亲不停地试图改进父亲的用餐礼仪。这种分歧在二十年的婚姻生活中一直存在,现在被所有家庭成员加以揶揄地讨论,尤其是在吃饭的时候。

这一夫妻子系统的边界非常薄弱,处于边缘的丈夫—父亲与家庭外系统有着很强的联系,尤其是他的事业及他原先自己父母的家庭。母亲则牢固地束缚在母亲—孩子子系统中,而这是一个纠缠的且高度共振的系统。母亲是这个子系统与其他子系统之间的主要接触点。结果就是,父亲只有通过母亲才能与孩子们交流。因为母亲控制着这种交流的性质,因此她筛掉关爱的成分,而只传递控制的成分,这样就加强了她自己与孩子们之间的联盟,以对抗父亲。她对孩子们的关系是过度控制的、侵扰性的、过度关心的。这种适合年幼孩子的亲密交流,在几年前大儿子步入青春期、开始要求得到适合他年龄的更大自主性时,就开始遇到了困难。在治疗期间,母亲与大儿子的关系总是胶着于大儿子要求自主性、相反母亲则要求服从的状况之中;在这场冲突中,二儿子则与他的哥哥联合在一起。

家庭功能的紊乱则影响着所有的家庭成员。尽管神经性厌食症的症状遮掩了父母与"好的"孩子们的问题,但临床上对这整个群体的仔细观察表明,每个家庭成员都是以各自特殊的方式来回应家庭压力的。 250

神经性厌食症的症候群(Anorexia Nervosa Syndrome)已深深地融入到家庭的病态交往模式中了,这使得这个家庭不寻常地抗拒着改变。当出现一种需要改变的情形时,这个家庭通常会坚持保留过去已习惯的交流方式。因此,只要萨莉履行着主要的矛盾转移通道的功能,持续的不平衡状态就会维持很长时期。夫妻子系统是强化她症状的最重要根源,但她的症状却是被多种因素所决定的,兄弟姐妹子系统与她自己都增强了她的症状。

在夫妻子系统内部,父母间从来没有得到调解的冲突被视为一个特别危险的区域。尽管所有孩子都被卷入其中以掩盖他们的冲突,然而却是萨莉最经常地穿越代际的界线,以分散父母间的冲突。她的功能就是使父母通过对她的关心来转移他们之间的冲突。

除此之外,症状还限定了一个"安全的"区域,在其中夫妻间冲突可以表现出来。父亲认为母亲应当让萨莉吃饭,而母亲尽管担心,却认为萨莉不应该被强迫吃饭。从母亲反对父亲要求萨莉必须吃饭以保护萨莉来看,母女反对父亲的联盟已明确地显示出来了。与此同时,萨莉对厌食症状的选择,也代表着她与父亲的一种隐蔽的联盟,

因为父亲与母亲的斗争也只有在吃饭方面,也即他的进餐礼仪方面,
才被容许表现出来。

在兄弟姐妹子系统内部,萨莉则是这个相当没有分化的群体中
最没有权力的成员。她受到孤立和排斥。兄弟姐妹子系统与家庭的
风格相符合:无论什么时候只要冲突出现,立即就会有一连串的联盟
产生。萨莉总是被这些联盟排除在外,并且总是它们的攻击目标。
然而,既然必须要避免出现公开的不一致,因此她的孤立就采取退缩
的形式,她沉浸在对音乐的兴趣中。神经性厌食症使得兄弟姐妹子
系统的结构保持完整,但也提高了萨莉的地位。萨莉固然仍然被孤
立,但却成为家庭成员们关心与保护的中心。

对于萨莉本人来说,厌食症的症状是一种自我肯定的手段。通
过拒绝进食,萨莉以一种在家庭价值系统内许可的方式来肯定自己。
251 她与家庭是不相一致的,但不通过公开的方式表现出来。家庭避免
冲突的优先权得到了保留,因为她拒绝进食不是一种明显的对抗或
对规则的破坏。

这样,这个症状就被所有家庭成员们所增强。这个家庭中的夫
妻两人是把它作为一种避免冲突的迂回路径来加以接受的,夫妻
中一方把它用在联盟中以对抗另一方;萨莉把它作为一种可被容
许的自我肯定的形式来体验的,她同时也把它作为一种方法来保
护她的家庭,以及在一种隐蔽的层次上作为一种与父亲结盟的方
式;而兄弟姐妹们则把这个症状作为保护性及替罪羊系统的一部
分加以增强。

治疗目标

出于对布朗家庭交往模式的诊断,治疗师拟定了五个治疗目标,
首要的目标是消除神经性厌食症症状。

第二个目标是,夫妻子系统必须作出转变。这就要求夫妻间增

加支持性的与互补性的交流，以建立起一个边界清晰的母亲与父亲的子系统，使他们在一种相互支持的关系中抚养孩子。母亲也必须放下一些孩子抚养的功能，以给她自己更多的空间来参与夫妻子系统的运作。并且，必须增加父亲参与孩子抚养的活动，来使得他能够直接与孩子进行接触，而无需通过母亲；换句话说，母亲必须舍弃掉联系的功能。

治疗的第三个目标是兄弟姐妹子系统中有所转变。这个子系统的纠缠性功能必须减少，并且边界必须打开，以使得孩子们能与他们的父母及家庭外世界交流，而不用选择一个反映他们需要的代表。此外，对于所有的孩子而言，必须增加适合他们年龄的自主性，并改变萨莉的无权力地位与替罪羊地位。

在这个案例中，治疗的第四个目标是，使得在整个家庭系统中形成有效的两人组合与三人组合成为可能；子系统内部的弹性程度必须增大，而纠缠程度必须降低；并且，有弹性的联合与联盟必须是可能的。

最后一个目标是，在所有家庭成员间，必须培养起清晰的沟通模式。只有这样，他们之间交流的真正性质才能被认识到。

这些目标当然都是相互依赖的。在家庭组织结构中至少有两位成员有可能重构，那么就必定会产生出有效的转变来。此外，就像病理一样，这些目标也是在系统中相互紧密结合着的。在母亲还没变成一位妻子之前，年龄较大的儿子们也不能变成青少年；在丈夫还没有把妻子从孩子那儿拉开之前，母亲也不能履行作为妻子的功能；在父亲没有作为一位丈夫而给予母亲以支持与温柔之前，母亲也不会放开孩子；只要父亲与孩子们之间的联系只有通过母亲才能发生，父亲与母亲就不能进入他们自己的夫妻轨道上来；在母亲与父亲保持分离的时候，孩子们就必须继续与母亲侵扰性的过度关心与过度控制作斗争；只要孩子们仍作为一个未分化的并且高度纠缠的兄弟姐妹子系统的一部分，他们就会继续利用厌食的妹妹与母亲作斗争，而这，就进一步增强了这一综合征。

治疗策略

从这些治疗目标来看,必须设计出特定的策略来实现必要的重构。布朗家庭的问题之核心就是夫妻之间不能进行调解。因此,在家庭治疗继续的过程中,也要进行夫妻子系统的治疗会谈。相互一致的表面幻象一旦被打破,治疗师才能在夫妻治疗会谈中着手处理妻子的不能被丈夫接受的感觉、与她婆婆相竞争的感觉、她对丈夫没有支持她养育孩子的抱怨,以及对丈夫没有将她作为一个成年人来加以尊重的抱怨。而丈夫则提出关于他在家庭中被孤立,只有在妻子的示意下才能责骂孩子,以及他妻子对他缺少性方面的兴趣等问题。在这几场夫妻子系统的治疗会谈中,治疗干预则集中于促进他们对不一致情况的协调与解决,并鼓励他们去体验相互支持的、令人愉悦的、抛开父母角色的交流。

与此同时,整个家庭的治疗会谈也继续进行。在这些治疗会谈中,使用了种种不同的策略。比如,对家庭的交往模式加以挑战。当两个成员间出现冲突,治疗师就会让他们继续下去,直到他们解决了问题;或直到第三个成员明确参与到争论中去,这或者是他自己要求参与进去的,或者是出现冲突的这两个成员要求他参与进去的。也可以改变家庭成员们的座位来使得其中两位或三位成员坐到一起进行讨论,而让其他成员搬出讨论圈外,来对他们的讨论进行观察。

这种技术在把兄弟姐妹们的角色相互区分开时特别有用。比如,当大儿子与母亲间的冲突变得突出时,治疗师就要求父亲从中斡旋。他们三个人搬着他们的椅子坐到治疗室的中间,而其他孩子则搬出圈外。母亲得到丈夫的大力支持,三人协商出结果,允许迈克尔拥有更多的显然与他作为大儿子的地位有关的自主权。治疗师以成人的方式对待他,增强了这一分化。而同时,治疗师也把一项任务分配给母亲,要她去观察在迈克尔做了应受她赞扬的行为后去奖赏他。

这一策略是针对两个听众的,迈克尔也听到了任务的分配,这样他就会增加母亲所奖赏的那类行为。迈克尔开始表现得像个青少年了。

迈克尔进行了个体化并从兄弟姐妹子系统中分离了出去,这使得十二岁的罗伯特成为八岁的约翰的玩伴,而十岁的萨莉则被排除在外。现在这三个年幼的孩子按要求坐在房间的中央,而母亲与父亲则从这个圈子的外面来帮助他们。约翰与罗伯特被要求与萨莉一起玩。但当这三个孩子一起玩棋盘游戏时,整个游戏就变得纠缠并混乱起来。因此,治疗师就分配给孩子们任务,让他们在家里玩棋盘游戏;而父母的任务则是去买棋,并监督孩子们按游戏规则下棋。

罗伯特是这个家庭中最聪明且最具有心理学观念的成员,他开始与治疗师联合,坐在他旁边谈论家庭的活动。他开始在学校里拥有更多的朋友,并以一种与其年龄相称的与家庭外世界交往的方式与他们有更多的时间相处。萨莉与约翰则变得更加亲密起来。

在一次治疗会谈中,约翰抱怨萨莉玩得粗野,并且被她的暴烈吓到了。约翰与萨莉按要求坐在房间中央,迈克尔前往担当调解者的角色,帮助约翰理解萨莉对她行为所作的解释。通过参与分化两个年幼弟妹的这一活动,迈克尔作为兄长的角色得到支持。在所有这些家庭治疗会谈中,都强调了对在协调中的各方加以清楚划分,也强调了对陈述清晰的冲突加以解决。

使用空间来制造出实际的亲近与实际的距离、给各个子系统(演员与观察者)划出界线、增强情感或者使幻想或角色实际演示出来,对于僵化的、高度纠缠的且未分化的家庭而言,这些方法都是有用的。它们使得治疗师能够像戏剧的导演那样去行动,布置舞台、编制情节、分派任务,并要求家庭成员们在他所给出的新框架内去行使功能。

九个月后,对布朗家庭的治疗成功结束。所呈现出来的问题在首次治疗的一个月内就不再是这个家庭所关心的焦点。在治疗结束后的一年半时所进行的追踪调查表明,这个家庭正面临功能正常的家庭所能遇到的典型问题,并能满意地对之加以处理。

重构的策略,例如对布朗家庭所使用的干涉方式,可以很好地通过把家庭成员与治疗师描述成仿佛是自动的机器人来说明。尽管以这种方式来描述人类或对人类的治疗有着明显的错误,但它却是根据逻辑演示的线性规则,讨论在一个治疗系统中将近一年的、复杂的人类交流活动的唯一方式。

对布朗家庭的治疗工作非常不同于对史密斯家庭、多兹家庭及戈登家庭的治疗工作。实际上,每一个治疗系统都是唯一的。在不同的情形中,治疗师与家庭成员们总是有着不同的经验。但在所有这些多样性之下,却存在着一致的规则,这是因为就像乔瓦尼·加尔西所说的:"我们家的基本问题与成千上万个家庭的基本问题都相似;这些问题都产生于一种由坚持原则的需要所导致的家庭状况,而这些原则是所有'普通'家庭的基础。"5 此外,参与到人类情境中去的方式,其数目就像在治疗系统中可采用策略的数目一样,都是有限的。人类的有限性使得他们只可能创建起有限数目的社会结构。因此,或许在未来,人们可以逐渐发展出对家庭及家庭治疗的更系统化的描述来。

结　语

　　科学研究通常会从标定出一个特定的研究范围开始,然后,研究者会把他的关注点局限于所限定的领域,而把其他的问题排除在外。人为隔离出来的研究领域事实上是研究者所制造出来的,因为在现实中,它必定始终是一个它与之相互作用的更大领域的一部分。正如约翰·施皮格尔所说:"在任何一种科学中,我们都再也不能忍受完全把注意力聚集在某一领域而把宇宙的其他部分置于考虑之外,如此直到我们完成研究。事实上,我们从来都没有'完成'过我们的研究,这是因为科学是一个持续的探索过程。完成,这是一个幻象;并且,如果在任何一种科学中,我们总是把宇宙的其他部分置于考虑之外,那么,我们就永远不能站在对整体加以考察的立场之上。"[1]

　　本书关注的是家庭治疗。把整个家庭归为心理健康中的一个因素,就扩大了传统治疗离开个体社会环境而去关注个体的视野,而这种关注甚至扭曲了心理学领域的观点,因为它忽视了家庭与社会之间的联结。

　　根据所建议的模式,一个有效地行使功能的家庭就是一个在转变中开放的社会系统,与家庭外世界维持着联系,拥有发展的能力,并拥有一个由子系统所组成的组织结构。个体本身就是家庭中的一个子系统,在不同的子系统中,他会面临不同的任务,并获得不同的人际技巧。

　　把家庭作为一个整体来治疗,尽管可能会简化个体与其社会环境相联系的任务,它也可能会扭曲某个成员对家庭中特定个体的看法;但显然,并不是家庭中的所有变化都会影响其所有成员,而且同样地,某个成员的变化也不会必然地对所有其他成员造成影响。

然而,一个有效行使功能的家庭模式会提示给治疗师家庭治疗的方向。治疗师可以从这种模式中推导出有问题家庭的结构图,这种结构图会帮助治疗师勾画出特定的治疗目标。然后,治疗师会参与家庭并形成一个治疗系统,其意图在于以一种既定的方式重构家庭。治疗师所采用的参与技术会确保家庭成员们去参与治疗过程,并确保他们相互合作,以提高家庭自身的复原功能。治疗师的重构努力会有利于子系统维系自身,以促进家庭的复原与成长;或者会有助于形成一些新的子系统,而这些子系统则会达到这些目标。

尽管不同的治疗师针对一个特定家庭可能会达成一致的治疗目标,但他们达到这个目标的技术却各不相同。治疗师们有着他们各自的个人人格与治疗技术,这样就会发展出种种特殊的建立关系的方式。如果他们认识到自己的治疗风格并对之加以接受,那么他们就能够更好地运用自己。

《塔木德》中的论文总是从第二页开始,这意味着它们都没有完成。基于同样的逻辑,我也试着不去在本书的最后一页留上文字。显然,通过对家庭治疗的材料进行挑选与安排,我已在家庭与治疗师周围制造出了一个人为的边界;而这,以其他方式去做,则是不可能的。

进一步阅读材料

下面所列的建议阅读材料提供了有关家庭治疗的参与与重构过程的附加信息。对该过程的描述见本书第七章、第八章。

Ackerman, Nathan W. , ed. *Family Therapy in Transition*. Boston, Little, Brown, 1970.

_____ . *Treating the Troubled Family*. New York, Basic Books, 1966.

Auerswald, E. H. "Interdisciplinary vs. Ecological Approach", *Family Process*, 7 (1968),202—215.

Beels, C. C. , and Ferber, A. S. "Family Therapy: A View," *Family Process*, 8 (1969),280—310.

Bell, John E. *Family Group Therapy*. Public Health Monograph # 64. Washington, D. C. , Department of Health, Education, and Welfare,1961.

Bloch, Donald A. , ed. *Techniques of Family Psychotherapy : A Primer*. New York, Grune & Stratton, 1973.

Boszormenyi-Nagy, Ivan, and Framo, James L. , eds. *Intensive Family Therapy*. New York, Harper & Row,1965.

_____ , and Spark, Geraldine. *Invisible Loyalties*. New York, Harper & Row,1973.

Bowen, Murray. "Perspectives and Techniques of Multiple Family Therapy," in Bradt, J. and Moynihan, C. , eds. *Systems Therapy*. Privately published by Bradt and May, Washington, D. C. ,1971.

Duhl, Frederick J. , Kantor, David and Duhl, Bunny S. "Learning, Space, and Action in Family Therapy: A Primer of Sculpture, " in Bloch, Donald A. , ed. *Techniques of Family Psychotherapy : A Primer*. New York, Grune & Stratton, 1973.

Framo, James L. , ed. *Family Interaction : A Dialogue Between Family Researchers and Family Therapists*. New York, Springer, 1972.

Friedman, Albert S. , *et al*. *Family Treatment of Schizophrenics in the Home*. New York, Springer, 1965.

Haley, Jay, ed. *Changing Families : A Family Therapy Reader*. New York,

Grune & Stratton,1971.

_____ . Haley, Jay, *Strategies of Psychotherapy*. New York, Grune & Stratton,1973.

_____ . *Uncommon Therapy : The Psychiatric Techniques of Milton H. Erikson*. New York, Norton, 1973.

Haley, Jay , and Glick, Ira D. *Family Therapy and Research : An Annotated Bibliography of Articles and Books*, 1950 — 1970. New York, Grune & Stratton,1971.

_____ , and Hoffman, Lynn. *Techniques of Family Therapy*. New York, Basic Books, 1967.

Jackson, D. D. , and Lederer, W. J. *Mirages of Marriage*. New York, Norton, 1969.

Kaffman, Mordecai. "Short Term Family therapy, "*Family Process*,2(1963), 216—234.

Laing, R. D. , and Esterson, A. *Sanity, Madness, and the Family*. London, Tavistock, 1964.

Langsley, D. , and Kaplan, D. *The Treatment of Families in Crisis*. New York, Grune & Stratton, 1968.

Laqueur, H. P. , *et al*. "Multiple Family Therapy: Further Developments," *Int. J. Soc. Psychiat.* , special edition no. 2(1961),pp. 70—80.

Macgregor, R. , *et al. Multiple Impact Therapy with Families*. New York, McGraw-Hill,1964.

Minuchin, Salvador, *et al. Families of the Slums; An Exploration of Their Structure and Treatment*. New York, Basic Books, 1967.

_____ . "Family Therapy: Technique or Theory?", in Masserman, Jules H. , ed. *Science and Psychoanalysis*, vol. XIV. New York, Grune & Stratton, 1969.

_____ . "The Plight of the Poverty-Stricken Family in the United States, " *Child Welfare*,44(1970),124—130.

_____ . "The Use of an Ecological Framework in Child Psychiatry," in Anthony, E. James, and Koupernik, Cyrille, eds. *The Child in His Family*. New York, Wiley, 1970.

_____ , and Barcai, Avner. "Therapeutically Induced Family Crisis," in Masserman, Jules H. , ed. *Science and Psychoanalysis*,vol. XIV:*Childhood and Adolescence*. New York, Grune & Stratton, 1969.

Patterson, G. R. , Ray, R. , and Shaw, D. *Direct Intervention in Families of Deviant Children*. Oregon Research Institute, Eugene, 1969.

Paul, N. L. "The Use of Empathy in the Resolution of Grief,"*Perspect. Biol. Med.*,11(1967),153—169.

Rubenstein, D. "Family Therapy,"*Int. Psychiat. Clin.*,1(1964),431—442.

Satir, Virginia. *Conjoint Family Therapy*. Palo Alto, Science and Behavior Books, 1964.

Speck, Ross, and Attneave, C. *Family Networks*. New York, Pantheon, 1973.

Watzlawick, P., *et al*. *Pragmatics of Human Communication : A Study of Interactional Patterns, Pathologies, and Paradoxes*. New York, Norton, 1967.

Whitaker, Carl A., and Miller, M. H. "A Reevaluation of 'Psychiatric Help' When Divorce Impends," *Amer. J. Psychiat*,126(1969),57—64. 261

Wynne, Lyman C. "Some Indications and Contraindications for Exploratory Family Therapy," in Boszormenyi-Nagy, Ivan, and Framo, James L., eds. *Intensive Family Therapy*. New York, Harper & Row, 1965.

Zuk, Gerald. *Family Therapy : A Triadic-Based Approach*. New York, Behavioral Books, 1971.

_____ , and Boszormenyi-Nagy, Ivan. *Family Therapy and Disturbed Families*. Palo Alto, Science and Behavior Books, 1967.

注　释

第一章　结构家庭治疗

1. José Ortega y Gasset, *Meditations on Quixote* (New York: Norton, 1961), p. 104.
2. John Milton, *Paradise Lost*, I, 254—255.
3. Ortega, *Meditations on Quixote*, p. 45.
4. Gregory Bateson, "The Cybernetics of Self: A Theory of Alcoholism," *Psychiatry*, 34(1971), 1.
5. José M. R. Delgado, *Physical Control of the Mind: Toward a Psychocivilized Society*, (New York: Harper & Row, 1969), p. 129.
6. 同上书,第 132 页。
7. 同上书,第 243 页。
8. 德尔加多的概念必须得加以扩展,以把植物性神经系统包括在内,就如尼尔·米勒的工作所表明的那样;还要把内分泌系统包括在内,就如塞利的研究所表明的那样。
9. Aaron T. Beck, "Paranoia," mimeo, University of Pennsylvania(经过作者允许后使用)。
10. Erving Goffman, "Insanity of Place", *Psychiatry*, 32(1969), 357—358.
11. 见 Margaret J. Rioch, "All We Like Sheep—(Isaiah 53: 6): Followers and Leaders," *Psychiatry*, 34(1971), 258—273。

第二章　一个形成中的家庭

1. Giovanni Guareschi, *My Home Sweet Home* (New York: Farrar, Straus, and Giroux, 1966), pp. vii-viii.

第三章　家庭的模型

1. Roger G. Barker, *Ecological Psychology: Concepts and Methods for Stud-*

ying the Environment of Human Behavior(Stanford: Stanford University Press,1968),p. 6.

2. Nicholas S. Timasheff,"The Attempt to Abolish the Family in Russia,"in Norman W. Bell and Ezra F. Vogel, eds. *A Modern Introduction to the Family*(Glencoe: Free Press,1960),pp. 55—63.

3. Phillip Aries, *Centuries of Childhood*(New York: Vantage Press,1962).

4. R. D. Laing and Aaron Esterson, *Sanity, Madness, and the Family*(London: Tavistock, 1964).

5. Salvador Minuchin,"Adolescence: Society's Response and Responsibility," *Adolescence*,16(1969),455—476.

6. Ivan Boszormenyi-Nagy and Geraldine Spark, *Invisible Loyalties* (New York: Harper & Row,1973).

第五章　结构方法治疗的涵义

1. Levi-Strauss, C. , *The Scope of Anthropology*(London: Cape,1967),25—26.

2. Salvador Minuchin,"The Use of an Ecological Framework in the Treatment of a Child," in E. James Anthony and Cyrille Koupernik, eds. *The Child in His Family*(New York: Wiley,1970),pp. 41—57.

第六章　处于治疗中的家庭

1. Jay Haley,"Family Therapy", in Alfred M. Friedman, Harold I. Kaplan, and Benjamin J. Sadock, eds. *Comprehensive Textbook of Psychiatry*(Baltimore: Williams and Wilkins, in press).

2. R. T. Sollenberger,"Why No Juvenile Delinquency?"在美国心理学会（American Psychological Association ）会议上宣读的论文,New York, 1966。

第七章　建构治疗系统

1. Claude Lévi-Strauss, *The Scope of Anthropology*(London: Cape,1967),26—27,斜体部分。

第八章　重构家庭

1. Harry Aponte and Lynn Hoffman，"The Open Door：A Structural Approach to a Family with an Anorectic Child"，*Family Process*，1973 年，第 12 期，第 1—44 页。

2. "A Modern Little Hans"，本电影可以从费城儿童指导诊所（Philadelphia Child Guidance Clinic）获得。

3. A. Aichhorn，*Wayward Youth*（New York：Viking，1935）.

4. Ronald Liebman，Salvador Minuchin，and Lester Baker，"An Integrated Treatment Program for Anorexia Nervosa,"mimeo.，Philadelphia Child Guidance Clinic.

5. Salvador Minuchin *et al.*，*Families of the Slums；An Exploration of Their Structure and Treatment*（New York：Basic Books，1967）.

6. Salvador Minuchin and Avner Barcai，"Therapeutically Induced Family Crisis,"in Jules Masserman，ed.，*Science and Psychoanalysis*，vol. XIV：*Childhood and Adolescence*（New York：Grune & Stratton，1969），pp. 199—205.

7. Salvador Minuchin，"The Use of an Ecological Framework in the Treatment of a Child,"in E. James Anthony and Cyrille Koupernik，ed.，*The Child in His Family*（New York：Wiley，1970），pp. 41—57.

264

8. Elie Wiesel，*Souls on Fire：Portraits and Legends of Hasidic Masters*（New York：Random House，1970）.

第九章　一种"是的，但是"技术

1. William H. Masters and Virginia E. Johnson，*Human Sexual Inadequacy*（Boston：Little，Brown，1970）.

第十二章　一个纵向的观察

1. 关于这个案例，也可参见 Salvador Minuchin，"Structural Family Therapy，"in Gerald Caplan，ed. *American Handbook of Psychiatry*，vol. III ［New York：Basic Books，即出］。

2. Hilde Bruch，*Eating Disorders：Obesity and Anorexia Nervosa*（New York：

Basic Books，1973）.

3. Ronald Liebman，Lester Baker，Bernice L. Rosman *et al*.，"Psychosomatic Illness in Children：A New Conceptual Model，" mimeo.，Philadelphia，Penna.

4. 这种模型在萨尔瓦多·米纽庆、莱斯特·贝克、罗纳德·利布曼、勒罗伊·米尔曼、伯尼斯·L.罗斯曼以及托马斯·C.托德共同参与的一个研究项目中得以发展。该项目由美国心理健康研究所（National Institute of Mental Health）提供资助（MH 21336）。

5. Giovanni Guareschi，*My Home Sweet Home*，（New York：Farrar，Straus，and Giroux，1966），p. viii.

结　语

1. John Spiegel，*Transactions：The Interplay Between Individual*，*Family*，*and Society*（New York：Science House，1971），p. 38.

索　引

（索引后的页码为边码）

索 引 319

图书在版编目(CIP)数据

家庭与家庭治疗/(美)米纽庆著;谢晓健译.—北京:
商务印书馆,2009(2023.3重印)
(心理治疗译丛)
ISBN 978 - 7 - 100 - 05902 - 2

Ⅰ.①家…　Ⅱ.①米…②谢…　Ⅲ.①家庭—精神
疗法　Ⅳ.①R749.055

中国版本图书馆 CIP 数据核字(2008)第 098907 号

心 理 治 疗 译 丛
家庭与家庭治疗
〔美〕萨尔瓦多·米纽庆 著
谢晓健 译

商 务 印 书 馆 出 版
(北京王府井大街36号　邮政编码100710)
商 务 印 书 馆 发 行
北京艺辉伊航图文有限公司印刷
ISBN 978-7-100-05902-2

2009 年 7 月第 1 版　　　开本 650×1000 1/16
2023 年 3 月北京第 7 次印刷　印张 20½
定价:68.00 元